天下文化
Believe in Reading

科學文化 Science Culture 194

可不可以不變老？

喚醒長壽基因的科學革命

Lifespan:

Why We Age and Why We Don't Have To

辛克萊 David A. Sinclair, PhD, AO
拉普蘭提 Matthew D. LaPlante ／著

戴妃雅 Catherine L. Delphia ／繪圖

張嘉倫／譯　周成功／審訂

獻給我的祖母薇拉，
她教我看見世界的各種可能。

獻給我的母親黛安娜，
她愛我們勝過自己。

獻給我的妻子珊卓，
你是我人生的基石。

以及獻給我的曾曾曾孫，
我很期待與你見面。

可不可以不變老？

目錄

喚醒長壽基因的科學革命

Lifespan

Why We Age and Why We Don't Have To

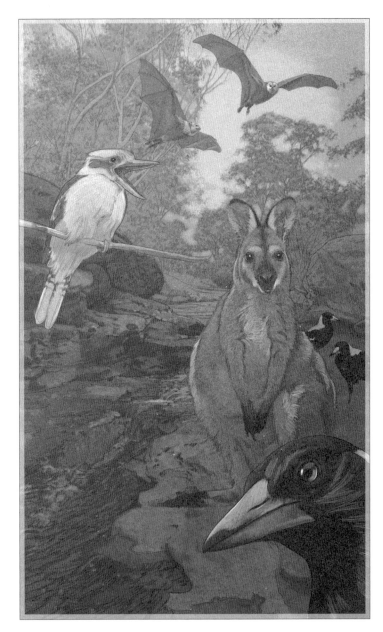

灌木叢：加里戈爾部落美好的野生世界裡，瀑布、鹹水河蜿蜒，流經古老的砂岩懸壁，穿過群樹低蔭。林中有焦黑的墨水樹、桃金孃、撩亂生長的桉樹。這裡也是笑翠鳥、噪鐘鵲，及沙袋鼠以之為家的棲地。

前言

祖母的祈願

　　我自小生長於叢林野地邊緣。打個比方來說，我家後院就是上百畝的森林；其實，這片林地遠大於此，一直綿延至我年輕的肉眼所不能及之處。我特別喜愛到林中探索，從不厭倦。我常常入山健行，時而停下腳步研究途中遇見的鳥類、昆蟲，與爬蟲類；有時扯下些東西瞧瞧，用手捻幾抹泥土。我聆聽野外的各種聲響，試圖找出聲音的源頭。

　　我在林中玩耍，拿樹枝當劍，用石頭堆堡壘；我爬上樹，在樹椏間擺盪；雙腳懸空，坐在峭壁懸崖邊；從各處跳上跳下，有些甚至是我根本不該上去的地方。我想像自己是一位太空人，位於遙遠的星球；假裝自己是獵人，在非洲狩獵；我對著動物揚聲高唱，彷彿牠們是聆聽歌劇的觀眾。

　　「庫－咿！」我大喊。「庫咿」在澳洲原住民加里戈爾（Garigal）的語言裡意思是「過來」。

　　當然，我並非例外，在雪梨北部郊區有許多小孩同我一樣，熱愛冒

險、探索，想像力豐富。我們認為孩子應當如此。我們要他們如此盡情玩耍。

直到他們「大到」不能再如此玩耍了，然後，我們要他們去上學，然後要他們去工作、找個伴侶、存錢、買房。

你懂的，因為時光飛逝不會停留。

薇拉的一生

我祖母是第一個告訴我人生不盡然必須如此度過的人。更確切地說，她雖未明說，但是以身作則，活出了不同的人生。

她在匈牙利長大，一到夏天，她就有如波希米亞人一樣，自由自在地跳進巴拉頓湖（Lake Balaton），享受冰涼的湖水；或到匈牙利北岸著名的度假勝地爬山健行，該地深受許多演員、畫家，或詩人喜愛。冬天時，她在布達山（Buda Hills）上的飯店幫忙，直到納粹占領當地，並將飯店轉做親衛隊（Schutzstaffel，又稱「SS」）的中央指揮中心為止。

第二次世界大戰後十年，蘇聯統治早期，共產黨開始關閉邊境。當時，我的曾祖母試圖偷渡到奧地利，卻被查獲並遭到逮捕，判刑兩年，入獄後不久便過世了。1956年，匈牙利起義時，我的祖母撰寫了反共傳單，並在布達佩斯街頭發放。後來，起義受到鎮壓，蘇聯政府逮捕了數萬名反動份子，她帶了兒子，也就是家父，逃亡至澳洲，揣想這是離歐洲最遙遠之處。

自此，她從未再踏上歐陸。儘管如此，她體內的波希米亞精神分毫

未減，也隨她來到了澳洲。我聽說，她是澳洲最早開始穿著比基尼的婦女之一，還因此被趕出了雪梨的邦迪海灘（Bondi Beach）。她曾獨自在新幾內亞（New Guinea）居住數年。即便至今，該處依然是世上數一數二的崎嶇之地。

　　儘管祖母血統上屬於德裔猶太人（Ashkenazi Jew），但她所受的教養卻屬於路德教派。我的祖母相當入世，我們有如主禱文一般熟讀的是英國小熊維尼作者米恩（Alan Alexander Milne）的詩〈現年六歲〉（Now We Are Six），這首詩是這麼結尾的：

　　但是，我現年六歲，
　　我再聰明不過了。
　　所以我決定要一直六歲，
　　永遠、永遠。

　　她時常複誦這首詩給我和弟弟聽。她告訴我們，六歲是最棒的年紀，不僅如此，她還竭盡所能以六歲孩子的精神與敬畏之心在生活。

　　即便我們還很小的時候，祖母也不要我們稱呼她「祖母」，她也不愛我們用匈牙利語的奶奶「nagymama」叫她，或任何其他親密暱稱，像猶太人意第緒語的祖母「布比」（bubbie）、「奶奶」或「姥姥」。

　　對我們及其他人而言，她就只是薇拉（Vera）。

　　薇拉教會我開車，穿梭大街小巷，駕車搖擺過彎，還要我不論車裡的收音機放什麼音樂，都要隨之「起舞」；她告訴我要享受青春，品嚐年輕的滋味。她說，成人總會搞砸所有事；她說，不要長大，永遠不要

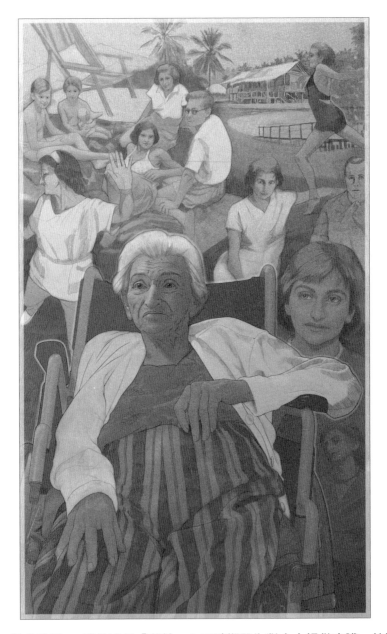

「好命」又**「長壽」**：我的祖母「薇拉」在二戰期間為猶太人提供庇護，曾居住在新幾內亞，因為在邦迪海灘穿著比基尼被驅逐。她臨終的生活卻令人不忍卒睹。她說：「命該如此。」從當時看來，真正的她早已在多年前逝去。

長大。

六十、七十歲時，薇拉依然像我們常說的「保有赤子之心」，經常與親朋好友飲酒、享受美食，分享許多好聽的故事，幫助窮人、病者，及弱勢，有時她假裝自己是交響樂指揮，笑鬧到深夜。按照任何人的標準來看，她都算得上是過著「精彩人生」。

然而，時光飛逝不會停留。

八十五歲時，薇拉只剩過去的空殼，她最後十年的人生更是令人不忍卒睹。她孱弱多病，儘管依然有足夠的智慧堅持要我與未婚妻珊卓完婚；然而，在那時，音樂已無法為她帶來愉悅，薇拉行動困難，曾經代表著她的那股生命力已蕩然無存。

最後，她放棄了希望。她告訴我：「命該如此。」

薇拉享年九十二歲。依照世俗標準而言，她算是很好命而且長壽。但是，我愈細想就愈深信，從當時來看，真正的她早在多年前就已經不在了。

年老或許看似遙不可及，但每個人終將會走向生命的盡頭。嚥下最後一口氣之後，我們的細胞將聲嘶力竭索求氧氣，毒素在體內累積，化學能量將消耗殆盡，細胞結構瓦解。幾分鐘之後，我們曾經寶貴愛惜的教育、智慧和回憶，以及所有未來的可能性，都將完全抹去，再也無法挽回。

我從母親黛安娜的死亡上，親身體驗了這件事。母親過世時，我、父親和弟弟都在現場，她因剩下的一邊肺部積水而猝死，所幸並未受苦太久。前一刻，我們還一起奚落我從美國到澳洲路上所寫的頌詞，下一刻她就痛苦不堪地輾轉病榻，掙扎呼吸著無法滿足她身體索求的氧氣，

眼中滿是絕望的盯著我們。

我傾身在她耳邊低語，告訴她她是世上最棒的母親。不過短短的幾分鐘，她體內的神經元逐漸死去，抹消了我最後對她所說的話語，還有她所有的記憶。

我知道有些人臨終走得很平靜，不過我母親的死並非如此。在那一刻，她從撫養我長大的人，變成了一團抽搐、窒息的細胞，僅有的存在只剩下原子般的形式，全身用盡殘存的最後一絲氣力猛烈掙扎。

當時，我腦海裡唯一想得到的，只有「沒人告訴過我死亡是什麼模樣，為何沒人告訴我呢？」

凝視死亡

鮮少有人如同猶太大屠殺紀錄片導演朗茲曼（Claude Lanzmann）一般深入探究死亡，他的評論令人不寒而慄，說是警語也不為過。他在2010年指出：「所有死亡都是殘暴的，根本沒有自然死亡這回事。死亡不像我們喜愛描繪的那樣，『父親在睡夢中平靜離去，身邊圍繞著所愛之人』，我不相信有這回事[1]。」

即便孩童還不懂死亡的殘暴，但他們認識死亡這場悲劇的卻出奇地早。大約四、五歲時，他們已知道死亡必然會發生，而且無法逆轉[2]。對孩子而言，這件事相當令他們震驚，是一場真正的夢魘。

起初，孩子多半會認為某一群人可倖免於死，像是父母、老師，和他們自己。這樣想，會讓他們比較安心。然而，五歲至七歲時，所有小孩開始瞭解死亡的普遍性，每位家人終將死去，每隻寵物、每株植物、

每個他們熱愛的事物，包括他們自己在內，都難逃一死。我依然記得自己初次認知到這個事實的當下，而我的長子艾力克斯意識到這點之時，我也記憶猶新。

「爸爸，你不會一直都在嗎？」

我回答：「很遺憾，不會。」

艾力克斯陸陸續續哭了幾天，然後停了下來，之後沒再問過我關於死亡的事，而我也沒再提起。

如此悲痛的認知，旋即就被我們埋藏在潛意識深處。當孩子被問及是否會擔憂死亡這件事時，他們會說自己才不去多想此事；若追問他們對死亡有什麼想法，小孩會說不擔心，反正他們年紀還小，死亡離他們還很遙遠。

大多數人都會維持這樣的想法，直到步入五十多歲之時。死亡太悲傷、太無力，我們不能終日糾結於此，但當我們有所覺察時，通常為時已晚。死亡發生時，我們若毫無準備，很可能會痛不欲生。

《紐約時報》專欄作家赫尼格（Robin Marantz Henig）很慢才意識到人生大限的「殘酷事實」，她在成為祖母之後才真正有所體會。她寫道：「所有你有幸分享與喜愛的美好時光背後，你孫子的生活將是一連串你無緣得見的生日[3]。」

你得夠有勇氣，才能有自覺地在所愛之人離世之前，去思考死亡這件事；而深思自己的死亡又需要更多勇氣。

亡者之聲

第一個給我勇氣的是喜劇演員羅賓威廉斯（Robin Williams），他在電影《春風化雨》中飾演英雄教師基廷（John Keating），他要求自己的高中學生去直視逝去校友的泛黃照片[4]。

基廷說：「他們看上去與你們沒兩樣，對吧？如此不可一世，就像你們現在的感覺……他們眼裡滿懷希望……但是，各位同學，如你所見，這些男孩如今都只是黃水仙的肥料了。」

基廷鼓勵男孩們俯身向前聆聽死者的聲音，然後站在他們身後，用幽靈般的語氣輕聲說：「好好把握，把握當下。活在當下，孩子們，讓生活與眾不同。」

那一幕場景對我影響深遠，若非這部電影，我可能缺乏動力成為哈佛教授。在二十歲時，我終於聽到另一個人說出小時候祖母教導我的道理：盡最大努力促進人類福祉；切莫浪費光陰；擁抱青春，盡其所能保持年輕的心，為青春奮戰，竭力奮戰，永不放棄。

然而，我們並未為青春奮戰，而是為生命奮戰；抑或，更確切地說，我們與死亡奮戰。

長壽，值得嗎？

做為一個物種，如今人類壽命比以往任何時候都來得長，但生活卻沒有變得更美好，一點也不。過去一世紀以來，我們確實多活了幾個年頭，但多出的生命並未因此更加豐富，增加的反而不是值得過的生活[5]。

正因如此，絕大多數的人寧可不要活到百歲，因為我們都目睹過高壽的人如何度過餘生。對大多數人而言，暮年生活看來多半不太吸引人，呼吸器與雞尾酒療法、髖骨碎裂與尿布、化療與放療、一次又一次的手術，還有醫藥費 —— 天哪，昂貴的醫藥費！

邁向死亡的過程緩慢又痛苦。富裕國家的人臨終前，往往飽受病痛折磨長達十多年。在我們看來，這很正常。隨著貧窮國家的人平均壽命不斷增加，未來將有數十億人遭受同樣命運。誠如外科醫師葛文德（Atul Gawande）指出，人類成功延長壽命，其中之一的結果就是「讓死亡成為了一種醫療經驗[6]。」

可是，倘若可以不用如此呢？如果我們可以更長久保持年輕呢？不只數年，而是數十年。如果人生最後幾年與早先的晚年生活一樣，毋須太過折騰呢？如果拯救自己也能拯救全世界呢？

或許我們永遠無法回到六歲。但是，如果可以回到二十六或三十六歲呢？

若我們能像孩子一樣玩耍，更深入體驗人生，且毋須擔心成人必須履行的義務呢？如果所有需要壓縮至青少年時期完成的事，全然毋須如此呢？倘若二十幾歲時不用背負如此大的壓力呢？如果到了三十、四十歲時，可以不用感到步入中年呢？如果五十歲時，你想重塑自我，還找不到藉口不去實行呢？如果六十歲時，我們可以不用憂心遺留給後世什麼樣的功績，而是開始建立一番志業呢？

如果我們毋須擔憂時間緊迫呢？如果我告訴你，很快地，而且是非常快的時間內，我們將不再有此顧忌呢？

這正是我要傳達的訊息。

研究人類生物學三十年後，我有幸位居要津。若你來訪波士頓，會發現我多半待在哈佛大學醫學院的實驗室內，我在該校擔任遺傳學系教授，同時身兼格林生物老化研究中心（Paul F. Glenn Center for the Biological Mechanisms of Aging）聯合執行長一職。此外，我也負責主持母校澳洲新南威爾斯大學位於雪梨的姊妹實驗室。我的實驗室由一群出類拔萃的學生與教授所組成，他們加速並逆轉了模式生物（model organism）的老化，且負責此學術領域內一些最常被引用的研究，這些研究都曾發表於世界一流的期刊上。

另外，我也是權威期刊《老化》（Aging）的共同創辦人，老化是當今最具挑戰性也最令人興奮的議題，該期刊提供空間讓其他科學家得以發表相關研究發現；我也共同創辦了健康和壽命研究學院（Academy for Health and Lifespan Research），學院成員由全球老化研究領域前二十大的研究者組成。

為了讓研究發現發揮實際效用，我協助創立了幾家生技公司，並在其他生技公司擔任科學顧問委員會主席。

這些公司與科學界數百名頂尖學者合作，領域橫跨生命起源、基因體學到藥學等等[7]。當然，我在公開實驗室的研究發現前，早已知曉結果；然而，透過前述這些關係，我也預先得知了其他許多革命性的發現，有時甚至早在十年前就已知情。本書接下來的內容將是你的後台通行證，或說是前排貴賓席，讓你一窺最新的科學發現。

在澳洲受封相當於騎士的勳章並擔任大使職務後，我許多時候的工作是向世界各地的政商領袖簡報，解釋現今我們對老化的認識有什麼改變，以及這對人類發展有何影響[8]。

多嘴鳥的童年

我也將許多科學發現應用到個人生活層面上，周遭許多親朋好友與同事亦是如此，儘管我只是聽聞他們的成效，但似乎成效頗佳。我現年五十歲，但感覺自己仍像個孩子，我的妻小或許會說我的行為也是。

我孩子氣的行為包括了行事像隻多嘴鳥（stickybeak）。形容人像多嘴鳥是澳洲俚語，用來指稱好奇心過剩的人，源由似乎來自噪鐘鵲（currawong crow），以前這種澳洲喜鵲會用喙刺穿外送到我家的錫箔牛奶瓶蓋，然後偷喝裡頭的牛奶。我高中好友經常笑話我，說以前無論何時到我老家，都看見我在拆東西：寵物蛾的繭、蜘蛛捲葉做的庇護之處、舊電腦、我父親的工具、汽車等等，到頭來我非常擅長拆解各種事物，差的只是不太善於把它們組裝回去而已。

我難以忍受不知道事物運作的原理或起源，至今依然如此，不過，至少現在我能以此維生。

我兒時的家坐落於岩石密布的山腰，下方有一條河流通往雪梨港。新南威爾斯首任總督菲利浦（Arthur Phillip）船長於1788年率領第一艦隊（First Fleet）的士兵、罪犯及其家屬抵達澳洲。他在自己稱之為「世上最棒且最寬廣的港口」沿岸建立殖民地；僅僅數月之後，他在4月時前來探勘了這裡的山谷。

菲利浦船長底下最重要的人是植物學家班克斯爵士（Sir Joseph Banks），十八年前庫克船長（Captain James Cook）首次進行「環遊世界之旅」時，班克斯就已隨他航行澳洲海岸線[9]。

班克斯帶著上百種植物標本返回倫敦，同僚皆驚嘆不已，他還遊說

英王喬治三世將澳洲大陸納為流放罪犯之地，聲稱最理想的地點便是名在「班克斯角」（Cape Banks）的「植物學灣」（Botany Bay），可想而知這絕非偶然[10]。

第一艦隊的移民旋即發現了植物學灣名稱雖美，但卻缺乏水源，所以他們繼續航行至雪梨港，發掘了世上數一數二的大型「谷灣」（ria）。谷灣為一分支眾多的深水航道，冰河時期後因海平面上升淹沒霍克斯布里河（Hawkesbury River）水系所形成。

十歲時，我四處探險，那時已經知道家後院的河流下游通往雪梨港分支中海港（Middle Harbor）；儘管如此，我難以忍受自己不曉得河流的源頭在哪，我一定得知道河流的根源是什麼樣子。

我循著河流往上游走，第一次出現分叉時往左前進，緊接著右轉，穿過了好幾個郊區；到了夜幕時分，我已離家數公里之遠，越過了地平線上最後一座山，後來我得向陌生人借電話打給母親，求她來接我回家。此後，我又試圖尋找河流上游好幾次，最後總是無功折返，並未找到接近源頭之處。我就像西班牙探險家德萊昂（Juan Ponce de León）一樣，他為尋找青春之泉而踏上佛羅里達州，想當然耳他並未成功，而我也失敗了[11]。

溯源

自有記憶以來，我便一直想瞭解人類為何會衰老；然而，追尋複雜生物過程的源頭，如同在河流上游找尋根源，絕非易事。

追本溯源的過程，輾轉曲折，我一路繞了又繞；有些時日，我也

曾想過放棄，但依舊堅持下去。一路上，我看見許多支流岔路，也曾發現過可能的根源。接下來，我將提出一個全新觀點來說明老化演變的原因，以及此觀點如何符合我所謂的老化資訊理論（Information Theory of Aging）。

我也將解釋為何我將老化視為一種疾病，而且是最常見的疾病，不僅可以且應該積極治療，這是本書第一部分的內容。

在第二部中，我將為您介紹現下可立即採取的步驟，以及發展中的新療法。這些步驟或可減緩、停止，或逆轉老化，終結我們所知的老化現象。

沒錯，我完全理解自己所說的「終結所知的老化現象」的含義。因此，在本書的第三部，我將正視這些行動可能創造出的各種未來，並提出一條可期許的未來之路；在這個未來世界裡，增加壽命的方式是透過不斷延長健康壽命（healthspan），健康壽命指的是生活中沒有罹患疾病或殘疾的時間。

許多人會說這根本是天方夜譚，與其說這是一本類似達爾文的科學著作，其實更像是英國小說家威爾斯（H. G. Wells）的科幻小說。當中自然不乏一些聰明絕頂之人，有些甚至非常瞭解人類生物學，也是我相當敬重的人。

那些人會告訴你，現代生活方式的詛咒縮短了人類壽命，他們會說你不可能活到百歲，你的孩子也不可能活到一世紀之久；他們會告訴你，在檢視過所有科學證據並據此做出預測後，你的孫子看來也不可能過上百歲生日。另外，他們還會說，倘若你真的活到一百歲，健康狀態不見得太好，而且肯定也是不久於人世。即便他們願意承認人類將更加

長壽，也會說這對地球是天大的錯事，畢竟人類是地球的敵人！

他們之所以會說出這些話，完全有憑有據。事實上，整個人類史就是證據。

他們會說，一點一點，一千年又一千年過去，人類平均壽命的確逐漸增加數年。過去大多數人活不過四十歲，然後情況改變了；我們曾經活不過五十歲，然後情況改變了；許多人曾經活不過六十，然後情況又有所改變[12]。

總體來說，由於愈來愈多人能取得穩定的食物來源與乾淨的水源，平均壽命因此逐漸增長。而且，壽命平均是從最低點大幅向上成長，嬰幼兒死亡率下降，加上平均壽命增加，這只是一道人類死亡率的簡單數學題。

然而，儘管平均壽命持續增加，但上限卻並未隨之攀升。從有紀錄以來，我們已知有人可以活到百歲或甚至一百多歲，但鮮少有人活到一百一十歲，幾乎無人可以到達一百一十五歲。

從過去至今，生活在地球上的人口超過一千億。據目前所知，只有法國的卡蒙特（Jeanne Calment）明顯活超過一百二十歲，科學家多半認為她在1997年逝世，享年一百二十二歲，但是也可能是她女兒盜用其身分逃漏稅[13]。她的龜年鶴壽究竟是真是假，其實無關緊要，也有人只比卡蒙特少活了幾年，但我們大多數人（準確地說是99.98％）都活不到一百歲。

由此看來，當有人說平均壽命或許可能繼續提高，但人類不可能突破壽命上限時，聽來絕非毫無道理。據其所言，延長老鼠或狗的壽命上限很容易，但人類無法相提並論，我們早已活得太久。

他們錯了。

壽命無上限？

除了平均壽命與上限外，延長壽命與延長生命力之間也有分別。而兩者，我們都有能力達成。只不過，如果僅僅只是讓人多活一些時日，卻得忍受數十年的痛苦、疾病、體弱與行動不便，這說不上是善行。

延長生命力意味著更加活躍、健康且快樂地生活，並非僅是延年益壽而已，如此時刻即將來臨，甚至比許多人預期來得早。現在出生的孩童接近中年時，卡蒙特可能早已不在歷史百大人瑞之首了。下世紀之交，享年一百二十二歲的人離世時，人們可能會說他有個圓滿的人生，但不再是特別高壽；一百二十歲或許不再是異常值，而是期望值，以至於屆時我們將不再稱此歲數為長壽，只稱其為「壽命」，而當我們回首過往人類活不到百歲的時期，將倍感哀傷。

上限在哪？我認為，上限並不存在，我許多同事也同意此看法[14]。

沒有任何生物法則顯示人類一定會老化[15]。那些說人類一定會老化的人其實毫無根據。也許，我們離「死亡很罕見」的世界還有一段距離，但將死亡推延至更遠的未來，離我們並不遠。

事實上，這一切必然會發生，延長健康壽命已經在望，雖然整個人類史顯示出的情況恰恰相反；但是，根據本世紀的生命延續（lifespan extension）科學來看，我們從前之所以一籌莫展，主要因為缺乏指引。

光要開始思索這對人類物種意味了什麼，就得要有相當激進的思維。人類數十億年的演化歷程中，沒有任何事物可以讓我們為此做準

備。正因如此，「延長健康壽命是不可能的」，如此的想法非常輕易、甚至誘人。

然而，就像從前社會並不相信人類可以飛行一樣，直到有人成功了，大家才改變思維。

今天，現代萊特兄弟回到了工作室，成功將他們的滑翔機降落在吉特赫克小鎮（Kitty Hawk）的沙丘上，世界即將改變。

正如1903年12月17日之前一樣，多數人是無知的。在當時，根本毫無背景或依據，因此大家難以想像要建造可控制的動力飛行器。所以，懷抱這種想法可謂異想天開、不可思議，有如科幻小說一般[16]。

然後，飛機升空高飛了，一切全然改觀。

我們目前正處於歷史的另一個轉捩點，至今看來不可思議之事將化為現實。此時此刻，人類將重新定義一切，終結勢所必然。

現在正是我們重新定義人類的時刻，這不僅是變革的開端，更是演化的起始。

第一部

已知事物

過去

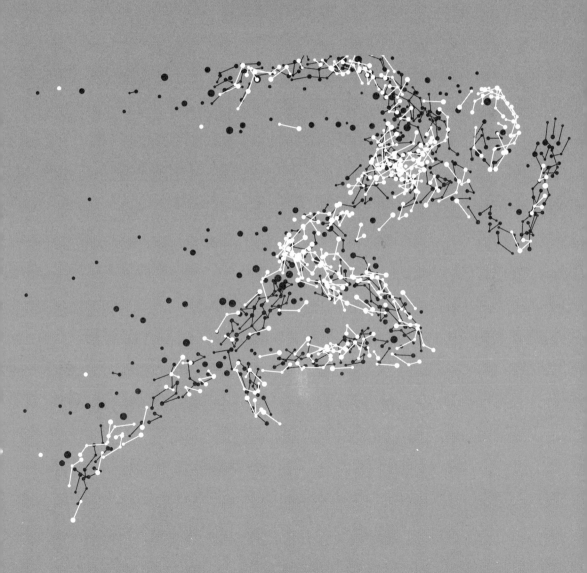

第 1 章

生命緣起

　　試想有個大小與地球相近的星球，距離最近的恆星也近似於地球與太陽的距離，同樣循著自轉軸自轉，只是速度比地球快上一些，因此一天約莫只有二十小時。

　　這個星球表面被鹽水組成的淺海覆蓋，幾乎可說是完全沒有陸地，唯一得以窺見的，僅有些許零星散布、突出水面的黑色玄武岩島嶼。它的大氣構成與地球大氣層不同，是一層潮濕、有毒的氣體，內含氮氣、甲烷，和二氧化碳。

　　那裡沒有氧氣，也沒有生命。

　　因為這個星球就像是四十億年前的地球，殘酷無情，高溫炙熱，火山活動與閃電頻仍，天地一片混沌。

　　不過，一切即將發生變化。其中一個大型島嶼上，溫熱的熱泉坐落四處，一旁的水逐漸積聚成池。掉落的隕石與彗星附帶了有機分子，這些分子覆蓋了整個星球表面，在乾燥的火山岩上時，分子仍只是分子，但溶解於溫水池中時，經過池邊不斷的乾濕循環，就會產生特殊的化學

反應[1]，正如海邊的水坑，水分蒸發時會形成鹽晶，核酸濃縮後形成了聚合物。這些聚合物就是世上最早出現的核糖核酸（RNA）分子，也就是去氧核糖核酸（DNA）的前身。這些水塘再度滿水時，原始的遺傳物質被脂肪酸包覆，形成微型皂泡，也是世上第一個細胞膜[2]。

要不了一週的時間，這些淺水池就覆蓋了一層黃色泡沫，由數兆個微小的前驅細胞聚積而成，這些細胞內充滿短鏈核酸，就是今日所謂的基因。

原始細胞多半不停地回收循環，然而，部分細胞不但存活了下來，而且還逐漸演化出原始的代謝途徑，最後，核糖核酸分子開始自我複製，這象徵了生命的起源。現在，這些脂肪酸皂泡充斥了遺傳物質，生命已然成形，它們開始爭奪主導地位，畢竟資源有限，願最棒的細胞渣得以勝出。

日復一日，這些微小、脆弱的生命形式開始演化，變成更高階的形式，並擴散至溪流與湖泊。

隨之而來的是新的威脅：漫長的旱季。旱季時，殘渣覆蓋的湖泊水位通常會下降幾英尺，但雨季來臨時，水位便會再度回升。不過，這一年由於星球另一端的火山活動異常活躍，並未如往年一樣降雨，雲層只是悠悠飄過，因此，湖泊完全乾涸。

僅存的是一層覆蓋湖床的黃色厚殼，也是一個生態系，這樣的生態系並非是經年累月的水位變化而形成，而是經過殘酷的生存競爭所構成。不僅如此，那可是一場未來之戰，因為存活下來的有機體將成為古細菌（archaea）、細菌、真菌、植物，與動物等未來將會出現的所有生物的祖先。

在這一大片垂死的細胞裡，每個細胞都爭相奪取所剩不多的養分與

水分，各個都竭盡所能地回應繁殖的原始呼喚，當中有一獨特的物種，拉丁學名姑且定為 *Magna superstes*，意思是「倖存的勇者」。

「倖存的勇者」看來與當時其他有機體並無太大分別，但是它擁有一個明顯的優勢，就是它已經演化出遺傳的生存機制。

在未來的數億萬年間，將有更加複雜的演化過程，而且改變相當劇烈，程度之大進而出現了各種生命分支。這些演變歷經突變、基因插入、基因重組，及不同物種間的基因水平轉移，最後的產物將創造出雙邊對稱、具立體視覺、甚至是有意識的生物。

抑制繁殖，與抑制「抑制繁殖」

相較之下，「倖存的勇者」的早期演化步驟一眼看上去相當簡單，就是一個迴路，一個基因迴路。

這個迴路始於 A 基因。A 基因是一個監管者，在環境艱困時，阻止細胞繁殖。這點非常關鍵，因為在星球早期，大多數時候環境都相當嚴峻。此外，迴路中還有 B 基因，負責編碼「沉默」蛋白；在時機好轉時，沉默蛋白會關閉 A 基因，使「倖存的勇者」唯有在自己與後代有機會存活時，才會繼續自我複製。

這兩種基因本身並不特別，湖中所有生命都有這兩種基因。但是，「倖存的勇者」與眾不同之處在於它的 B 基因沉默子（silencer）發生了突變，並產生第二種功能：它可以幫助修復 DNA。當「倖存的勇者」細胞的 DNA 斷裂時，B 基因編碼的沉默蛋白質會脫離 A 基因，轉往協助修復 DNA。因此，A 基因也會被啟動，進而暫停所有的性行為與繁衍活動，直到 DNA 完全修復為止。

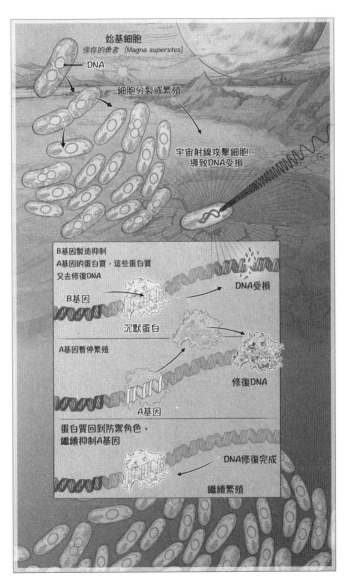

老化演變：具四十億年歷史的基因迴路，是第一個生命形式，它在DNA修復時，會停止分裂活動，提高生物存活機率。人類承襲此生存迴路的高級版本。

這個迴路的運作是：B基因製造抑制A基因的沉默蛋白。沉默蛋白坐在A基因上，使A基因無法製作蛋白來抑制繁殖。然而，當DNA受損時，坐在A基因上的沉默蛋白，會離開A基因去修補DNA。A基因的產物則去禁止細胞繁殖，直到修復完成為止。

這很合理，因為DNA斷裂時，性行為與繁殖絕對是生物最不該做的事。例如，在未來的多細胞生物中，倘若細胞在修復斷裂的DNA時，無法暫停分裂，幾乎肯定會失去一些遺傳物質，原因在於細胞分裂前，複製完成的雙套DNA是從DNA上的一個與中心粒連結的附著點向兩邊拉開，依次拖走其餘部分的DNA。如果此刻DNA是斷裂的，那分裂後的細胞有的會少掉部分的染色體，有的會多出一些染色體，細胞可能會因此死亡或失控增生成為癌細胞。

憑著可修復DNA的新型基因沉默子，「倖存的勇者」擁有了絕佳優勢，在DNA受損時保持低調，然後恢復生機，為生存做足萬全準備。

時機正好，因為現在又出現了另一項生命威脅，遙遠的太陽爆發產生了強烈的宇宙射線，大量輻射籠罩著星球，使得原本岌岌可危的湖裡，所有微生物的DNA都受到傷害。然而，當多數微生物渾然不知自己的基因體已受到破壞，而繼續分裂會害死自己時，再努力的分裂繁殖都是徒勞無功的，因為兩個子細胞分配到的DNA數量不同，導致兩者都受到損害。到頭來，除了「倖存的勇者」以外，所有細胞全數陣亡，無一幸免。

當宇宙輻射肆虐之時，「倖存的勇者」出乎尋常地產生了不同反應，由於B基因的沉默蛋白質脫離了A基因，轉往協助修復DNA，因此啟動了A基因，讓細胞幾乎停止所有活動，將僅存的能量用於修復受破壞的DNA。多虧了這種違反遠古繁殖定律的變異，因此「倖存的勇者」才得以倖存。

等最近的旱季結束，湖泊再度充滿湖水時，「倖存的勇者」甦醒過來，現在，它可以開始繁殖了。它一次又一次繁殖，迅速增生，形成新的生物群系，不斷演化，代代繁衍，產生新的後代。

這些新後代就是我們的亞當與夏娃。

我們體內的倖存勇者

正如亞當與夏娃一樣，我們無法確定「倖存的勇者」這種細胞是否真的曾經存在。不過，依我過去二十五年的研究顯示，我們今日放眼所見周遭的所有生物，都是源自此「倖存的勇者」，或是至少非常相似的原始生物。

人類基因的化石記錄上有許多線索指出，與我們共同生活於地球的各種生物至今依然帶有這個古老、基本形式上多少有些雷同的基因生存迴路。這個基因迴路存在於每株植物、每個真菌，以及每種動物中。

它也存在我們體內。

我之所以說此基因迴路至今依然留存，因為它是一個相當簡練的解決方案，特別是在面對如此多變無常的世界，時而嚴苛，時而富饒，它能確保擁有此生存迴路的生物擁有更高的存活機率。它基本上就是一種原始的生存工具，將有限能量移往最需要之處，在各種外力大力破壞基因體時，停止細胞分裂，去修復DNA受損的部分，唯有在時機有利時，才允許生物繼續繁衍。

這個迴路如此簡單、強大，不僅確保生命在地球延續，還確保無論外在環境帶來何種挑戰，化學生存迴路都可從母體傳承至後代，並且不斷變異，持續演化，幫助生命在地球上延續數十億年，而且在許多情況下，讓個體生命活得比實際所需長得多。

人體儘管並不完美，仍在不斷演化，但也具有高階的生存迴路，讓我們在到達生育年齡後又可多活上數十年。有趣的是，想到遠古時期分

子層次的混沌，我們能活超過三十秒就已經是奇蹟了，更不用說到達生育年齡或甚至活到八十歲。讓人不禁推敲人類壽命延長是怎麼演化出來的？有個頗具說服力的理論是，人類壽命延長源自於老一輩教育部落傳承的需求。

但是，人類做到了，令人難以置信，就有如天外奇蹟一般，我們真的做到了。因為體內承襲了古老的倖存勇者基因，所以，我們也成為了倖存勇者。

不過，這樣的結果也要付出代價。身為原始祖先經歷一連串突變的後代，我們體內所存在的這個生存迴路，也正是老化發生的唯一原因。

你沒看錯，我用的的確是限定詞。生存迴路是導致老化的唯一原因。

事出皆有因

聽到老化居然有單一原因而大吃一驚的，並非只有你一人；若你從未想過人類衰老的原因，這也完全正常，許多生物學家也未曾深思過老化的原因，甚至連專精研究老化的科學家都鮮少去思考人為何會衰老，他們多半只專注於尋求治療衰老的方法。

雖然聽來有些短視近利，但這種情況並非只發生在老化的議題上。例如，直到 1960 年代末，對抗癌症主要仍在治療病徵，當時對於癌症發生的原因並無統一的解釋，因此，醫師只能盡最大努力清除腫瘤，並告訴病人好好安排身後事。碰上癌症，只能說「命該如此」，這就是我們找不到解釋時會說出的話。

到了 1970 年代，分子生物學家福格特（Peter Vogt）和杜斯伯格（Peter Duesberg）發現了因變異而導致癌症的基因，這些所謂的致癌基因

（oncogene）顛覆整個癌症研究的典範。藥物開發商如今有了可鎖定的攻擊標的，就是 *BRAF*、*HER2* 和 *BCR-ABL* 等誘發腫瘤的基因編碼。

致癌基因的發現，讓我們得以研發專門的化學藥物阻斷誘發腫瘤的蛋白質作用，我們終於可以不用放射線或有毒的化學藥物來攻擊癌細胞，而不會傷害正常細胞。至今，我們雖然仍無法治癒所有類型的癌症，但也不再相信攻克癌症是件不可能的事。

事實如此，愈來愈多的癌症研究人員對此抱持著希望與樂觀。如此滿懷希望的態度也是美國前總統歐巴馬 2016 年最後一次國情咨文中最令人難忘的核心重點。

歐巴馬當時站在美國眾議院議會大聲疾呼：「為了我們曾經失去的摯愛，以及仍能施以援手的家人，讓我們共同努力使美國成為從根本治癒癌症的國家」，他接著宣布了「癌症登月計畫（cancer moonshot）」，並任命當時的副總統拜登（Joe Biden）負責統籌。拜登的長子博（Beau Biden）2015 年時因腦癌病故，當歐巴馬請拜登主持計畫時，連一些民主黨最頑強的政敵都忍不住眼眶泛淚。

在那之後幾週，許多癌症專家表示，要終結癌症，需要花的時間絕對遠超出歐巴馬與拜登政府所剩下的任期。但是，鮮少有人說抗癌不可能成功。因為在短短數十年間，大家對於癌症的看法已全然改觀，我們不再認為一旦罹癌就只能認命等死。

癌症治療在過去十年來取得不少進展，其中一大突破就是免疫檢查點療法（immune checkpoint therapy），也就是所謂的「免疫療法（immunotherapy）」。免疫 T 細胞（T-cell）會在人體巡邏，找出搗亂的細胞，並在它們發生變異或形成腫瘤前將其殺死。

如果少了 T 細胞，我們所有人在二十多歲時就會罹患癌症。然而，

搗亂細胞演化出了新的障眼法來欺騙偵測癌症的 T 細胞，因此可以開心地繼續增生。最新且最有效的免疫療法主要在於抑制癌細胞表面的蛋白質，這種方法相當於脫去癌細胞的隱形斗篷，如此一來，T 細胞便能辨識並殺死癌細胞。儘管目前所有癌症病患中，只有不到一成的人受益於免疫療法，但目前有上百項試驗正在進行，相信未來會有更多人受惠。

我們不停努力抗癌，每年斥資數十億美元研究這項曾經以為只能聽天由命的疾病，結果總算是皇天不負苦心人。過去致命的癌症如今存活率大幅提升，黑色素瘤腦轉移曾經是最致命的一種癌症，多虧有 BRAF 抑制劑結合免疫療法，自 2011 年以來，該類癌症的存活率增加了 91%。1991 至 2016 年間，美國癌症的整體死亡率減少了 27%，而且數字仍在持續下降[3]。這是數以百萬計生命的勝利。

現今的老化研究所處階段正好類似 1960 年代的癌症研究。我們對於老化的樣貌以及對人的影響都已有深入瞭解，對於導致老化的因素與控制方法也逐漸形成共識。從目前情況看來，治療老化將不會如此困難，遠比治癒癌症還要容易許多。

直到二十世紀下半，普遍認為生物的老化與死亡是為了「物種的利益」，此概念可追溯至亞里斯多德或甚至更久遠的時代。這種想法非常直觀，也是多數人會提出的解釋[4]。但是，這根本大錯特錯，我們並非為了下一代的利益而死。

1950 年代，演化論的「群體選擇（group selection）」主張已顯得過時，三位演化生物學家霍爾登（J. B. S. Haldane）、梅達華（Peter B. Medawar）與威廉斯（George C. Williams）因而提出了人類為何老化的幾個重要觀點。三人都同意，舉凡談到要長命，人多半是各行其是。個體在受到自私基因的驅使之下，會盡可能努力快速繁殖，只要不危及生

命安全就好。（不過，某些情況下，有人可能會因為太過激進而丟了老命，正如我的匈牙利劇作家曾祖父維特茲〔Miklós Vitéz〕一樣，他在新婚之夜太努力想向小自己四十五歲的新娘證明自己。）

多子多孫與短命的關係

如果我們的基因不想死，那為何人類無法長生不老？這三位生物學家認為，人之所以會經歷老化，是因為建立強健身體所需的天擇（natural selection）力量在我們十八歲時可能很強大，可是，一旦到了四十歲便會急速衰減，因為那時我們可能已經複製了足夠的自私基因，可以確保基因繼續存活下去。最後，天擇的力量消失殆盡，我們的基因繼續留在世上，但我們自己卻無法。

熱愛長篇大論的梅達華解釋了一個微妙的理論，名為「拮抗基因多效性（antagonistic pleiotropy）」。簡而言之，此理論說的是年輕時有益於繁衍生育的基因並不會隨著人衰老就變得無用，反而會在我們邁向衰老後反撲人體健康。

對於人類為何老化的提問，二十年後，英國新堡大學生物學家科克伍德（Thomas Kirkwood）以生物的可得資源有限為基礎提出了解釋，即生物學的「可拋棄體細胞假說（disposable soma hypothesis）」。

基本上此理論是基於物種資源有限，如能量、養分，或水分等等，因此，各個物種不斷演化，到頭來，生活型態介於兩種極端之間：快速繁殖並早死，或緩慢繁殖以維護體細胞或身體。

科克伍德推論，生物無法快速繁殖同時維持強健的身體，因為根本沒有足夠的能量可以兩者兼顧。換言之，在地球生命史中，任何生物因

變異而試圖快速繁殖並維持軀體健康，很快就會將資源消耗殆盡，從此在基因庫裡被刪除。

現在，讓我舉個例子更清楚說明科克伍德的理論，這個例子雖是虛構，但可能會發生在現實生活裡。試想你是一隻小老鼠，隨時可能會被猛禽抓走，因此，你必須盡快傳遞遺傳物質，就像你的父母、祖父母，或更早之前的祖先一樣。你的物種顯然沒有可提供持久軀體的基因組合，因為你的祖先大概很快就遭到捕食（你的下場想必也是如此）。

現在，換成想像你是位於食物鏈頂端的猛禽，你的基因（或更確切地說，你祖先的基因）因此受惠，得以建立一個強健、持久且可繁殖數十年的軀體。然而，代價就是牠們一年只能養育幾隻雛鳥。

科克伍德的假說解釋了為何老鼠的壽命只有三年，而有些鳥類卻可活到百歲[5]；同時，也簡潔說明美國變色蜥「綠安樂蜥（*Anolis carolinensis*）」壽命不斷延長的原因，因為早在數十年前，這群生物就發現在偏遠的日本島嶼上沒有捕食牠們的天敵[6]。

這些理論與一般觀察相符，且普遍為人接受。人不會永生不死，因為現在的人體機制運作得宜，足以將自私基因傳遞下去，因此天擇不會選擇永生。而且，因為所有物種的資源有限，所以，大家都已進化成將可用能量恰當分配，要不用在繁殖後代，要不用來維持生命，但不會是同時分派給兩者。對「倖存的勇者」而言，確實如此；對於曾存在於地球至今的所有物種來說，也依然如此。

所有物種皆是，除了智人以外。

因為演化，智人四肢孱弱、不耐低溫，嗅覺不靈敏，唯有在白天與視線可及範圍才看得清楚。然而，在利用相對較大的大腦和蓬勃發展的文明克服了演化帶來的不幸之後，這個非比尋常的物種一直持續創新。

它為自己提供了豐富的食物、養分，及水分，同時減少了因掠食、接觸、感染疾病，和戰事造成的死亡，這些因素曾經都限制了其壽命的延長。少了這些不利因素，經過幾百萬年進化，它可能會壽命加倍，更接近食物鏈頂端的其他物種。

不過，它不必等上那麼久，甚至可能更快實現，因為這個物種正勤於研發藥物與科技，以強身健體、延年益壽，硬是克服演化的限制。

老化論戰

如果沒有氣流、負壓，與風洞等相關知識，萊特兄弟永遠不可能製造出飛機；如果沒有對冶金學、液體燃燒，與電腦的瞭解和一點自信的話，美國也無法送太空人上月球[7]。

同樣地，如果我們想找出實質方法減輕因年老而帶來的磨難，那麼便需要找出一套關於人類老化的解釋，不僅是從演化論來說明，而是必須從根本找出原因。

然而，想解釋老化的根本原因絕非易事，除了要切合所有已知的物理與化學定律以外，還要與幾世紀以來的生物觀察結果相符。從分子世界到大千世界[8]，這個解釋必須涵蓋各個仍不為人知的層面，同時為史上最簡單也最複雜的生命機器提出解釋。

正因如此，不難想像為何至今我們仍無法提出關於老化的統一解釋，儘管並非無人嘗試，但沒有一個說法禁得起考驗。

梅達華與西拉德（Leo Szilard）曾提出一個假設，認為老化是由於DNA受損與遺傳資訊遺失所引起。梅達華一生專注於生物學，他在免疫研究上的發現也榮獲諾貝爾獎肯定。西拉德與他不同，投身生物學的過

程較為曲折。

西拉德這位匈牙利布達佩斯出生的通才暨發明家，一生自由自在，居無定所，也無固定工作，喜愛與那些能滿足他對人類處境大哉問的同事相處。他早期是一位核子物理先驅，也是曼哈頓計畫（Manhattan Project）的共同創始人。曼哈頓計畫開啟了原子戰爭的時代，西拉德對於自己協助執行的計畫奪去無數生命感到驚恐，內心深受折磨，因此轉而投身延長壽命的研究[9]。

1950、1960年代時，科學家與社會大眾普遍接受變異積累（mutation accumulation）會導致老化的想法，當時輻射對於人類DNA的影響已經引發許多人關注。但是，儘管我們已非常確知輻射會引起細胞的各種問題，但它僅會導致老化過程中的小部分症狀和徵兆[10]，因此不能當作普遍理論。

1963年，英國生物學家奧格爾（Leslie Orgel）也加入這場論戰，提出「錯誤 − 災難假說」（error catastrophe hypothesis），該理論假設DNA複製過程中發生錯誤導致基因變異，包含複製DNA時所需蛋白質的基因。這個製造DNA錯誤過程的不斷重複，DNA上的錯誤持續累積，直到超過一個限度，生命頓時崩潰瓦解而死亡[11]。

約莫同一時間，當西拉德專注於輻射研究時，任職於殼牌公司（Shell Oil）的化學家哈曼（Denham Harman）也在從事原子層次的思考，只是方向不同罷了。哈曼留職停薪完成史丹佛大學醫學院的學業後，率先提出了「老化的自由基理論（free radical theory of aging）」，將老化歸咎於不成對的電子在細胞內遊蕩，引發氧化反應損害DNA，特別是在粒線體內，因為粒線體是人體產生自由基最主要的來源[12]。哈曼花了大半生的時間驗證此理論。

我在2013年時有幸與哈曼家人會面，他的夫人告訴我，哈曼教授在世時一直服用高劑量硫辛酸（alpha-lipoic acid）來消除自由基。哈曼教授直到九十高齡仍孜孜矻矻在做研究，我想，就算無從得知硫辛酸是否有利於抗老，但至少可以確定對健康無害。

1970、1980年代期間，哈曼與其他數百名研究人員測試了抗氧化劑是否有助於延長動物壽命，整體結果令人失望。哈曼利用了食品添加劑二丁基羥基甲苯（butylated hydroxytoluene）等方式，雖然在增加齧齒動物平均壽命上取得了一些進展，但最高壽命均未增加。

換言之，研究中所有實驗動物的平均壽命或許增長了幾週，但沒有任何一隻的壽命超越過去紀錄。此後的科學研究也證明了富含抗氧化劑的飲食之所以有益於健康，也許是因為抗氧化劑有助於啟動人體抗老的自然防禦機制，包含促進人體生成消除自由基的酵素，而非來自抗氧化劑本身的作用。

若說舊習難改，那麼廣被信服的自由基觀念可說有如毒癮一般難以戒除，儘管該理論早在十多年前被我所屬領域的研究推翻，至今仍為許多藥品與飲品供應商廣為宣傳，用來推動市值高達三十億美元的全球產業發展[13]。有了如此可觀的廣告投放，也難怪至今仍有超過六成的美國消費者仍在購買含抗氧化劑的食品與飲料[14]。

自由基確實會導致DNA突變，這點毫無疑義。在與外界接觸的細胞內[15]，以及老年人的粒線體內的DNA，特別容易發現大量的突變情況。粒線體減少無疑是老化的指標，甚至可能造成器官功能失調。然而，卻有愈來愈多實驗結果挑戰突變本身（特別是細胞核基因體突變）與驅動老化的關聯性。

位於美國聖安東尼奧（San Antonio）的德州大學學者理查森（Arlan

Richardson）與范雷門（Holly Van Remmen）花了近十年的時間實驗，試圖找出增加自由基的損壞或變異是否會導致老鼠老化，結果發現是否定的[16]。我和其他實驗室也證明，要恢復年長老鼠的粒線體功能非常簡單，這意味了大部分的老化現象不是因為粒線體DNA的突變所引起，至少要到晚年才有影響[17]。

危機模式

儘管各界仍在爭辯細胞核DNA突變與老化的關係，但有個事實與所有理論相牴觸，而且難以反駁。

諷刺的是，西拉德正是終結自己理論的人，他在1960年找出了選殖人類細胞的方法[18]。選殖（cloning）提供了檢驗DNA突變是否會引發老化的假說。倘若衰老的細胞確實會遺失重要的遺傳資訊，而這是導致老化的主因，那麼，我們理應無法從較年長的動物身上複製出年輕動物，而選殖出的動物生來應該會老態龍鍾。

許多媒體大肆報導選殖動物會過早老化，甚至連美國國家衛生研究院（National Institutes of Health）網站上都這麼說[19]，但這是錯誤觀念。愛丁堡大學羅斯林研究所（Roslin Institute）的坎貝爾（Keith Campbell）與威爾穆特（Ian Wilmut）成功選殖了世上第一隻複製羊桃莉，雖然桃莉羊的壽命只有正常綿羊壽命的一半，最後因漸進式肺病而死亡，但廣泛分析其遺體並未發現提早老化的跡象[20]。同時，許多人工複製的動物已證實擁有正常、健康的壽命，像是山羊、綿羊、老鼠與牛等等[21]。

由於選殖利用了細胞核移植（nuclear transfer）技術，讓我們十分確定細胞核DNA變異並非造成老化的原因。當然可能有部分體內細胞並

未產生變異，因此最後可用來成功複製新生物，但可能性並不高。最簡單的解釋就是年老動物仍保有所有必要的遺傳資訊，因此，可選殖出全新、健康的動物。由此可知，突變並非引起老化的主要原因[22]。

雖然這些傑出研究者的理論未能禁得起時間的考驗，但並未因此失了顏面，這是許多科學研究經常面臨的情況，或許最終所有科學研究都不見得經受得了時間的檢視。

孔恩（Thomas Kuhn）在《科學革命的結構》一書中指出，科學發現是一趟永不結束的歷程，它會經歷可預測的發展階段，當新理論成功解釋了先前對世界無法解釋的觀察現象時，就會成為科學家用來發掘更多新知的工具。

然而，新的發現無可避免地會引發新的提問，這些問題是新理論無法充分回答的，而新提問又會帶出更多問題。此時，新典範旋即進入了危機模式，然後，科學家會盡可能地微調理論，以解釋原本沒辦法回答的問題。

膽小之人或許不見得苟同，但危機模式始終是科學最迷人的時刻，新理論不斷對舊觀點提出質疑，挑戰守舊派的主張。但是，眾聲喧譁的混亂之後，最終會由典範轉移（paradigm shift）取而代之，出現新的共同模式，比舊有模式更能提供充足的解釋。

老化標誌

這正是大約十年前發生的情況，一群老化領域的頂尖科學家逐漸圍繞著一個新模式凝聚共識。新的模式認為，這麼多的優秀研究者之所以難以找出老化的唯一原因，是因為根本沒有單一原因造成人類老化。

這個更細微的觀點主張，老化與其伴隨而來的疾病是眾多老化「標誌」（hallmark）的結果：

- DNA 受損導致基因不穩定性（genomic instability）
- 防護染色體末端結構的端粒（telomere）損傷
- 控制基因開關的表觀基因體發生改變
- 失去維持健康蛋白質的能力，即喪失蛋白質恆定（proteostasis）能力
- 新陳代謝變化引發營養攝取（nutrient sensing）失調
- 粒線體功能失調
- 累積衰老的殭屍細胞導致發炎反應而使健康細胞因而受傷
- 幹細胞衰竭
- 細胞間通訊（intercellular communication）改變，產生發炎分子（inflammatory molecules）

大部分研究者開始小心地同意，只要處理這些老化標誌，便能減緩老化；減緩老化，便能預防疾病；預防疾病，就能延緩死亡。

以幹細胞為例。幹細胞可發展成多種類型的細胞，若我們能防止這些未分化的細胞衰竭，幹細胞便能持續產生人體所需的分化細胞，治癒受損組織，戰勝各種疾病。

同時，現今醫學也不斷改善骨髓移植的成功率。骨髓移植是幹細胞療法最常見的形式，幹細胞還可以治療關節炎、第一型糖尿病、視力喪失，與神經退化疾病，如阿茲海默症與帕金森氏症。這些以幹細胞為主的治療方式為許多病患增加好幾年時日可活。

另外，以衰老細胞（senescent cell）為例。衰老細胞的分裂能力已到達極限，但卻老而不死，因此不斷釋放警訊，使周圍細胞發炎；如果我們能清除衰老細胞或防止其累積，便能更長久維持組織健康。

同理可證，避免端粒喪失、蛋白質恆定衰退及其他老化標誌也是相同邏輯。每個問題都有方法可一點一點依序解決，讓人類活得更健康。

過去二十五年來，研究者持續致力於如何降低這些老化標誌，普遍共識認為，這是減緩老年人痛苦的最佳方法。

老化標誌的清單雖不完整，但仍不失為一強而有力抗老化的戰略手冊，有助於人類延年益壽。介入治療的目標在於降低老化標誌，藉此讓我們多享有幾年的健康生活，倘若我們能夠降低所有的老化標誌，不就是會將人類**平均壽命**大幅提高嗎？

不過，若想突破人類**年齡上限**，光是注意這些標誌可能還不夠。

多虧了幾世紀以來累積的知識，加上現在機器人每天可分析數萬種潛在藥物，基因定序每天讀取上百萬筆數據，以及處理器強大的運算能力，能以十年前難以想像的速度處理數兆位元數據，科學發展日新月異，比以往任何時候都來得快，過去幾十年間，只能緩慢逐步排除各個老化理論，而如今測試與推翻理論已變得更加容易。

儘管為時尚早，但新思維的轉變已開始浮現，我們再度處於眾聲喧譁的混亂時期，雖然我們依然十分確信這些標誌是老化與其各種症狀的精確指標，但卻無法解釋老化標誌出現的原因。

現在，是時候回答這個久遠的問題了。

時至今日，不論何事何物，想找到普遍解釋，絕不會發生在一夜之間，更遑論如老化這般複雜的議題。任何試圖解釋老化的理論不僅必須禁得起科學檢視，還得合理闡明老化的各個重要因素。例如，有個假設

能說明細胞衰老的原因，但解釋不了為何幹細胞會衰竭，它便與老化的解釋無關。

儘管如此，我依然堅信答案確實存在，所有老化標誌之上確實存在了一個原因 —— 人類之所以衰老的**唯一**原因。

兩種資訊

簡言之，老化就是資訊遺失。

聽來是否熟悉，在西拉德與梅達華各自支持的觀點中，資訊遺失占有重要部分，但那並不正確，因為他們的理論著眼於**遺傳資訊**的遺失。

可是，生物學包含了兩類資訊，且兩者編碼方式天差地別。第一種是**數位**資訊，也是我所敬重的前輩們所熟悉的類型。如大家所知，數位資訊是基於可能值的有限集合，只是在生物學中，編碼的指令不是採用二進位碼，不用0與1兩個數值，而是四進位碼，使用A、T、C、G四個數值編碼，也就是組成DNA的四種核苷酸：腺嘌呤、胸腺嘧啶、胞嘧啶，和鳥嘌呤。

因為DNA是數位資訊，所以用它來儲存和複製資訊相當可靠，它也確實能高度精確地一再複製，原理等同儲存在電腦記憶體或DVD中的數位資訊。

此外，DNA的另一項特點是歷久彌堅。猶記第一次進入實驗室，對於這個「生命分子」居然能在沸水裡存活數小時，而大感震驚。另外我們居然能從尼安德塔人的遺骸中提取至少有四萬年歷史的DNA，並完成定序，也讓我感到興奮不已[23]。正因這些數位儲存的優勢，所以核酸在過去四十億年來一直是生物儲存資訊的首選。

人體中另一種資訊是**類比資訊**。

一般對於人體的類比資訊瞭解不多，部分是因為它在科學上屬於較新的領域；另外，即便遺傳學家最初注意到植物無性生殖時，會有一些奇特的遺傳特徵，可以用類比資訊的方式解釋，但我們卻鮮少在人身上用到這種資訊的觀點。

現今，人體的類比資訊通稱為表觀基因體（epigenome），意指一些生物特徵可以透過非基因的方式遺傳到下一代。

表觀遺傳學（epigenetics）一詞，最早是1942年英國發育生物學家沃丁頓（Conrad Hal Waddington）在劍橋大學任職時所提出。過去十年，表觀遺傳學的含義已擴展至生物學其他領域，但多半與遺傳關聯不大，像是胚胎發育、基因轉換網絡或DNA包裝蛋白質的化學修飾（chemical modification）等，我在哈佛醫學院的正統遺傳學家對此相當惱火。

正如遺傳資訊被儲存為DNA，表觀遺傳資訊則被存放在一個名為染色質（chromatin）的結構裡。細胞裡的DNA不會散布四處，而是包覆在名為組蛋白（histone）組成的蛋白質小球外。這些成串的小球會自行纏繞成環狀，就像你將車道上澆花的水管一圈一圈纏繞成堆一樣。

若想用一條染色體的兩端來進行拔河比賽，那麼你將會得到一串一百八十公分長的DNA，中間插入了數千個組蛋白的小球；若能把DNA的一端插進插座，讓組蛋白閃爍發光，只要幾個細胞你就有足夠的節慶燈飾了。

從遠古的「倖存的勇者」和現代的真菌，表觀遺傳資訊的儲存與傳遞對其生存至關重要；至於複雜的多細胞生物，從水母、蠕蟲、果蠅，到人類，表觀遺傳資訊更是不可或缺。正因有表觀遺傳資訊，一顆受精卵才能發育成由兩百六十億個細胞組成的新生兒；人身上不同類型細胞

的基因體序列是完全一樣的，因為有表觀遺傳資訊的調控，受精卵才能發育出成千上萬、型態與功能各不相同的體細胞[24]。

如果把基因體看成電腦，那麼表觀基因體就是電腦軟體。

表觀基因體負責指示新分裂的細胞應該分化成哪類細胞或是該長時間維持哪種細胞類型不變，像是腦中的神經細胞或是某些免疫細胞。

這便是為什麼神經細胞與肌膚細胞不同，而分裂的腎細胞不會變成兩個肝細胞的原因。若少了表觀遺傳資訊，分裂後的細胞很快就會失去本身特性，如此一來，組織與器官的功能終將逐漸衰退，直到完全衰竭。

逆轉老舊的 DVD

在原始地球的溫水池裡，數位化的化學系統是儲存長期遺傳數據的最佳方式；但是，生物儲存的資訊也必須記錄與因應不同環境的條件，這類資訊最好以類比的形式儲存。

類比數據之所以適合勝任此工作，是因為無論細胞內外的環境發生什麼變化，類比資訊都可以相對輕鬆地靈活調整，而且類比資訊幾乎可以對比無限的可能，即便碰到前所未有的情況也是如此[25]。

由於類比資訊可儲存無限的可能值，所以許多發燒友至今依然偏好類比系統儲存的豐富音訊。不過，類比裝置並非全然有利無弊，它們有個致命缺點，這也是我們從類比轉往數位的主因。有別於數位資訊，類比資訊品質會隨時間降低，成為磁場、重力、宇宙輻射，和氧氣等外力共同的犧牲品。更糟糕的是，複製時容易遺失資訊。

說到資訊遺失的問題，沒人比麻省理工學院電機工程師夏儂（Claude Shannon）更深受困擾了。夏儂歷經第二次世界大戰，親眼見證

了類比無線電傳輸的「雜訊」（noise）犧牲了多少生命。

戰後，他撰寫了一篇簡短但影響深遠的科學論文，名為〈傳播的數學理論〉（the mathematical theory of communication），闡述保存資訊的方法，現今普遍認為這是資訊理論（information theory）的奠基之作。若說有哪一篇論文促使我們邁入如今生活的數位無線世界，這篇論文絕對當之無愧[26]。

夏儂的本意自然是為了提升兩地之間電子與無線電通訊的穩定性，然而，我認為他的研究重要性可能遠大於此，因為夏儂在資訊保存與恢復上的知識，或許也可應用於老化方面。

聽到人在生理上等同於老舊的DVD播放器時，請先別感到沮喪，這其實是個好消息。倘若西拉德是對的，老化是因為基因變異所造成，問題可就棘手了，因為沒備份資料就遺失資訊，可就無力回天了。不妨問問那些試圖用邊緣毀損的DVD播放或恢復內容的人就知道，消失的資料就是消失了。

但若是有刮痕的DVD，我們通常有能力恢復當中的資訊。而且，若我想得沒錯，逆轉老化也是相同過程。

選殖完美地證明了即使我們年紀大了，細胞也會保留年輕時的數位資訊。想要再度恢復青春，我們只需找到一些拋光劑去除歲月的刮痕。

我深信，這大有可能。

天下萬物皆有定時

老化的資訊理論（information theory of aging）始於我們從遠古祖先所繼承的原始生存迴路。

　　一如預期，原始的生存迴路會隨時間演化。例如，哺乳類動物可以製造生存迴路的基因為數不少，與最早出現在「倖存的勇者」內的基因不同。

　　科學家已在人類基因體中發現了超過二十幾組基因，我的同事多半稱其為「**長壽基因**」（longevity gene），因為這些基因能夠延長許多生物的平均壽命與最長壽命。而且，這些基因不僅可延長壽命，它們還有助於身體健康，因此也被認為是「活力基因（vitality gene）」。

　　這些基因共同在人體內形成監測網絡，將蛋白質及化學物質釋放到血液裡，藉此在細胞與器官之間交流，負責監控、回應我們的飲食、運動量，以及一天所處的時刻。碰到逆境時，它們會告訴我們要低調沉寂；日子好過時，要我們快速成長、繁殖。

　　現在我們知道了這些基因的存在以及作用，科學發現賦予我們去探索、開發這些基因的機會，去試想其潛能，讓它們發揮不同功用。我們可以利用天然和新穎的分子，應用簡單與複雜的科技，運用新舊知識，去解讀、翻轉，甚至全然改變這些基因。

　　我研究的長壽基因名為「去乙醯酶」（sirtuin），是根據酵母菌的 SIR2 基因所命名，SIR2 也是第一個被發現的長壽基因。

　　哺乳動物有七個去乙醯酶基因，分別是 SIRT1 至 SIRT7，人體內幾乎每個細胞都有這七個去乙醯酶基因。我剛開始從事研究時，去乙醯酶在科學領域鮮為人知，如今這個家族的基因成了醫學研究與藥物開發的首要重點。

　　去乙醯酶是一種酵素，源自「倖存的勇者」裡的B基因，可移除組蛋白與其他蛋白上的乙醯基標記，藉此改變DNA的「包裝」（packaging），並在需要時調控基因的開關。

　　這些關鍵的表觀遺傳調控因子位於細胞控制系統最頂端，控制人體的繁殖與DNA修復。從酵母菌開始歷經數十億年的演化，它們已經可以掌控我們的健康、身形，與生存。但去乙醯酶的作用仍需借助一種分子：菸鹼醯胺腺嘌呤二核苷酸（NAD）。後面章節將會提及，隨年齡增長NAD會流失，造成去乙醯酶活性下降，這被認為是人之所以會在年老而非年輕時產生疾病的主因。

　　為了進行修復，去乙醯酶基因會暫停細胞的生長分裂，並在面臨壓力時命令身體「屈服」，保護我們不受重大疾病如：糖尿病、心臟病、阿茲海默症、骨質疏鬆症，或甚至癌症等的侵襲。去乙醯酶基因有助於消除慢性、亢進的發炎反應，避免此類發炎反應引發的動脈硬化、新陳代謝失調、潰瘍性結腸炎、關節炎，與氣喘等疾病；它亦可防止細胞死亡，強化細胞的能量來源，那就是粒線體。

　　此外，去乙醯酶基因也會與肌肉萎縮、骨質疏鬆與黃斑部病變等疾病搏鬥。對老鼠的研究中也發現，活化去乙醯酶基因有助於促進DNA修復，可增強記憶力與運動耐力，並幫助老鼠維持精瘦體態，無論飲食習慣為何。上述關於去乙醯酶基因的功效並非胡亂瞎猜，《自然》（Nature）、《細胞》（Cell）和《科學》（Science）等權威期刊專門發表經同儕評審過的研究論文，其中許多科學家的研究都已證實此點。

　　由於去乙醯酶基因是由一個簡單的程式（生存迴路中奇妙的B基因）來完成所有工作，因此它比許多其他長壽基因更容易操弄。顯然在浩繁的戈德堡生命機器*中，去乙醯酶基因是第一批骨牌裡的其中一

＊　譯注：戈德堡機器（Rube Goldberg Machine）是二十世紀初美國漫畫家戈德堡創作的機械漫畫。這種機械化簡為繁，以迂迴曲折的設計，利用簡單機械觸發連鎖反應，完成原本簡單的工作。由於此漫畫廣受歡迎，因此這種機械被稱為「戈德堡機械」。多米諾骨牌效應也常應用在戈德堡機械中。

張，是理解遺傳物質如何在逆境時自我保護、使生命得以維持且繁盛發展數十億年的關鍵。

去乙醯酶基因並非唯一的長壽基因，其他兩組經過詳盡研究的基因也具有類似作用，而且，經證實也可透過多種方式的操縱，提供更長壽、健康的生活。

某些壓力有助長壽

其中一個是雷帕黴素靶蛋白（target of rapamycin），又稱TOR，是調節生長與新陳代謝的蛋白複合物。如同去乙醯酶基因，每種生物中都有TOR基因，哺乳動物中的基因稱為mTOR。mTOR和去乙醯酶一樣，活性深受不同營養成分的影響。此外，如同去乙醯酶基因，mTOR在面臨壓力時會警告細胞要沉寂休息，透過強化DNA修復、減少衰老細胞引起的發炎反應與最重要的消化老舊蛋白質等活動，提高細胞的存活[27]。

一切都好時，TOR是細胞生長的主要動力。它能偵測可用的胺基酸數量，據此指示細胞要製造多少蛋白質。TOR受到抑制時，會迫使細胞沉寂下來並減少分裂，重複使用舊細胞元件來維持能量，以延長生命，就像去廢物回收場找零件來維修舊車，而不是買輛新車一樣，這個過程稱為自噬作用（autophagy）。從前我們的祖先無法成功擊敗長毛象，而不得不靠微乎其微的蛋白質過活時，端靠關閉mTOR才得以存活。

另一個是名為AMPK的代謝控制激酶，負責因應缺乏精力的情況。和去乙醯酶與TOR一樣，許多物種都帶有AMPK，目前我們已經掌握了不少調控AMPK的知識。

生物壓力會啟動這些人體的防禦系統。不過，有些壓力實在過大到

難以克服，像是倘若你一腳踩在蝸牛上，牠便一命嗚呼了。急性創傷與無法控制的感染不用經過**老化**也能殺死一個生物；有時，細胞內的壓力太大，例如，DNA大量斷裂，即便細胞能在短時間內修復斷裂的DNA而不產生變異，表觀遺傳資訊也可能遺失。

重點是，有許多不同的壓力源都可以啟動長壽基因，而不損傷細胞，其中包含了特定類型的運動、間歇性禁食、低蛋白飲食，以及讓身體接觸高溫及低溫（此方法將於第4章探討）。此種方法稱為激效作用（hormesis）[28]。一般來說，激效作用對生物有益，尤其若能在不造成長久傷害的情況下更好。

引發激效作用時，一切都很好，其實可說是好上加好，因為當應對特定壓力的基因被啟動時，會促使身體其他系統沉寂、節制，以存活更久，而這就是長壽的開端。

另外，我們也可透過仿激效作用的分子來欺騙身體啟動應對機制。目前市面上至少有兩種藥物有這樣的效果，而不會造成任何損傷。這就像打惡作劇電話到美國五角大廈，國防部立刻派出了部隊與陸軍工程兵團（army corps of engineers）來強化、修補城市。但實際上並無戰事。只要藉由一顆藥丸，便可模擬運動與間歇性禁食的好處（將於第5章探討）。

如果能夠控制上述所有的遺傳途徑，將從根本顛覆醫學與我們的日常生活型態，甚至會改變我們定義物種的方式。

聽來似乎有點異想天開？請容我娓娓道來。

第 2 章

狂亂的鋼琴家

　　2003 年 4 月 15 日，全球的平面與電視媒體及各大網站皆大肆報導「人類基因圖譜完成解碼」。

　　只可惜，當中有個惱人的問題就是，其實我們並未完成解碼；事實上，基因序列中仍存在一大塊未知的缺口。

　　這並非媒體報導誇大不實，也非科學家過於吹噓，像《科學》或《自然》這些備受推崇的科學期刊也是如此宣稱。情況其實很單純，有鑑於當時的技術，多數參與這項歷時十三年、耗資十億美元計畫的研究人員都同意，我們已竭盡所能找出人體三十億個鹼基對（base pair）所組成的所有基因。

　　基因體缺漏的部分大都和核苷酸（nucleotide）重複序列重疊。這部分過去不太受到重視，談到生命編碼時，常被笑稱為「垃圾 DNA」（junk DNA），儘管現在它的地位略微提升，但一般仍視為「非編碼」（noncoding）而被忽視。當時科學界的頂尖研究者多半認為，這些區域不過就像基因體的幽靈，在時間的長流中，不斷有失去活性的病毒殘餘

物「搭便車」，結合到宿主基因體中，遺留至今。

當時認為，我們已找出大多數人體組成的基因，而且也已掌握足夠資訊進一步瞭解人之所以為人的源由。但據估計，基因體中「非編碼」部分占整個基因體的比率高達69％[1]，部分科學家相信，甚至在一般認為基因所在的「編碼」區中，仍有近10％的序列尚未完全決定，包含影響老化的區段[2]。

2003年後，只過了很短的時間，我們就發現了著名的DNA雙螺旋中，不僅存在著基因圖譜未標明的序列，且這些序列對我們的生活至關重要。當初偵測基因的演算法編寫時，預先就設定「編碼」胺基酸的DNA序列若小於三百個鹼基對，就應該不是可以決定生物性徵的基因。所以確實有數千個基因序列未被發現。事實上，基因可以短至二十一個鹼基對，而我們在整個基因體中如今已發現了數百個此類的基因。

這些基因本身不決定蛋白質，但會告訴細胞什麼時候或要製造多少特定的蛋白質。這些蛋白質決定人的生物特徵與人對環境變化的適應。隨著基因序列的辨識益臻完整，我們也愈來愈接近可以繪製出控制生命活動的基因「圖譜」了。

但是，就算基因圖譜能完整的解碼，仍有未解之謎。

我們無法找到導致老化的基因。

目前已經找到了影響老化症狀的基因，也找到了控制身體抗老機制的長壽基因，因此可以透過一些途徑，從天然物、藥物及科學的介入治療減緩老化。然而，有別於1970年代發現的致癌基因，讓我們有了集中抗癌的標靶，目前仍未找出任何導致老化的單一基因。重點是，我們將無法找到這個基因。

因為老化並非由於基因演化所造成。

我經歷了一趟不短的歷程，才推演出「老化的資訊理論」。而且，絕大部分得回溯至一位名不見經傳的科學家辛苦研究的成果，他的研究為當今世上許多長壽相關的研究奠定了基礎。

這位科學家就是莫蒂墨（Robert Mortimer）。在他逝世之後，大家最常用「和善」這個形容詞來描述他。

除此之外，其他會出現的形容詞還有「高瞻遠矚」、「傑出」、「追根究柢」，以及「勤勉努力」。但是，一直以來，我之所以深受莫蒂墨啟發，主要在於他為科學家所樹立的榜樣。莫蒂墨於 2007 年辭世，他幫助提升了啤酒酵母菌（*Saccharomyces cerevisiae*）在科學上的地位，讓原本看似低階、喜好糖分（其名原意為「嗜甜」）的單細胞酵母菌得到應有的重視，成為世上舉足輕重的研究生物。

伊甸園裡的酵母菌

莫蒂墨的實驗室中蒐集了上千種酵母菌的突變菌株，當中許多酵母菌是在加州大學柏克萊分校研發出來的。他透過柏克萊大學的酵母遺傳資源保存中心（Yeast Genetic Stock Center）提供數千名科學家研究用的酵母菌。

莫蒂墨大可向研究人員收費，藉此支付自身的研究與其他費用，然而，從身無分文的窮學生，到在資源豐富研究機構裡工作的終身教授，任何人都可瀏覽該中心的目錄，申請其中任何種菌株，只需支付郵資便可迅速得列[3]。

多虧有莫蒂墨，讓各類酵母菌株容易獲取，而且費用低廉，使得酵母研究因此蓬勃發展。

莫蒂墨於1950年代與生物學家約翰斯頓（John Johnston）[4]一起開始研究啤酒酵母菌，當時幾乎沒人對酵母菌感興趣。對大多研究者而言，研究微小的真菌似乎對於瞭解複雜的人體構造沒什麼用處，那時想說服科學界酵母菌除了可烤麵包或釀製啤酒、葡萄酒外，還有其他功用，簡直難上加難。

莫蒂墨和約翰斯頓意識到的是，微小的酵母菌其實與人體細胞差異並不大，這也是後來其他學者逐漸認識到的一點。就酵母菌的大小而言，它的基因與生化組成極其複雜，因此非常適合做為研究模式，用以瞭解像人這般大的複雜生物，探究其維持生命與控制壽命的機制。

至此，你若有疑慮，懷疑酵母菌能否真的有助於瞭解諸如癌症、阿茲海默症、罕見疾病，與老化等問題，不妨想想至今已有五座諾貝爾生理學或醫學獎頒發給酵母相關的基因研究，其中包括2009年發現細胞如何拮抗染色體端粒縮短（其中一個老化標誌）的獲獎者[5]。

莫蒂墨和約翰斯頓進行的研究促成了世界性的變革，尤其是他們1959年一篇開創性的論文，證明了酵母菌的子母細胞可具有截然不同的壽命長短，讓我們看待生命極限的方式大幅改觀。2007年莫蒂墨去世時，全球已有近一萬名研究者從事酵母研究。

沒錯，經過十億年各自演化，但人類與酵母菌之間仍有許多共通點。啤酒酵母有近七成的基因與人類相同，而且那些基因的作用與人體並無太大區別。酵母細胞與人類細胞一樣，幾乎極力進行兩件事：它們要不努力吃，要不就努力繁殖。意即，它們不是處於飢餓狀態，就是欲火中燒。

隨著年歲增長，酵母細胞也與人類細胞相同，活動力會開始減弱，變得更肥大、圓潤，生育力下降，只是人類的老化過程歷時數十年，而

酵母細胞卻只有一週左右。因為酵母細胞老化過程如此短暫，正好成為
瞭解老化的最佳起點。

我之所以選擇從研究啤酒酵母菌開啟學術生涯，當然是因為酵母菌
雖不起眼，卻有機會揭露如此多關於人的資訊，而且相較於研究其他生
物，速度也快上許多；除此之外，還有一個原因，因為它們聞起來像新
鮮麵包。

我初次見到莫蒂墨是在1992年，那時我二十出頭，與博士班的兩
位指導教授道斯（Ian Dawes）和狄金森（Richard Dickinson）一起去參加
國際酵母菌大會（別懷疑，真的有此會議）。來自新南威爾斯大學[6]的
道斯教授是澳洲人，喜愛打破成規，而狄金森教授則是循規蹈矩的英國
人，任職於英國威爾斯卡地夫大學（University of Cardiff）。

當時莫蒂墨在維也納的會議上談論酵母菌基因定序這項重大的科學
工作，我希望能獲得一些啟發因此參加會議，果然不負所望[7]。面對著
這群學者，他們在數十年前幾乎不存在的科學領域裡，勤懇積累如此豐
富的知識，我那時心中若仍有一絲遲疑，此時此刻也已消失無蹤，不再
游移是否要將學術生涯的開端投身於研究一個單細胞真菌。

前進美國

會議過後不久，麻省理工學院的葛蘭特（Leonard Guarente）博士休
假來到雪梨拜訪道斯教授。葛蘭特博士是全球酵母研究領域數一數二的
傑出科學家，我有幸與葛蘭特共進晚餐，還確保自己一定要坐在他的正
對面。

我當時是一名研究生，利用酵母菌來瞭解先天性遺傳疾病楓糖尿症

（maple syrup urine disease），從名稱就知道，有禮貌的人多半不會在飯桌上談論這類疾病。但是，葛蘭特博士興味盎然與我熱烈討論這項科學議題，我們進行了一場引人入勝的對話，後來話題很快就轉到他最近的研究，過去幾個月來，他利用莫蒂墨教授1970年代中期完成的酵母菌遺傳地圖，著手進行酵母菌的老化研究。

我心想：就是這個研究。我熱中探究人類為何老化，也懂得如何用顯微鏡和微操作器觀察酵母細胞，這些都是釐清酵母菌老化原因所需的基本技能。當晚葛蘭特教授和我在一件事上達成了共識：如果無法解決酵母菌的老化問題，我們根本不可能破解人類老化之謎。

我不只是**想要**與他共事，我**一定**得與他共事。

道斯教授去信告訴葛蘭特博士，說我引頸期盼能加入他的實驗室，而且強調我還是個「實驗室熟手」。

數週後，葛蘭特博士回覆了，他八成對許多滿腔熱情的申請者都用同樣的回覆：「我很樂意與大衛共事，不過他得自行籌措經費。」我後來才曉得，葛蘭特那晚之所以如此興高采烈，不過是因為他把我誤認為晚餐時遇到的另一位學生。

儘管機會渺茫，至少我已經踏出了第一步。當時美國知名的博士後研究獎學金鮮少頒發給外國人，但我堅持要面試，而且自付機票飛往了波士頓。為了爭取海倫惠特尼基金會助學金（Helen Hay Whitney Foundation Fellowship），我接受了幹細胞研究領域巨擘米爾頓（Douglas Melton）教授的面試。

海倫惠特尼基金會自1947年開始，一直為生物醫學博士後研究員提供助學金。和其他四名候選人在米爾頓教授辦公室外面等候一段時間後，終於輪到我了，這是屬於我的時刻。我記得自己並不緊張，心想反

正機會不大，所以我便放膽一試。

我向米爾頓說明了自己畢生的夢想就是想深入瞭解老化，並找到「賦予生命」（life-giving）的基因，然後在他的白板上勾勒出這些基因如何運作，以及若我拿到助學金的話，接下來三年的研究方向。為了表達謝意，我還送給他一瓶從澳洲帶來的紅酒。

後來，我學會了兩件事。一是，千萬不要在面試時送酒給面試官，因為很可能會被誤會是賄賂；另一件事是，米爾頓肯定滿喜歡我的計畫內容與簡報的方式，因為我一回到澳洲，便拿到了獎助金，於是又坐上了飛機回到波士頓。這無疑是扭轉我人生的一次面談[8]。

酵母菌得了早老症

1995年抵達美國時，我希望透過研究成人型早老症（Werner syndrome）來解開人類老化之謎。成人型早老症是一種可怕的疾病，每十萬名新生兒中發生率不到一例，症狀包含了體力衰減、皺紋、白髮、白內障、骨質疏鬆、心臟病與許多其他明顯的老化跡象，病患並非七老八十的老年人，而是三十、四十歲的青壯年。成人型早老症患者的平均壽命僅約四十六歲。

不過在我到了美國後兩週，華盛頓大學研究團隊在老化研究的大老馬丁（George Martin）教授的鼎力支持與英明帶領下，宣布他們找到了導致成人型早老症的突變基因[9]。

研究被別人「搶了頭香」，我自然有些氣餒，但是他們的發現也讓我朝著終極目標邁出了更大一步，這也確實成為老化的資訊理論成形的關鍵。

　　既然已經找出人體內的成人型早老症基因（又稱WRN基因），下一步就是要測試酵母菌有沒有類似的基因，是否也有相同的功能。如果真是如此，我們便能利用酵母更快確定成人型早老症的病因，也許有助於更進一步瞭解老化。我前往葛蘭特的辦公室，告訴他我現在要研究酵母菌的成人型早老症，而那將會是我們解決老化問題的辦法。

　　酵母菌的第一型慢速生長抑制基因（Slow Growth Suppressor 1），簡稱*SGS1*，相當於人體的WRN基因。科學界先前已經懷疑該基因可編碼DNA解旋酶（helicase）的酵素，此種酵素可在纏繞扭曲的DNA斷裂前，解開纏繞的死結。

　　重複的DNA序列本質上易於纏繞、打結而斷裂，因此，解旋酶對於DNA重複序列影響格外重大。由於人體的基因體中DNA重複序列非常多，因此，此種蛋白質的功能至關重要，WRN基因所編碼的蛋白質就是一個例子。

　　我們利用基因互換（gene-swapping）的過程，也就是誘騙細胞接受額外片段的DNA，把運作正常的*SGS1*基因換成了突變版的基因。目的就是想測試看看我們究竟能不能讓酵母菌得到成人型早老症。

　　置換之後，酵母細胞的壽命縮短了一半。基本上，這樣的結果並不令人意外，許多無關老化的事件都可能會縮短酵母細胞的壽命，像是被蟎吃掉、在葡萄上乾枯，或被放進烤箱等，更別說我們可是刻意惡搞了它們的DNA，大概有成千上百種會讓細胞出現問題，進而導致其早死的方法。

　　話雖如此，那些酵母細胞可不只是死了而已，在死去之前，它們的健康與功能急遽下降。隨著*SGS1*突變種變老，這些酵母的細胞週期也隨之減緩，細胞愈變愈大，兩種不同性別的「交配型」（mating-type）基

因（A基因後代）都同時啟動，因此這些酵母細胞便無法接合交配。這些都是酵母細胞已知的老化標誌，而在我們創造的突變體中，老化發生的速度更快，無疑就是酵母菌的成人型早老症。

我們利用專門的染劑，將變異的DNA染成藍色，位於所有真核細胞細胞核內的核仁則染成紅色，以便在顯微鏡下觀察這些細胞究竟發生了什麼事。

結果，耐人尋味的事發生了。

靈光乍現

核仁隸屬於細胞核，也是核糖體DNA（ribosomal DNA，rDNA）所在之處。rDNA轉錄出rRNA（ribosomal RNA），形成核糖體，細胞用核糖體酶串連胺基酸，以生成特定的蛋白質。

但是，在老化的 *SGS1* 細胞裡，核仁看來彷彿被炸開了一般，顯微鏡底下所觀察到的核仁，並非像一顆紅色新月般徜徉於藍色海洋之中，而是四散成六個小島，畫面有些淒美。之後，1997年8月號的權威期刊《科學》刊出了當時的影像，這張照片至今仍懸掛在我的辦公室裡。

接下來的發展不僅引人入勝，更有如撥雲見日。為了修復受損的核仁，名為Sir2的蛋白質就像老鼠受到吹笛人召喚一般，脫離了控制交配型的基因，進入核仁。Sir2是第一個被發現的去乙醯酶，由 *SIR2*[10] 基因編碼，也是B基因的後代。

在我眼裡，這真是一幅美妙景象，但對酵母而言，問題可就大了。Sir2有項重要任務，它是表觀遺傳因子，可以讓DNA包裹得更緻密，進而抑制基因活動的酵素。從分子的角度來看，Sir2之所以有此作用，正

是透過本身的酵素活性，清除組蛋白上的乙醯基（acetyls），讓組蛋白上的正電荷與DNA上的負電荷緊密結合。

當去乙醯酶離開交配型基因，即控制繁殖生育的A基因後代，變異的細胞便同時啟動決定兩種性別的基因，使細胞無法繁殖，就像正常的衰老細胞一樣，只是發生的時機早了許多。

起初，我不明白為何核仁會爆炸，更別說為何隨著細胞老化，去乙醯酶基因會朝核仁移動，這些問題苦惱我數週之久。

然後某天晚上，在實驗室工作一整天後，夜半醒來萌生一個想法。

這個想法出現在睡眠不足的精神錯亂與深沉夢境之間，倏忽的靈光一現，寥寥數語混雜組合成一幅潦草畫面，但那已經足以讓我從床上驚坐起身。

我拿起筆記本走到廚房，1996年10月28日凌晨時分，我躬身俯首，在桌上開始振筆疾書：

酵母和其他生物的複製衰老理論

我寫了將近一個小時，記下一些想法、畫圖、繪製草圖、擬出新的公式[11]。先前對我毫無意義的科學觀察，逐漸形成關聯，完美催生出新的理論。我寫下：斷裂的DNA造成基因體不穩定，因而分散Sir2蛋白質的注意力，改變了表觀基因體，導致細胞失去本身特性，在修復損傷時變得不育。這些就是數位DVD上的類比刮痕，表觀遺傳資訊變化會導致老化。

我揣想，肯定有個單一過程控制著所有老化的變化，而非因為難以計數個別細胞的變異或疾病，甚或不是因為可以一一處理的各種老化標

誌所致，這當中肯定存在著比這些老化標誌更重大、更獨特的原因。

這就是瞭解生存迴路與老化關聯的基礎。

隔天，我把筆記拿給葛蘭特看，整個人興奮不已，感覺就像產出了有生以來最重大的想法。不過，我也非常緊張，擔心他會在我的理論邏輯裡找出漏洞，並將它撕毀。葛蘭特安靜地看著我的筆記本，問了幾個問題，然後說了七個字。

他說：「我喜歡，去證明它」。

表觀遺傳鋼琴家的獨奏會

為了理解老化的資訊理論，我們必須再次談到表觀基因體，這次是去乙醯酶基因協助控制的細胞部分。

近距離觀察，表觀基因體比人類發明的任何事物都更加複雜，也更為美妙。表觀基因體由成鏈的 DNA 組成，這些 DNA 平常纏繞在組蛋白上，好像絲線繞在念珠上形成一條項鏈，單條項鏈再纏繞成更粗大的一條染色質（chromatin），染色質再次纏繞成更粗大的染色體。

去乙醯酶蛋白會指示特定片段染色質上的組蛋白與 DNA 緊密纏繞，如此一來，那個片段染色質裡的基因就會維持沉寂，而其他未受去乙醯酶蛋白影響的 DNA 仍然可以和轉錄因子結合，啟動下游基因的表現[12]。

這些可觸及基因（accessible gene）存在於「真染色質」（euchromatin），而沉默基因則在「異染色質」（heterochromatin）中。去乙醯酶蛋白移除組蛋白上的化學標記，使組蛋白與 DNA 緊密纏繞，轉錄因子因而無法與 DNA 結合而啟動基因，從巨觀看來，它讓真染色質轉化為異染色質。

人體每個細胞都具有相同的DNA，因此，神經細胞之所以和肌膚細胞有所區別，正是仰仗表觀基因體的調控。表觀基因體包含了所有的控制系統和細胞結構，它告訴不同特定分化的細胞應該開啟或關閉哪些基因。所以，它才是實際掌控著我們生命的主宰，遠比基因重要得多。

我們可將基因體想像成是一架巨大的鋼琴[13]。每個基因就是一個琴鍵，會產生一個特定的音調。即便演奏方式相同，每架鋼琴隨著製造者、材料與製造環境不同，每個琴鍵發出的聲音或多或少都有些微差異，這就是我們的基因，人體大約有兩萬個基因，誤差約在幾千上下[14]。

每個琴鍵都可彈奏出極弱音（pianissimo）或強音（forte），每個音符既可延長（tenuto）也可稍快（allegretto）。對於鋼琴大師而言，每個單獨的琴鍵有成千上百種演奏方式，更有數不盡的組合，讓所有的琴鍵，以和弦或混合的形式演奏出現今無數爵士、散拍音樂（ragtime）、搖滾、雷鬼，和華爾滋等音樂類型。

而人體內實現這一切的鋼琴家就是表觀基因體。表觀基因體可以讓人體DNA裡的資訊顯露，或將DNA纏繞緊密在組蛋白的包裝內。利用碳、氧、氮組成的甲基（methyl）及乙醯基書寫、塗抹，表觀基因體在基因體上奏出了人類生命的樂章。

有時鋼琴的尺寸、外型，及條件確實決定了鋼琴家可以發揮的程度，一架只有十八個琴鍵的玩具鋼琴當然彈不了協奏曲；想當然耳，五十年沒調過音的鋼琴，更是難以演奏出悅耳的音樂。

同理，基因體的條件也決定了表觀基因體可以發揮的程度。毛毛蟲不可能變成人，但是透過蛻變過程中表觀遺傳的變化，即便基因體從未改變，它也可以變成蝴蝶。同樣地，家族從來都是黑髮褐眼的父母，不太可能生出金髮碧眼的孩子；不過，實驗室出生的兩隻攣生刺鼠

可能一隻棕色而一隻金黃色，這取決於表觀基因體在妊娠期間，受到如葉酸、維生素B$_{12}$、來自大豆的金雀異黃酮（genistein）或有毒的雙酚A（bisphenol A, BPA）等環境影響，不同程度啟動老鼠灰色基因（agouti gene）的結果[15]。

相同道理，以同卵雙胞胎而言，即便是基因體完全相同，表觀遺傳的力量也可驅使他們往截然不同的方向生長，甚至連老化速度都各有差異。這點從吸菸與不吸菸的雙胞胎合照中可以看出，兩人的DNA大致相同，但吸菸者眼袋較大、雙下巴較深，眼睛和嘴巴周圍皺紋更多，他們年紀沒有比較老，但顯然老得比較快。根據同卵雙胞胎的研究顯示，基因對壽命的影響約在10%至25%之間，不論用何種方法估算，都可是驚人的低[16]。

DNA不是我們的宿命。

毀了一切的雜音

試想你在音樂廳裡，技藝超群的鋼琴家坐在精心製作的史坦威鋼琴前，演奏會開始，琴聲悠揚動聽，一切十分完美。

但是幾分鐘後，鋼琴家彈錯了一個鍵，也許是在和弦中多加了一個原本不需要的D。初次發生時，幾乎難以察覺。

這個多出的音錯雜在彈奏美妙的音符中，隱藏在原本完美無瑕的和弦裡，融入原本盡善盡美的旋律之中，似乎沒什麼好擔心的。但是，稍過片刻，同樣情況再度發生，而且次數愈來愈頻繁，一次又一次出錯。

請務必記住，鋼琴並沒有問題。鋼琴家彈奏了作曲家寫的大半音符，她只是多彈出一些額外的音。起初，這種情況只讓人覺得有些心

煩，隨著時間流逝，過多的雜音開始令人感到不安，最後，可能毀了整首曲子。我們也許會認為鋼琴家出了什麼差錯，或許有人甚至會衝上台去確保她沒事。

表觀遺傳的雜訊在身體中會導致同樣的亂象，絕大部分源於細胞受到強大的外力破壞所致，像是DNA斷裂，正如「倖存的勇者」的原始生存迴路，與失去分裂能力的老化酵母菌所遭受的情況一樣。根據老化的資訊理論，這就是人類衰老的原因，這便是為何我們的頭髮會變得灰白、皮膚會出現皺紋、關節開始疼痛的原因。更重要的是，這也是為何所有老化標誌出現的原因，從幹細胞衰竭與細胞衰老，到粒線體功能失調和染色體端粒迅速縮短。

我承認，提出這樣的理論相當大膽。一個理論的強度主要基於它經過各種嚴謹實驗（通常是數以百萬次實驗）後所能反映預測結果的程度、能解釋的現象多寡，以及它的簡明程度。老化的資訊理論簡單明瞭，足以解釋許多現象，身為盡職的科學家，我們剩下的工作就是努力去挑戰它，看看這個理論可以堅持多久。

我和葛蘭特選擇從部分酵母菌的DNA開始著手。

我們運用一種名為南方墨點法（Southern blot）的技術，分離不同大小與型態的DNA，然後以放射性DNA探針加以標記。最初的實驗便有了驚奇的發現。

正常來說，南方墨點法所標記出的酵母菌rDNA應該像新捆的線軸一樣緊密纏繞，上面纏著些許幾乎看不見的DNA超螺旋小環。可是，我們在實驗室裡所創造的酵母細胞，也就是老化速度較快的成人型早老症突變種，它的rDNA就像被大力撕開的真空包裝紗線一般，大大地鬆開了。

rDNA 呈現一團混亂的狀態。基因體似乎在斷裂，DNA 不斷重組和擴增（amplify），在南方墨點法中顯示為黑點和小圈束，取決於它們纏繞和捲曲的程度。我們稱這些小圈束為「染色體外 rDNA 環」（extrachromosomal ribosomal DNA circle），又稱 ERC，隨著突變體老化，ERC 不斷累積。

假使我們真的誘發了老化現象，那麼便會在正常衰老的酵母細胞中觀察到相同模式。

酵母菌的年紀不是用插幾根生日蠟燭來計算的，它們的壽命沒那麼長，酵母菌的老化其實是計算母細胞在死去前分裂形成子細胞的次數。一般來說，酵母菌的壽命極限大約是分裂二十五次。有鑑於此，要取得衰老的酵母細胞可說是一項艱難的任務，因為等酵母細胞接近平均壽命極限時，它已經被 2^{25} 個子細胞包圍，也就是周遭約有近三千三百萬個酵母細胞。

我們經過一個星期、開了許多夜車，和喝了大量含咖啡因的飲料，才蒐集到足夠數量的正常衰老酵母菌。隔天，我沖洗出 rDNA 南方墨點的 X 光片時，眼前所見令我大為震驚[17]。

正常衰老的酵母細胞充滿了 ERC，就像突變的酵母菌一樣。

我在這一刻可謂「茅塞頓開」，並非因為證明了什麼，好的科學家永遠無法證明任何事，而是首度實質確認了一項理論，也就是我和其他人在未來幾年中研究更多發現的基礎。

第一個可驗證的預測便是，假如將 ERC 放入非常年輕的酵母細胞中（我們設計了一種基因技術來做到這點），那麼 ERC 便會複製並分散去乙醯酶基因的注意力，酵母細胞會因此提早老化，變得不育而且早死；結果不出預料之外。我們在 1997 年 12 月號的《細胞》發表：「科學家破

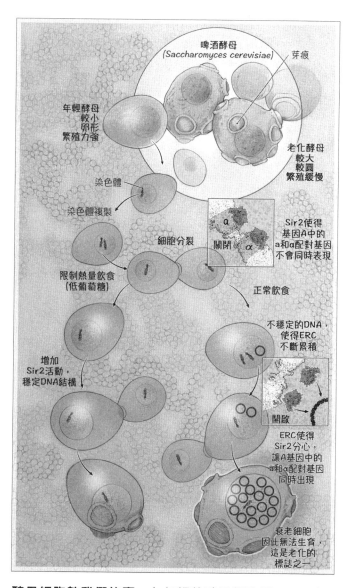

啤酒酵母
(Saccharomyces cerevisiae)

芽痕

年輕酵母
較
小形
卵
繁殖力強

老化酵母
較大
較圓
繁殖緩慢

染色體

染色體複製

細胞分裂

Sir2使得
基因A中的
a和α配對基因
不會同時表現

關閉

限制熱量飲食
(低葡萄糖)

正常飲食

不穩定的DNA，
使得ERC
不斷累積

增加
Sir2活動，
穩定DNA結構

開啟

ERC使得
Sir2分心，
讓A基因中的
a和α配對基因
同時出現

衰老細胞
因此無法生育，
這是老化的
標誌之一

關於老化，酵母細胞教我們的事： 在年輕的酵母細胞裡，Sir2（由B基因後代編碼），使得A基因中的雄性與雌性的「交配型資訊」不會同時表現，因此保持沉寂，促進細胞繁殖。高度重複的rDNA非常不穩定，而且形成了有毒的DNA環；這兩者使得衰老細胞中累積毒性，終將把細胞殺死。

為了解決有毒DNA環和基因體不穩定的問題，Sir2離開了沉默的A基因，轉往協助穩定基因體。此時，A基因中雄性與雌性的交配型基因開啟，導致不育，這也是酵母老化的主要標誌。

解老化之因」的消息傳遍全世界。

生死模式

當時實驗室來了一位博士生凱博連（Matt Kaeberlein），他的第一個實驗就是在酵母細胞基因體內加入額外的 *SIR2* 基因，看看它能否穩定酵母菌基因體並延緩老化。

當酵母菌細胞內加入了額外的 *SIR2* 基因，會抑制 ERC 形成，據他觀察，酵母細胞壽命增長了 30％，結果一如我們預期。看來關於酵母菌不育與老化的原因在於基因體內在不穩定的假設，似乎禁得起檢視。

從最初的酵母菌研究發現，到後來十年深思探索哺乳類動物細胞的結果，我們得到一個理解老化的全新方式。老化的資訊理論將看似毫不相關的老化因子融會貫串成一個普遍的生死模式，如下所示：

青春→DNA 斷裂→基因體不穩定→破壞 DNA 包裝與基因調控（表觀基因體）→細胞喪失特性→細胞衰老→生病→死亡

這裡頭意味深遠，倘若我們可以干預其中任何一個階段，就應該能幫助人類延長壽命。

可是，假如我們可以介入所有的階段？如果說我們能完全阻擋老化的過程呢？

每個理論都必須經過一再驗證，不僅是一位科學家，而是經過許多科學家的檢驗。為此，我有幸加入了一個優秀的研究團隊，當中不乏世界上最出類拔萃而且見識卓越的科學家。

像是我們夙夜不懈的導師葛蘭特；甘迺迪（Brian Kennedy），他在葛蘭特的實驗室開啟了酵母老化研究項目，從此在瞭解早老疾病，以及有助於提升模式生物健康與壽命的基因和分子影響上，扮演了舉足輕重的角色；此外，來自日內瓦大學的哥妲（Monica Gotta）和珈瑟（Susan Gasser），她們是現今基因調控領域深具影響力的研究人員；現任華盛頓大學的今井真一郎（Shin-ichiro Imai）教授，他發現去乙醯酶蛋白的作用需要NAD的協助，如今他正從事人體細胞如何控制去乙醯酶基因表現的研究。

此外，還有米爾斯（Kevin Mills），他當時負責管理緬因州的實驗室，後來成為塞提爾藥物研發公司（Cyteir Therapeutics）的創辦人暨科技總監，該公司致力於研發抗癌與自體免疫疾病的新型療法；另有奧斯特里雅科（Nicanor Austriaco），他當時與甘迺迪一起開始酵母老化研究，現為普維敦斯學院（Providence College）生物暨神學教授，很相配的學術組合。

還有全球製藥公司禮來（Eli Lilly）的癌症生物學科技總監史密爾（Tod Smeal）；現為密西根大學老化領域研究員的隆巴德（David Lombard）；現為華盛頓大學教授的凱博連，目前從事分子對犬類壽命的研究；在阿肯色大學實驗室的麥克納伯（David McNabb），在真菌病原體研究上取得了關鍵且可拯救生命的發現；賓州大學人類老化與癌症專家強生（Bradley Johnson）；以及現任普林斯頓大學的傑出神經科學家穆希（Mala Murthy）。

一次又一次，我倍感榮幸能與眾多傑出科學家共事，特別是在葛蘭特麻省理工學院的實驗室裡，那是一支夢幻團隊，當時身邊圍繞著許多才智出眾的人，經常讓我感到自己的凡庸。

ERC是衰老的原因

初踏入此研究領域時，我只敢夢想來日能在權威期刊上發表一項研究。然而，在葛蘭特實驗室的那些年，我們團隊每隔幾個月就會發表一項傑出的研究成果。

我們證明了將Sir2重新分配至核仁是細胞要修復許多DNA斷裂的方式。DNA斷裂之所以為數眾多，是由於ERC複製且重新插入基因體內，或聚積形成超大的ERC所致。當Sir2移動前往抑制不穩定的DNA時，會導致衰老、脹大的酵母細胞失去分裂的助力，那是生存迴路的第一步驟，儘管當時的我們並未意識到這個古老機制的存在，以及它對人類生存其實至關重要。

我們對外宣布，我們能讓酵母菌出現類似成人型早老症的症狀，引發核仁爆炸[18]。進一步說明，SGS1突變種（這種突變基因，讓酵母菌得到等同於成人型早老症）如何快速累積ERC，進而導致細胞提早老化與壽命縮短[19]。

重點是，我們證明了將ERC加入年輕細胞裡時，細胞會提早老化，因而證明了ERC不僅在細胞衰老時出現，還是引發老化的原因。透過人為破壞細胞DNA，並觀察細胞反應，我們證明去乙醯酶基因移動是為了幫助修復DNA[20]，而這正是生存迴路的第二步驟[21]。引起ERC產生的DNA損傷使Sir2離開交配型基因，讓兩個交配型基因同時表現導致不育，這是酵母的老化標誌。

這是最純粹的表觀遺傳的雜訊。

之後，我們又花了二十年，為了瞭解從酵母研究得到的發現是否和比酵母更複雜的生物有所關聯。哺乳動物有七個去乙醯酶基因，這些

基因所發展出的各種功能已超越簡單的 *SIR2* 所能達到的作用。其中，*SIRT1*、*SIRT6* 和 *SIRT7* 這三個基因對於控制表觀基因體和DNA修復相當關鍵，粒線體內的另外三個基因 *SIRT3*、*SIRT4* 和 *SIRT5* 則掌控了能量代謝，而 *SIRT2* 主要分布於細胞質周圍，負責控制細胞分裂與健康的卵子產生。

一路以來出現的各種線索：布朗大學的赫爾芬德（Stephen Helfend）證明了在果蠅身上添加額外的dSir2基因可抑制表觀遺傳雜訊，並延長果蠅壽命。我們發現哺乳動物身上的SIRT1會從沉默基因上轉移，去幫助修復老鼠與人類細胞裡斷裂的DNA[22]。2017年，德國巴特瑙海姆（Bad Nauheim）馬克斯普朗克心肺研究所（Max Planck Institute for Heart and Lung Research）的鮑伯（Eva Bober）團隊發表了去乙醯酶基因可穩定人類rDNA的發現，直到此時，大家才真正瞭解酵母菌與人類的生存迴路的保存程度[23]。然後，2018年，史丹佛大學的蔡凱琳（Katrin Chua）發現去乙醯酶基因穩定人類rDNA的作用可防止細胞衰老，基本上與我們二十年前在酵母中發現的去乙醯酶基因具有同樣的抗老功能[24]。

這是相當驚人的啟示：儘管酵母與人類經過十多億年的分化，生存迴路在本質上並無差異。

當這些研究結果出現時，我早已很清楚表觀遺傳雜訊可能是人類老化的催化劑，過去二十年的研究已經引領我們朝這個方向前進[25]。

1999年，我從麻省理工學院轉往相隔一條河的哈佛醫學院，在那裡，我成立了新的老化實驗室，希望能為一個日漸盤踞心頭的新問題找到答案。

我注意到只要少給酵母菌一點糖分，讓它挨餓，它們不僅活得更久，rDNA也會特別緊實，可大幅延緩無可避免的ERC累積、減緩大量

的DNA斷裂、核仁爆炸、不育和死亡。

究竟為何如此？

生存迴路引發老化

我們的DNA其實不斷受到損害。平均而言，每次細胞複製DNA時，人體的四十六條染色體，每條或多或少都會受損，每天我們體內有超過兩兆個DNA斷裂發生。這還只是DNA複製過程中所引起的損傷而已，其他還有因自然輻射、環境中化學物質、電腦斷層和X光掃描所造成的傷害。

倘若我們無法修復DNA，很快便不久於人世。因此地球上所有生物的祖先，早在遠古時就演化出偵測DNA損傷的機制，減緩細胞生長，轉移能量去修復DNA，直到DNA修好為止，也就是我所稱之為生存迴路的機制。

從酵母研究開始，不斷有證據顯示酵母與人類並無太大區別。2003年，加拿大渥太華大學的麥克柏尼（Michael McBurney）發現，經人為操縱無法產生SIRT1酵素的老鼠胚胎無法發育存活超過十四天，約莫是老鼠懷孕的三分之二時間[26]，該研究團隊在期刊《癌細胞》（Cancer Cell）上指出，其中一個原因是因應與修復DNA損傷的能力受損所致[27]。

2006年，哈佛的艾爾特（Frederick Alt）、蔡凱琳，和莫斯托夫斯拉夫斯基（Raul Mostovslavsky）證明，經改造缺乏SIRT6的老鼠更快經歷典型的老化跡象，且壽命更短[28]，當這群科學家移除了細胞製造此重要蛋白的能力時，細胞便喪失了修復雙股DNA斷裂的能力，正如我們1999年的酵母研究所證明一般。

假使你抱持懷疑態度，可能會猜想這些SIRT突變老鼠或許只是病了，所以才如此短命。但是，加入額外的*SIRT1*和*SIRT6*後，結果卻恰恰相反，它能促進老鼠健康，且延長其壽命，正如在酵母中加入額外的*SIR2*基因一樣[29]。這些發現得歸功於我前同事：以前在葛蘭特實驗室的前酒友今井真一郎，和我在哈佛的第一個博士後研究生柯恩（Haim Cohen）。

從酵母研究中，我們證明了DNA斷裂導致去乙醯酶基因重新定位，脫離沉寂的交配型基因，造成老細胞不育。那是一個簡單系統，這點我們幾年前就知道了。

不過，生存迴路是否會導致哺乳動物老化？這個系統哪部分留存了數十億年，而哪部分又是酵母菌特有的呢？這些提問目前正列於人類知識最前端，而答案已經開始浮現。

我提出的論點是，酵母中的*SIR2*基因和哺乳動物的*SIRT*基因都是B基因的後代，B基因是「倖存的勇者」原始的基因沉默因子[30]，其原本的作用是使控制繁殖的基因沉寂。

從此以後，哺乳動物的去乙醯酶基因演化出各式各樣新的功能，不僅僅控制生育（現在仍有此功能），還可去除細胞中數百種重要蛋白質上的乙醯基，改變它們的活性，這些蛋白控制細胞分裂、存活、DNA修復、發炎反應、葡萄糖代謝、粒線體等等功能。

忙不過來的救災人員

依我之見，去乙醯酶基因就像全方位災害應變中心的指揮官，負責派遣各種專業的應變小組處理DNA穩定性、DNA修復、細胞存活、新

陳代謝和細胞通訊等問題。

　　某種意義上來說，這就像2005年美國卡崔娜颶風過後，設置在路易斯安那州和密西西比州、負責調度數千名公用事業技術人員的指揮中心。大多數人員都不是來自墨西哥灣沿岸地區，但他們前來極力搶修壞損的設施，然後返家。有些人在受颶風侵襲的社區工作數日，有些人長達數週後才回歸正常生活。對絕大部分的人而言，這並非他們第一次或最後一次從事搶修工作，任何大災難發生，公用設施因而毀損時，他們便會迅速投入施以援手。

　　在家時，這些老兄會負責處理一些尋常家務，像是付帳單、除草、指導棒球等等，但是，當他們離家前去協助墨西哥灣沿岸等災區，避免這些地方陷入無政府狀態、衝擊美國其他地區時，許多日常事務都得暫時擱置。

　　當去乙醯酶從原先的優先事務轉往修復DNA時，原來位置的表觀遺傳調控的功能就會中止。然後，當損害修復完成，去乙醯酶便回到原本位置，繼續回歸控制基因的例行工作，確保細胞維持其特性和最佳功能。

　　萬一緊急情況接連發生呢？該怎麼辦？颶風來了一個又一個？地震接二連三？維修人員經常離家，原本的例行工作堆積如山，帳單到期、過期，然後催繳電話來了；庭院雜草叢生，不久後，社區主委就發出警告信；棒球隊沒了教練，東倒西歪有如電影《少棒闖天下》（*Bad News Bears*）裡的小熊隊。

　　最要緊的是，他們無法完成在家時最重要的一項工作，也就是繁衍後代。此種形式的激效作用即原始的生存迴路，短期內尚能確保生物存活。然而，這些真正的緊急情況與模仿激效作用的長壽分子不同，長壽

分子是發出假警報，調節去乙醯酶、mTOR 或 AMPK 活性，強化完好的設施，可是真正的緊急情況卻會造成危及生命的傷害。

什麼原因會導致如此多的緊急情況發生呢？答案是 DNA 受損。那麼，又是什麼造成 DNA 損害呢？基本上，生活中隨時碰到的有害化學物質、輻射線，甚或正常的 DNA 複製都是兇手。雖然這都是我們認為老化的原因，不過，當我們討論身體如何變老時，仍然必須進行一些至關重要的思考。

當你曬傷或照 X 光時，當然會讓去乙醯酶疲於奔命，但平時偶發的緊急狀況並不會多到讓去乙醯酶不堪負荷。每天真正的情況是，負責控制表觀基因體的去乙醯酶和它的夥伴被召喚完成工作後，不見得找得到路，回到原本所在的調控位置，就像部分救難人員前去墨西哥灣沿岸處理卡崔娜風災後，卻忘了怎麼樣回家。當災難一再發生之後，缺少救難人員駐守的地方就會愈來愈多。

無論在哪，表觀遺傳因子只要離開基因體去處理損傷，原本被它沉寂的基因便會啟動，反之亦然。無論在哪，只要它們停留在基因體上，就會發揮相同沉寂基因的作用，而這些作用很可能是我們一輩子都不想要的。

細胞失去本身特性與功能失常，混亂就會隨之而來，這種表觀遺傳的雜訊引發的老化，是我們統一理論的核心。

SIR2 蛋白實際上如何關閉基因？它是一種組蛋白去乙醯酶（histone deacetylase），簡稱 HDAC。此類酵素可以移除組蛋白上的乙醯基，若還記得的話，這個作用能讓整個 DNA 纏繞的結構更緻密，以致無法轉錄 RNA。

當 Sir2 酵素位於交配型基因上，交配型基因便會保持沉寂，細胞則

能進行交配。然而，當DNA產生斷裂時，Sir2會被召喚至斷裂處，協助移除斷裂處組蛋白上的乙醯基，幫助組蛋白與DNA緊密纏繞，避免裸露的DNA被切掉，並協助募集其他的修復蛋白質。一旦DNA修復完成，大部分的Sir2蛋白質會回到交配型基因，使其沉寂，並恢復交配的能力。換言之，除非有其他的緊急情況，例如：ERC累積在年老的酵母細胞核仁，造成大規模的基因體不穩定，否則Sir2蛋白質都應回到原本該被它沉寂的基因上。

要讓生存迴路運作並引發老化，Sir2和其他表觀遺傳調節因子必須是處於「限量供應」的狀態。換句話說，細胞無法產生足夠的Sir2蛋白質，同時關閉交配型基因並修復受損的DNA；因此，它必須「按需要」穿梭運送Sir2至各處，這便是為何添加額外的*SIR2*基因有助於延長壽命及延遲不育，如此一來，細胞便擁有足夠的Sir2可以修復DNA損傷，也有足夠的Sir2使交配型基因沉寂[31]。

驗證理論

過去的十億年中，想必有無數的酵母菌發生突變，產生了更多Sir2。但它們在自然界中並未成為主流，因為細胞分裂二十八次並未比二十四次更有利，而且Sir2的工作會消耗能量，擁有更多Sir2可能處於劣勢。但在實驗室中，擁有更多Sir2並未發現任何不利之處，因為實驗室提供了酵母菌源源不斷的糖分，能量供應無缺，額外的*SIR2*基因就能使酵母菌活得更長壽。

假使老化的資訊理論是正確的，即老化的起因是由於應付細胞的侵害與損傷使表觀遺傳訊號疲於奔命，那麼，損傷發生在哪裡便無關緊

要了。重點在於當基因體某些部位正在遭受破壞，去乙醯酶放下原有職責，四處奔走去修復受損的基因體。但修復完畢後，回錯了家，使那些原本不應沉默的基因沉寂，而原先該沉寂的基因反而活化起來，細胞有如分心的鋼琴家，彈出了一曲完全變調的樂章。

為了證明這點，我們必須破壞一些老鼠DNA。

破壞DNA並不難，使用機械剪力（mechanical shearing）、化療，或X光照射都能做到。

但是，我們對DNA的破壞必須精準，不能傷害到任何會波及或影響細胞功能的區域。基本上，我們需要攻擊基因體中不具功能的地方。為此，我們取得了一種類似Cas9的基因，Cas9是從細菌免疫系統發展出的基因編輯工具（CRISPR），可精確裁切特定DNA的序列。

我們為實驗所選的酵素I-*Ppo*I來自一種濃稠的黃色黏菌，名為多頭絨泡菌（*Physarum polycephalum*），按字面意思就是「多頭的黏液」。I-*Ppo*I基因製造的酵素對細胞沒有任何用處，它唯一的功能就是辨認一段特定十五個鹼基對的DNA，把它切開。此刻，細胞會把原先那個I-*Ppo*I基因拷貝一份，搬過來修補這個缺口。因此I-*Ppo*I基因存在的目的，就是在宿主細胞中複製自己，是個典型的自私基因。

不過，當I-*Ppo*I基因送進老鼠細胞時，它製造的酵素可以在細胞內四處遊走，尋找切割那十五個鹼基對的DNA，但老鼠細胞沒有黏菌中I-*Ppo*I基因自我拷貝的機制。所以修補缺口的方式就是直接把DNA切口黏接回去，讓DNA沒有任何變異地恢復原狀。

這正是我們希望找的方法，可啟動生存迴路，使去乙醯酶蛋白分心，而又沒有改變DNA。像Cas9和I-*Ppo*I這類DNA編輯基因不啻為大自然送給科學最棒的禮物。

為了設計用來測試老化資訊理論的老鼠，我們將I-*Ppo*I和所有控制基因所需的DNA調節元素，一同插入名為質體（plasmid）的環狀DNA分子；然後，將此DNA注射到老鼠胚胎幹細胞裡，讓它插入細胞的基因體中；將經過基因改造的幹細胞注射到囊胚（含九十多個細胞的老鼠胚胎）；再將囊胚移植入母鼠子宮，等二十天後小鼠出生。

這個實驗過程聽來複雜，其實不然。經過訓練，普通大學生都能勝任。如今，這類商品多不勝數，你甚至可以從型錄上訂購一隻老鼠，或付費量身打造客製規格的老鼠。

ICE小鼠

由於用來切割基因的酵素在該階段仍屬關閉狀態，所以小鼠出生時，一如預期完全正常。我們熱切地暱稱這批小鼠為「ICE小鼠」，ICE意指「可誘導表觀基因體變化」（Inducible Changes to the Epigenome）。「可誘導」三字至關重要，因為這批小鼠與正常老鼠並無差異，除非我們餵食牠們低劑量的諾瓦得士錠（tamoxifen）。

諾瓦得士錠是雌激素阻斷劑，通常用來治療癌症，但在此情況下，我們把它用來改造小鼠，藉此活化I-*Ppo*I酵素，引發酵素作用切割基因體，啟動生存迴路，但不殺死任何細胞。

由於諾瓦得士錠半衰期只有幾天，只要從小鼠食物中移除，便能中止酵素活性，不再切割DNA，原先被切割的DNA又修復回原狀，那麼老鼠會產生什麼徵狀呢？

小鼠可能會死亡，可能會長腫瘤，或者也可能不會比牙科X光照相更糟，根本安然無恙。以前從未有人用小鼠從事此類實驗，所以結果難

以預知。不過假若我們的假設是對的，即表觀基因不穩定會引致老化，那麼諾瓦得士錠的效果便會像《哈利波特：火盃的考驗》裡衛斯理雙胞胎用來讓自己變老的藥水一樣。

未老先衰的小鼠

結果，果真如此，就像魔法一樣，諾瓦得士錠果然見效了。

在藥物處理期間，小鼠狀況良好，並未察覺任何DNA切割與去乙醯酶蛋白分散注意的異常。幾個月過後，我出差到澳洲的實驗室時，負責照顧實驗室動物的博士後研究員來電。

她說：「其中一隻小鼠病得很重，我認為可能得將牠安樂死。」

我要她將這隻小鼠的照片傳給我，當照片顯示在我手機裡時，我忍不住笑了起來。

我回她：「那不是生病的老鼠，那是一隻衰老的老鼠。」

她回道：「大衛，我覺得你搞錯了，標示上說牠與籠裡其他小鼠是同一胎，但其他小鼠完全正常。」

她會如此困惑其來有自，一般實驗室老鼠在十六個月大時，外毛依舊濃密、尾巴結實、肌肉發達、耳聰目明；然而，這隻用諾瓦得士錠引起變異的ICE小鼠，儘管與其他小鼠同齡，但卻毛髮稀疏、灰白，脊柱佝僂，耳薄如紙，目色混濁。

切記，我們並未改變小鼠的基因體。我們只在沒有任何基因之處切斷DNA，然後再強迫細胞將其切斷的DNA黏接回復正常。為了以防這次結果是因為I-*Ppo*I酶素切到DNA上什麼關鍵的序列，我們後來也破壞了DNA的其他位置，都得到相同的結果。暫時性的DNA損傷引發了去

乙醯酶蛋白的回應，當去乙醯酶蛋白前去處理DNA損傷時，它們離開了原先沉寂基因之所在，造成許多基因在錯誤的時刻啟動表現。

我們研究得到的結果與加州大學聖地牙哥分校的伊德克（Trey Ideker）和張康（Kang Zhang）一致，也符合加州大學洛杉磯分校霍瓦斯（Steve Horvath）的發現。霍瓦斯聲名遠播，現今的霍瓦斯時鐘（Horvath Clock），正是以他的名字命名。

霍瓦斯時鐘是透過測量DNA上數千個甲基化（methylation）的表觀遺傳標記，來精確估算人的生理年齡的方法。我們時常以為老化直到中年才開始發生，因為那時我們才開始看見身體出現明顯的變化。但是，霍瓦斯的時鐘卻是從我們出生時那一刻就開始計時，老鼠也有表觀遺傳時鐘，那麼，ICE小鼠比牠們的兄弟姐妹老嗎？確實如此，牠們的生理年齡比正常老鼠大了約50％。我們找到了啟動生命時鐘主要的發條。

換個方式思考，我們刮傷生命DVD的速度比正常快了約50％，這些老鼠過去與現在做為生命基本藍圖的數位編碼並未改變，只是內建讀取編碼的類比裝置不能再精確讀取數據了。

在此的關鍵是，我們使小鼠開始衰老，但並未影響任何一般推測造成老化的基因。我們並沒有讓基因產生突變，沒有改變其染色體的端粒長度、沒有破壞細胞裡的粒線體，也沒有直接讓小鼠的幹細胞衰竭。但是，ICE小鼠卻逐漸流失體重、粒線體和肌力，白內障、關節炎、失智、骨質流失和體能衰弱的情況愈來愈嚴重。

這些使小鼠如同人類邁向死亡邊緣的老化症狀，並非由基因突變所引起，而是因為DNA受損的訊號引起表觀遺傳的變化所造成。

我們並未讓小鼠得到老化相關的疾病，只是讓牠們得到「老化」。

若你能賦予某樣東西，同樣你也能將其拿走。

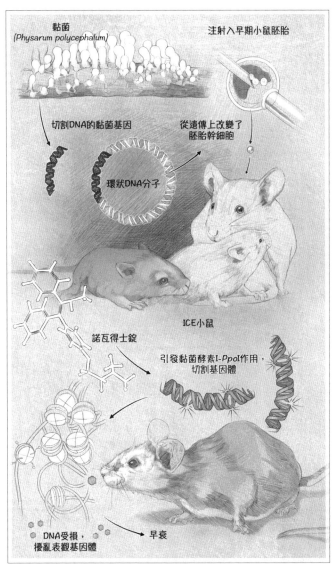

黏菌
(Physarum polycephalum)

注射入早期小鼠胚胎

切割DNA的黏菌基因

從遺傳上改變了
胚胎幹細胞

環狀DNA分子

ICE小鼠

諾瓦得士錠

引發黏菌酵素I-PpoI作用，
切割基因體

DNA受損，
擾亂表觀基因體

早衰

設計ICE小鼠以測試資訊遺失是否為引發老化的原因：來自黏菌的一種基因，可編碼切割特定位置的DNA。這種基因被插入幹細胞，並注入小鼠胚胎，以產生ICE小鼠。開啟黏菌基因切割DNA使去乙醯酶基因分心導致小鼠老化。

那些不老的親戚們

　　矗立於美國加州白山山脈（White Mountains）的古老針毬松（bristlecone pine），有如龐然的殭屍從岩石土壤中掙脫而出的乾枯雙手，在朝露浸潤的晨曦映照下投出巨大的側影。

　　當中最古老的樹早在埃及金字塔出現之前就已經存在，比巨石陣建造時間還早，也比世上最後一隻長毛象滅絕的時間還早。它們與摩西、耶穌、穆罕默德，和第一位佛陀共享了這個星球；它們屹立於海平面以上三千公尺處，每年蜿蜒曲折的枝幹生長個幾微米，抵禦狂風暴雨和週期性乾旱，它們是毅力的縮影。

　　這些偉大古老的樹木很容易就引人讚歎，它們的力量與雄偉輕易就令人深深著迷，這些樹木光是用看的就令人望而生畏。但是，還有另一種看待這些遠古先祖的方式，一種更困難的方式，但卻是我們應當如此努力看待地球上所有生物的方式：將它們視為我們的老師。

　　畢竟針毬松是我們的真核親戚，近半數的基因是人類基因的近親。

　　但是，針毬松不會變老。

　　而且，它們的壽命還會增加，成千上萬年的生命，隱藏在密實心材裡極精微的環狀標記，這一圈圈的同心環也記錄著它們的尺寸、形狀、久遠以前的氣候與大氣中的化學成分。就像1883年印尼喀拉喀托（Krakatoa）火山爆發，全球飄散著一團餘灰；針毬松則在距離最外圈的樹皮不到一公分處，留下一圈標記1884和1885年模糊的生長輪[32]。

　　然而，即便經過數千年，它們的細胞功能似乎分毫未減，科學家稱此為「可忽略不計的衰老」（negligible senescence）。情況確實如此，當一組林木遺傳研究院（Institute of Forest Genetics）的團隊前去尋找細胞衰老

的跡象時，研究了二十三歲至四千七百一十三歲的針毬松，最後卻空手而回。根據他們2001年的研究顯示，年輕與年老的針毬松之間，在化學物質傳輸系統、枝椏生長速度、產出的花粉品質、種子大小或種子發芽方式都沒有明顯的區別[33]。

研究人員也試圖尋找致病性突變（deleterious mutations），當時許多科學家認為這是老化的主因，但一無所獲[34]。我估計若他們那時想找出表觀遺傳的變化，同樣也會徒勞無功。

永生有前例

針毬松在生物界雖然算是異數，但在抗老上並非獨一無二。有種淡水水螅（Hydra vulgaris）也已演化出抗衰老的能力。在適當條件下，這些微小的水螅展現出絕佳的抗老能力。

在野外時，受限於掠食、疾病和乾旱缺水等情況，牠們或許僅能存活數月之久；然而，在實驗室裡，牠們已經存活高達四十年以上，而且沒有任何跡象顯示這個數字不會再往上加；此外，年幼與年老的水螅在健康指標上也無顯著差異。

另外有幾種水母可從成年的身體部位完全再生，因而獲得了「永生水母」的稱號。目前已知可自行再生的水母僅有美國西岸優雅的海月水母（Aurelia aurita）與來自地中海、身形一公分長的燈塔水母（Turritopsis dohrnii），不過，我猜想或許大多數水母都有此能力，只是我們需要進行特別的觀察研究。

若將這些充滿驚奇的水母任意切割成幾塊，這些細胞會接踵貼近，形成團塊，然後再重組為完整的個體，就好像電影《魔鬼終結者2》裡

的液態金屬機器人 T-1000 那樣，而這個分離再組合的過程很可能重設了牠們的老化時鐘。

當然，人類不會希望被打散成單個細胞來獲得永生。對人類來說，倘若失去對現世生活的記憶，那麼重組或繁殖又有什麼意義？還不如投胎轉世就好。

這些生物發現彷彿費茲傑羅的返老還童小說《班傑明的奇幻旅程》一般，它們之所以重要，在於我們從中學習到：細胞年齡可以完全重設，我堅信有朝一日這個夢想將會實現，而且能不用遺失我們的智慧、記憶或靈魂。

格陵蘭鯊魚又名小頭睡鯊（*Somniosus microcephalus*），雖非長生不老但仍舊十分令人驚奇，牠與我們的關係更近。格陵蘭鯊魚體型約莫和大白鯊一樣，但直到一百五十歲才達到性成熟。

研究人員認為，遠在哥倫布迷失在新大陸前，格陵蘭鯊就早已在北極海出現。根據放射性碳14同位素定年法估計，其中一隻體型龐大的格陵蘭鯊，可能已經生活在世上超過五百一十年。這隻鯊魚的細胞究竟是否會老，在科學上仍是個問號，因為直到最近，鮮少有生物學家關注過格陵蘭鯊。但至少，可以確知的是，這個長壽脊椎動物的老化歷程極度緩慢。

從演化上來看，上述所有的生命形式都遠比酵母菌與我們更加接近，但是，想想我們從這微小的酵母菌裡學到了多少關於人類衰老的知識。當然，考量松樹、水螅、軟骨魚類，和像我們一樣的哺乳動物在巨大的生命之樹上的差異，說出一句「不，這些生物根本大不相同」，其實也很正常。

那麼，另一種哺乳動物呢？一種溫血、會分泌乳汁，而且胎生的近

親呢？

　　早在2007年，阿拉斯加的原住民獵人捕獲了一條弓頭鯨（bowhead whale），在宰殺鯨魚時，發現鯨脂中嵌有一個老魚叉頭。歷史學家後來判定該武器產於十九世紀末，據其估計，這隻鯨魚的年齡約為一百三十歲。此一發現激發了科學界對弓頭鯨的興趣，後來有研究運用一種年齡測量方法，透過測量鯨魚眼球晶體的天門冬胺酸（aspartic acid）含量來判定其年紀，據估計，某隻弓頭鯨被當地捕鯨者獵殺時，年紀為兩百一十一歲。

　　弓頭鯨在哺乳動物中得天獨厚，享有極長的壽命，這點或許不足為奇，牠們沒什麼掠食者，因而得以發展出長壽的身體，緩慢繁衍。牠們極可能有維持高度警覺的生存機制，持續修復細胞，同時維持表觀基因體穩定，因此可確保細胞的交響樂章綿延數個世紀。

我們都有長壽基因

　　這些長壽的生物能否教我們如何活得更健康、更長久？

　　從其外觀和棲地來看，松樹、水母和鯨魚絕對與人類天差地別。然在另一方面，我們其實非常相似。以弓頭鯨為例，牠們和我們一樣，都是複雜、社會性、具溝通能力，且有意識的哺乳動物。弓頭鯨和人類已知共有一萬兩千七百八十七個相同基因，其中包含了帶有一些有趣變異的基因，像是FOXO3基因。

　　FOXO3又稱DAF-16，這個基因最初是由加州大學舊金山分校凱妮恩（Cynthia Kenyon）教授發現，為線蟲的長壽基因。她發現該基因受胰島素訊號的抑制，胰島素訊號若有缺失，可讓線蟲增壽一倍。DAF-16在

生存迴路中具有不可或缺的作用，它負責編碼一種轉錄因子蛋白，可結合在DNA序列TTGTTTAC上，與去乙醯酶基因合作，在環境艱困時提高細胞的存活率[35]。

哺乳動物有四個*DAF-16*基因，分別是*FOXO1*、*FOXO3*、*FOXO4*和*FOXO6*。若你懷疑科學家有時根本存心把事情複雜化，說得一點也沒錯，但此處情況並非如此，同一個「基因家族」裡的基因之所以名稱不同，是因為它們在命名時，DNA序列破解還不太容易，情況有點類似於我們在基因體經過分析之後，才發現自己有兄弟姊妹住在城鎮另一頭一樣[36]。

*DAF-16*是dauer larvae formation（誘導幼蟲冬眠）的縮寫。「dauer」在德語裡是「持久」的意思，這確實與現在說的故事有關。事實證明，線蟲在飢餓或擁擠時，會進入類似冬眠的狀態，保持沉寂，直到情況有所改善。活化*DAF-16*的突變會在情況良好時，仍然啟動線蟲的防禦機制，有助於其壽命延長。

我最初接觸到酵母菌的FOXO/DAF-16，其名為*MSN2*，代表「*SNF1*（AMPK）表觀遺傳調控因子的多重拷貝抑制因子（multicopy suppressor）」。*MSN2*和DAF-16相同，主要作用在打開讓細胞遠離死亡並且產生抗壓的基因[37]。我們發現，當攝取的熱量受限時，酵母菌的*MSN2*會開啟回收NAD的基因以便延長壽命，讓去乙醯酶基因發揮更大的作用[38]。

科學家有時會以錯綜複雜的方式談論科學，然而，隱藏在底下有幾個不斷重複的主題：低能量感測器（SNF1/AMPK）、轉錄因子（MSN2/DAF-16/FOXO）、NAD和去乙醯酶基因、抗壓與長壽。一切絕非偶然，這些全是遠古生存迴路的關鍵。

讓人長壽的基因變異

那麼，人類的 *FOXO* 基因呢？人類族群已發現某些名為 *FOXO3* 的基因變異，擁有 *FOXO3* 基因變異的人可享有更長久的壽命與健康，像是生活在中國紅河流域的人[39]。這些 *FOXO3* 基因變異可能不僅在環境艱困時才打開，而是終身都會持續開啟，活化人體的防衛機制，對抗疾病與老化。只要接受基因體的分析檢測，便能確認你是否具有目前已知與長壽相關的 *FOXO3* 基因變異[40]。

舉例來說，在 rs2764264 的位置具有 C 而非 T 變異可能較為長命。我的兩個孩子艾力克斯和娜塔莉在此位置遺傳到兩個 C，一個來自珊卓，一個來自我。因此，在所有其他基因條件相同的情況下，只要他們的生活方式不要太過亂七八糟，比起有一個 C 和一個 T 的我，他們應該更可能活到九十五歲，當然機率更遠大於那些只有兩個 T 的人。

此刻，著實值得停下來片刻去思索，這一切多麼了不起。我們發現了世上所有生物基本上擁有相同的長壽基因，包含樹木、酵母菌、線蟲、鯨魚，與人類在內，所有生物都來自同一個生命的源頭。透過顯微鏡觀察，我們全都由同樣的物質組成，我們全都擁有同樣的生存迴路，這個細胞防護網絡在艱難時刻幫助我們延續生命；然而，這個網絡同時也是我們的罩門，諸如 DNA 斷裂等嚴重損傷難以避免，導致生存迴路工作過度，改變了細胞特性，使我們都受到表觀遺傳雜訊影響，而根據老化的資訊理論，這正是引發老化的原因。

然而，不同的生物衰老的速度各異。有時，有些生物似乎根本不會變老。鯨魚如何在不破壞表觀遺傳交響樂的情況下維持生存迴路？倘若鋼琴演奏者忘了彈奏的技巧，那麼水母又如何恢復其能力？

這些問題在我考慮研究方向時，都引領著我的思維。不管是看似異想天開的想法，或直接來自科幻小說的概念，都在我的研究中扎了根。此外，從相近生物中找出因應老化的變通方法，也為我的老化研究提供了有力的支持。

如果他們辦得到，我們也可以。

生命的地景

早在大多數人還不甚理解何謂繪製基因體圖譜之前，早在我們擁有技術得以繪製細胞完整的表觀基因體圖譜之前，在我們瞭解表觀基因體如何纏繞DNA來開啟與關閉基因之前，發育生物學家沃丁頓（Conrad Waddington）便已更深入思考了這個問題。

1957年，這位愛丁堡大學的遺傳學教授試圖瞭解早期胚胎如何從一批未分化的細胞，即每個細胞都完全相同，且具有一模一樣的DNA，發育出人體中的各類細胞。

沃丁頓的疑問出現在數位革命發端之時或許並非巧合，當時電腦程式語言之母霍普（Grace Hopper）正在研發世上最早的通用電腦程式語言「COBOL」。而基本上，沃丁頓試圖確認的便是，所有以相同編碼運作的細胞如何產生不同的程式。

除了遺傳學外，肯定還有其他因素：一個控制編碼閱讀的程式。

沃丁頓設想出了「表觀遺傳地景學說」（epigenetic landscape），它是一個3D立體地形圖，代表了基因運作的動態世界。五十多年後，沃丁頓的地景說比喻依然相當實用，非常適合用來解釋我們為何會變老。

依照沃丁頓的地景說，每個胚胎幹細胞就像是每顆位於山峰峰頂的

大理石。胚胎發育期間，大理石從山坡上滾落下來，最後停在下方數百個山谷中的其中一個，每個山谷代表了人體內各種不同的細胞類型，這就是所謂的「分化」（differentiation）。表觀基因體引導每顆大理石向下滾動的路徑，同時它也是讓細胞向下的重力，確保細胞靜止後不會回滾到山上或跳入另一個山谷。

大理石最後的落腳處被稱為細胞的「命運」。我們曾經以為這是一條單行道，或是不可逆的路徑。然而，生物學裡沒有命定這件事，過去十年，我們已經瞭解到沃丁頓地景說裡的大理石並非全然固定不動，它們有種糟糕的傾向，喜歡隨時四處移動。

從分子層面來看，細胞滾下山時在細胞內真正發生的事，是不同基因的開啟或關閉，由轉錄因子、去乙醯酶蛋白、DNA甲基轉移酵素（DNA methyltransferases，DNMT）、組蛋白甲基轉移酵素（histone methyltransferases，HMT）等其他酵素引導，以化學標記DNA和其包裝蛋白質，以指示細胞分化過程中基因的開關與表現。

一般人可能不清楚，甚至連科學界也不甚瞭解表觀遺傳資訊的穩定性對長期健康的重要。如您所見，表觀遺傳學長久以來都是隸屬於研究生命出生時的科學家的範疇，而非像我這樣研究生命另一端的人的研究領域。

「地震」導致雜訊

一旦大理石在沃丁頓的地景裡安置後，通常會停留在原地不動。若一切順利，胚胎就會發育成胎兒，然後長大成為嬰兒、幼兒、青少年，再成為一名成人。年輕時，通常一帆風順。可惜，時間分秒流逝不會暫

停。

每當表觀基因體出現重大調整時，例如：DNA因陽光或X光照射受損，大理石就會開始相互推擠，不妨試想一場小地震，些微改變了地貌。隨著時間過去，地震與山脈侵蝕不斷發生，大理石被移上山坡兩側，往新的山谷移動，細胞特性發生變化，肌膚細胞開始有不同表現，開啟了在母親子宮時關閉且應繼續保持關閉的基因。

如今肌膚細胞只有九成屬於皮膚類型，剩下的一成混合了其他細胞類型，帶有神經與腎臟細胞特性。這時，細胞變得無法好好執行肌膚細胞原本的工作，像是毛髮生長、維持肌膚彈性與修復損傷等等。

我們的實驗室稱此現象為細胞已經「混雜分化」（ex-differentiate）。

每個細胞都受制於表觀遺傳雜訊的影響，數千個細胞組成的組織逐漸變成一團混雜的細胞。

若你還記得，表觀基因體本身就不穩定，因為它是類比資訊，有無限的可能值，因此難以完全防止雜訊的累積，而且在複製時幾乎難以避免資訊的遺失。地震發生是生活中的常事，而生命地景也隨時在變化。

若表觀基因體演化為數位而非類比，那麼山壁將相當於幾萬公尺的直立高牆，而且重力超強，大理石永遠不可能跳入新的山谷，細胞永遠不會失去其特性。如果我們生來如此，就有可能健康地活上數千年，甚至更久。

可惜我們並非生來如此，人類經演化形塑的基因體與表觀基因體，只足以確保我們活得夠久，足以完成世代交替，也許幸運的話，可以活得再久一點，但無法永生。因此，我們的山壁只略微傾斜，重力也不那麼強，活到兩百歲的鯨魚或許演化出更陡峭的山壁，使其維持細胞特性的時間是人類的兩倍，但是，即便是鯨魚，也無法長生不老。

　　我堅信這得歸因於「倖存的勇者」和生存迴路。去乙醯酶基因和其他表觀遺傳因子不停往復穿梭，離開原本的基因到DNA斷裂之處，然後再返還原駐地，儘管短期內有所幫助，但日子一久，錯誤的基因會在錯誤的時間地點出現，最終導致我們老化。

　　正如我們從ICE小鼠身上觀察到的，當我們強迫表觀基因體解決DNA斷裂問題，以此擾亂小鼠的表觀基因體，便引進了雜訊，導致表觀遺傳地景受到侵蝕。小鼠的身體就變成一群受不同誤導而功能異常的細胞混合體。

　　這就是老化，正是資訊遺失造成我們所有人陷入心臟疾病、癌症、痛苦、衰弱，與死亡的世界。

　　倘若類比資訊遺失是人之所以衰老的唯一原因，我們能否採取什麼行動？我們可否穩定大理石，確保山壁夠高、重力夠強？

　　絕對可以，我信心十足地說答案是肯定的。

逆轉老化

　　美國德州大學教授樂文（Benjamin Levine）說：「定期運動是一種『承諾』。我時常告訴大家，把運動當成是個人衛生的一部分，就像每天要刷牙一樣，運動應該是維持健康的例行事務[41]。」

　　我確信他說得沒錯，如果去健身房跟刷牙一樣輕鬆容易的話，許多人運動的次數或許會多上更多。

　　這也許有一天真的會實現，我實驗室裡的實驗顯示這是可能的。

　　2017年秋季某個早晨，我抵達實驗室，一位博士後研究人員博可斯基（Michael Bonkowski）告訴我：「大衛，出問題了。」

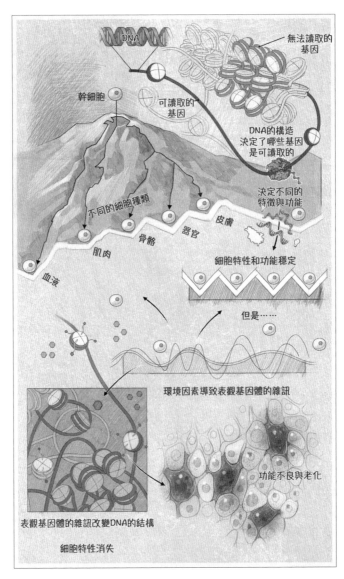

生命地景變化：「沃丁頓的地景說」是細胞如何找到本身特性的隱喻。胚胎細胞通常比喻為大理石，滾下山坡並依指示落在代表其特性的正確山谷。隨著年齡增長，諸如DNA斷裂之類的生存威脅會啟動生存迴路，並小幅微調表觀基因體。長時間下來，細胞逐漸向相鄰的山谷移動，失去其原始特性，最終在老舊組織中變成殭屍一般的衰老細胞。

這顯然不是一天好的開始。

我回道：「好的。」然後深吸一口氣，為最壞的情況做準備：「發生什麼事？」

博可斯基說：「是老鼠，牠們一直在跑步！」

他談論的老鼠約二十個月大，相當於人類的六十五歲。我們那時一直餵食牠們可以提高NAD含量的維他命，我們認為這有助於增加去乙醯酶的活性。倘若老鼠真的開始跑步成癮，這是非常好的預兆。

我問道：「那怎麼會是個問題？這可是天大的好消息！」

他說：「沒錯，如果牠們沒毀掉我們的跑步機，那就太好了。」

原來，跑步機的追蹤系統設定一隻老鼠跑步的記錄上限是三公里。一旦年老的老鼠跑超過三公里，跑步機就會自動關閉。博可斯基說：「我們得再次重啟實驗了。」

我花了點時間才消化這件事。

對老鼠來說，跑一千公尺就已經是很好的長跑健將；兩千公尺是平均記錄的五倍，對**年輕老鼠**而言，堪稱是最大量的跑步。

追蹤系統之所以設定為三公里，正是因為老鼠根本不可能跑那麼遠。可是，這些**年邁的老鼠**都跑了超級馬拉松。

為何如此？我們在2018年發表了一項研究[42]，其中一項重要發現是，當我們使用NAD強化分子來活化SIRT1酵素時，老年老鼠血管內壁的內皮細胞（endothelial cell）會進入缺乏血流的肌肉區，形成新的微血管，供應急需的氧氣，消除肌肉活動產生的乳酸與有毒的代謝物，那是造成老鼠與人類虛弱最重要的原因。如此一來，這些老年老鼠才突然變成如此厲害的超馬選手。

由於去乙醯酶蛋白活化，老鼠的表觀基因體變得更加穩定，牠們的

山壁變得更高，重力更強，而沃丁頓的大理石被推回原本隸屬的位置。微血管內層的反應有如老鼠在運動一般，這是一種運動模擬，可說是首開先例，也顯示出逆轉某些層面的老化是有可能的。

我們仍不甚瞭解當中原理，也不清楚哪種分子活化去乙醯酶的效果最佳或該用多少劑量，目前業界已合成數以百計的NAD前驅物，也有許多進行中的臨床試驗試圖找出此問題或更多問題的解答。

但這不表示我們需要等待知道了所有表觀基因體生存迴路與長壽健康的關係，才能發展出有效的抗老方法，我們毋須等待即可善用老化的資訊理論。

我們現在就能採取一些措施來促進長壽與健康生活；也可以從事些許活動，幫助減緩、停止或甚至逆轉部分層面的老化。

不過，在正式談到可以採取的抗老措施之前，在我解釋經科學證實的介入療法，並可能讓大家對老化的思維大為改觀之前，甚至在我們開始談到扭轉人類命運的治療與療法之前，我們得先回答一個至關重要的問題：

我們該這麼做嗎？

第 3 章

盲目的傳染病

　　2010年5月10日，倫敦舉市歡騰，切爾西足球俱樂部在英格蘭足球超級聯賽總決賽以八比零擊敗維根競技足球俱樂部。同時，英國首相布朗（Gordon Brown）宣布請辭，為工黨慘敗的大選結果負責，因為工黨在上週大選中失去了九十多個席位。

　　各界對倫敦的目光，一方面聚焦於英國足球賽事，另一方面關注著英國政治圈的動盪，因此，除了會長最細心的觀察員、理事會與皇家學會的同儕，無人注意到在卡爾頓府排屋進行的活動。

　　皇家學會這個世上歷史最悠久的國家科學機構成立於1660年，旨在推廣與傳播當今重要思想家的「新科學」，其中包括啟蒙運動時倡導「延續生命」的培根爵士（Sir Francis Bacon）[1]。

　　有鑑於其豐富的自然科學歷史，學會成立以來每年都會召開年會，會上發表過不少重大的科學發現，其中亮點包括牛頓的萬有引力定律、巴貝奇（Charles Babbage）的機械式通用計算機，和從澳洲回國的班克斯爵士帶回的上千種保存完好的新品種植物。

時至今日，後啟蒙時代的世界裡，學會的活動即便不是重大到足以改變全世界，多半也都相當令人著迷。不過，2010年春季召開的為期兩天的年會絕對足以改變世界，在那個週一與週二來自四方的精英研究人員薈萃一堂，他們正開會討論一項重要的「新科學」。

此次會議由遺傳學家帕特里奇（Dame Linda Partridge）、生物分析先驅桑頓（Janet Thornton），和分子神經科學家貝茲（Gillian Bates）共同召開，三人皆是各自領域德高望重的傑出人士。

與會者名單也毫不遜色，凱妮恩談論她在IGF-1受體基因單一突變方面的劃時代研究，IGF-1受體基因的突變可啟動DAF-16，使線蟲的壽命增長一倍[2]，帕特里奇最初認為這個結果是線蟲特定的畸變[3]，但她和其他頂尖研究者很快就被迫正視長久以來認為老化可由單一基因控制的觀念。

來自瑞典哥德堡大學的奈斯特隆（Thomas Nyström）報告了他的研究發現：Sir2不僅會影響酵母菌基因體和表觀基因體的穩定性，還可防止母細胞中氧化的蛋白質被傳遞給年輕的子細胞。

葛蘭特以前的學生甘迺迪（Brian Kennedy）當時即將接任巴克老化研究所（Buck Institute for Research on Aging）所長一職，他在會上解說，各種生物影響老化的遺傳路徑都非常類似，或許這些遺傳路徑也適用於解釋哺乳動物的老化。

美國南伊利諾大學的巴特克（Andrzej Bartke）曾經指導博可斯基（Michael Bonkowski）的博士研究，博可斯基就是負責照顧「超馬老鼠」的那人。巴特克在會上討論侏儒老鼠的壽命，為何破紀錄是正常老鼠的兩倍。分子生物學家巴拉斯克（María Blasco），說明老年哺乳動物細胞為何比年輕細胞更可能失去本身特性，而且變成惡性癌細胞。遺傳學家

巴席萊（Nir Barzilai）提及長壽之人的基因變異，以及他堅信只要運用一種相對簡單的藥物介入療法，便能充分預防所有老化相關疾病，並大幅延長人類壽命。

兩天的會議中，十九名來自世上頂尖研究機構的與會科學家逐漸凝聚一個深具啟發的共識，且開始建立起強有力的論述，挑戰人類健康與疾病的傳統觀念。生物老年學家傑姆斯（David Gems）之後在同年秋季為皇家學會總結此次會議時寫道，我們在理解生物衰老上的各種進展在在顯示出一個重要結論，即老化並非人生必經歷程，而是「具有各種病徵的一個病程」[4]。

從此思維來看，癌症、心臟疾病、阿茲海默症和其他老年常見的病情不見得本身就是病，而是症狀，背後還有更大問題。

簡而言之，甚或大膽直言：老化本身就是一種疾病。

人不會「老死」

老化是一種疾病，若你覺得聽來奇怪，那你並非唯一一人。長久以來，許多醫師和研究人員都在迴避此種說法。從過去到現在，我們都被教導老化只是變老的過程，而變老一直被視為是人生必經過程。

畢竟，放眼所及，我們身邊幾乎所有生物都會老化，特別是周遭看來與人類相近的生物。農場的牛與豬會老，家裡的貓狗會老，天上飛的鳥、海裡游的魚、森林裡的樹、培養皿裡的細胞，總是以同樣方式走向生命盡頭，終究是塵歸塵，土歸土。

死亡與衰老的關聯如此緊密，正因人難逃一死，這種必然性主導了我們定義老化的方式。歐洲社會在十七世紀初首度保存死亡紀錄，當時

老化是公認的死因。「衰老」、「因年老而身體虛弱」等諸如此類的描述在那時是普遍接受的死因說明。

不過，根據十七世紀的英國人口學家葛倫特（John Graunt）撰寫的《基於倫敦市死亡表所做的自然和政治的觀察》（*Natural and Political Observations Mentioned in a Following Index, and Made upon the Bills of Mortality*），「驚嚇」、「悲痛」和「嘔吐」也是死亡的原因。

隨著時間推移，我們已不再將死亡歸咎於年老。沒人再因為「衰老」而死亡。過去一世紀以來，西方醫學界不僅相信絕對有比老化更直接的死因，而且還必定要確定這個死因。事實上，過去數十年來，我們變得對此相當吹毛求疵。

世界衛生組織在1893年發布了「國際疾病分類表」（International Classification of Diseases），列出了疾病、症狀與外在傷害的清單，共一百六十一項。如今，這份清單已有超過一萬四千個項目，在多數保有死亡紀錄的國家，醫師與公共衛生官員，利用此份分類表的代碼來記錄身障與死亡的直接與潛在原因[5]。這也有助於全球醫療領袖與政策制定者研擬公共衛生決策。

廣義來說，一個在死亡證明上出現頻率愈高的死因，就愈受到社會重視。這便是為何心臟病、第二型糖尿病，和失智症，是現今研究與介入醫療的主要重點，而老化不是，即便老化是造成這些疾病的最主要原因。

老化有時會被認為是某些人生命終結背後的原因，但醫生從未將其視為直接的死因。有人確實會冒著激怒官僚的風險這麼判定，但官員可能會將證明退還給醫生，要求提供更多資訊；更糟的是，他們可能還得忍受同僚的訕笑。

倫敦大學學院健康老年研究所（Institute of Healthy Ageing）副所長傑姆斯，即前述負責撰寫英國皇家學會「老化的新科學」的會議報告同一人，在2015年接受《醫學日報》（Medical Daily）採訪時表示：「認為人會單純死於老齡而無任何病變的人簡直是瘋子[6]。」

然而，這種說法顯然錯過了一個重點，將老化與疾病分開，會混淆我們如何到達人生盡頭的真相，道理就像瞭解一個人摔下懸崖的原因固然重要，但知道他為什麼踏上懸崖也同樣重要。

老化將我們帶上了人生的懸崖，就算有人能活過百歲，老化還是把我們帶到同一個處境。

1825年，英國精算師同時也是英國皇家學會學術會員的岡培茲（Benjamin Gompertz）試圖用「人類死亡率定律」（Law of Human Mortality），也就是用數學來解釋老化的上限。他寫道：「死亡可能是兩個普遍共同存在的原因所造成的後果。一是機率，而且先前未有死亡或健康惡化的跡象；另一個則是身體惡化或日漸無力承受破壞[7]。」

定律的第一部分指的是，有一個內部時鐘會隨機倒數計時，如同餐廳玻璃杯碎裂的機率，基本上是一級反應，類似放射衰變，有些玻璃杯存在的時間比絕大部分玻璃杯還來得久。第二部分是指，隨著光陰流逝，由於未知的失序過程，人類死亡的機率會呈現指數性地成長。

岡培茲透過結合這兩個要件，精準預測了因老化導致的死亡：五十歲以上存活的人數驟降，但有小部分「幸運」人士在世時間超乎預期。岡培茲的兩位親戚蒙特菲奧里爵士（Sir Moses Montefiore）和羅斯柴爾德（Nathan Mayer Rothschild）是安聯人壽的老闆，他的公式讓他們賺進大筆財富。

岡培茲當時不知道但可能理解的是，大多數生物都遵循他的定律：

蒼蠅、線蟲、老鼠甚或酵母菌。雖然我們仍無法確知大型生物的這兩個時鐘究竟為何，但可以確定在酵母菌裡，**機率時鐘**是 rDNA 環的形成，而**指數時鐘**則是 rDNA 環複製和成倍增長的數量，這會導致 Sir2 脫離沉默的交配型基因，造成細胞不育[8]。

人類就更加複雜了，但是，十九世紀時，英國的死亡機率已可透過簡單的數學模型來檢驗，因為當中逐漸避免了非老化死亡，像是分娩、意外事故和感染等等，因而日漸顯現出原有的內部時鐘所導致的潛在和成倍增長的死亡事件。那個時期，死亡的機率每八年就增加一倍，在這個公式裡，倖存超過百歲的機率並不高。

即便從 1960 年到今天，全球平均壽命已躍升了二十年，當時推估的壽命上限至今依然成立[9]。這是因為死亡機率不斷翻倍增加的緣故，所以，即使生活在已開發國家的人多半有自信可以活到八十歲，但現今我們任何人活到一百歲的機率僅有 3%，到達一百一十五歲的機率是億萬分之一，而活到一百三十歲在數學上顯然不大可能。

至少目前看來如此。

致命的微風

1990 年代中期，我當時在澳洲新南威爾斯大學就讀博士班，我的母親黛安娜檢查發現她的左肺有一顆柳橙大小的腫瘤。

她一生都是個老菸槍，所以我早就預料到這一天遲早會來臨。吸菸是我和她最常爭論的問題，在我還小的時候，曾經偷她的香菸藏起來，她因此勃然大怒；她一直不顧我希望她戒菸的請求，也讓我氣憤不已。

她在四十出頭時曾對我說：「我的人生至今已經過了許多好日子，

剩下多的時間都是賺的。」

我回答她：「你曉得自己有多幸運才能出生於世嗎？你根本不愛惜生命！如果哪天你得了癌症，我才不會去看你。」

此後過了近十年，等母親真的罹癌時，我並不生氣。悲劇自有一套方式可以化解憤怒，我開車前去醫院，決心解決任何問題。

我母親承擔了自身行為的後果，但同時她也是無良產業的受害人。菸草本身並不會害死人，最常致人於死的是菸草、遺傳，和時間三者結合。我母親在五十歲時被診斷出患有癌症，比普通肺癌患者診斷出的年齡早了二十一年。我現在也是這個歲數。

一方面來想，我母親很不幸在如此年輕時就罹癌，她的背部被打開，切除脊椎上的肋骨，幾條主動脈重新繞道，在這之後，她的餘生只剩下半邊肺可用，生活品質自然受到影響，當然她也只有幾年的好日子可過。

從遺傳學的角度來看，我母親同樣非常不幸。從我祖母到最小的兒子，家族裡每個人都接受過基因檢測分析。儘管我母親當時已經罹癌，當做完檢測之後，她發現自己遺傳了SERPINA1基因變異，這種變異與慢性阻塞性肺病及肺氣腫相關。這意味著她來日無多了，切除左肺後，右肺是她身體唯一的氧氣供應者，然而，SERPINA1有缺陷，表示白血球會攻擊她剩下的肺，破壞組織，就好像攻擊入侵者一樣，最後，她的右肺也失去功能[10]。

儘管如此，換個方式想，我母親仍然非常幸運，多數的癮君子得及時戰勝強大的菸癮才能拯救自我，而她因為如此的生死關頭而改變人生，於是又多活了二十個年頭。

這期間，她環遊世界各地，走訪十八個不同國家；她見到了自己的

孫子；見證了我在雪梨歌劇院進行 TED Talk 演講。為此，自然得感謝幫她動手術的醫生；不過，除此之外，我們也必須承認她的年紀也有正面影響。畢竟，判斷一個人能否戰勝疾病的最佳方法之一，就是看他確診時的年齡，而我母親確診時，算是相對年輕。

這正是關鍵。目前已知吸菸會加速老化，比起非吸菸者，吸菸人士的壽命更短，平均而言，相差了十五年。因此，我們持續透過公共衛生宣導、集體訴訟、菸品課稅，和立法與之抗爭。我們心知癌症可能會致死，所以斥資數十億美元進行抗癌研究，希望能一勞永逸地終結癌症。

我們知道老化也可能會致死，但卻接受它是生命的一部分。

另外，值得注意的是，其實早在我母親確診罹患肺癌前，甚至早在她肺裡的癌細胞失去控制之前，她就已經開始老化了。當然，她並非唯一會老化的人，我們都曉得，老化歷程遠在我們有所察覺之前就已經啟動了。除了不幸因遺傳性疾病或致命病變提早發作而喪生的人以外，大多數人早在受到一般認為與老年相關的疾病累積影響前，就多少對老化的某些效應有所感覺。

從分子層面來說，在我們的外表或感覺仍然年輕時，老化在某個時刻就已悄然發生。例如，比正常時間較早經歷青春期的女孩，表觀遺傳時鐘走得更快，只是在那個年齡，我們還無法聽到鋼琴演奏家的失誤[11]，可是，即便她們是青少年，失誤依舊存在。

四十、五十歲時，我們不常思索變老會是什麼感覺。我在對外演講時，偶爾會帶一套「老人裝」（age suit），並詢問現場是否有年輕觀眾自願試穿。這套老人裝用頸部護具降低脖子的活動能力，內襯縫有鉛塊的夾克包覆身體各處，藉此模擬無力的肌肉，用耳塞降低聽力，以滑雪鏡模擬白內障。受試者穿著老年西裝行走幾分鐘後，脫下時經常是如釋重

負。至少他們還很幸運，能把它脫掉。

我會說：「試想穿著這套老人裝十年是什麼感覺。」

想體驗老年是什麼感覺的話，不妨嘗試以下的小實驗：用非慣用手寫下你的姓名、地址和電話，同時用相反的腳逆時針畫圈，大致就是這種感覺。

生理年齡小測驗

不同的人在不同時間會有不同功能達到巔峰，但總體而言，體能會在二十多歲至三十多歲時開始下降。舉例來說，中長跑比賽的男性選手在二十五歲左右時速度最快，之後無論怎麼訓練都難以再達到巔峰。最棒的女性馬拉松選手直到二十多、接近三十初時，都還能保持一定的競爭力，但是四十歲以後，達標的時數就會迅速增加。

當然偶有例外，有些身體條件異常出色的選手證明專業運動員可保持競爭力直到四十多歲，像是美國國家美式足球聯盟超級四分衛布雷迪（Tom Brady）、美國國家女子足球聯賽後衛皮爾斯（Christie Pearce）、美國職棒大聯盟外野手鈴木一朗，和女網傳奇娜拉提洛娃（Martina Navratilova），但幾乎無人過了四十五歲以後，仍能在這些或其他專業運動中繼續維持最高水準。即便像娜拉提洛娃如此精力充沛的選手，巔峰期也是在二十初至三十出頭之間。

有些簡單的測試可以確定你的生理年齡。做伏地挺身的次數是一個很好的指標，若年紀四十五歲以上還能做超過二十個伏地挺身，表示身體很健康。

另一個年齡測試是坐立測試（sitting-rising test，SRT），赤腳坐在地

上，雙腿交叉，迅速傾身向前，看看你能否一次就站起身。一般來說，年輕人應該沒問題，中年人通常需要用一隻手撐地，老人經常得一隻膝蓋著地才能起身。根據一項針對五十一歲至八十歲族群的研究發現，在受試七十五個月內去世的一百五十九人中，有一百五十七人的 SRT 分數不盡理想。

人人都會經歷身體的變化，皮膚出現皺紋，頭髮變得灰白，關節開始疼痛，起身時得呻吟兩聲，恢復力減弱，不僅生病時如此，連日常所有的碰撞跟擦傷也是。

髖部骨折對青少年來說，好在不是太嚴重的傷害，幾乎所有人都能完全恢復；到了五十歲，這種傷害可能會改變一生，但通常沒有生命危險。可是，在那不久之後，對髖部骨折的人而言，風險因子變得相當高。有些報告顯示，六十五歲以上的髖部骨折患者中，多達半數的人會在六個月內死亡[12]；而那些倖存下來的人，多半在病痛中行動不便地度過餘生。

我祖母薇拉八十八歲時絆到了彎曲皺摺的地毯，跌破自己的上股骨，進行修復手術期間，她在手術檯上心跳終止，雖然最後幸免於死，但腦部缺氧，從此再也無法行走，幾年後就過世了。

傷口復原也隨年紀增長而變得緩慢，第一次世界大戰期間，法國生物物理學家拉孔杜諾意（Pierre Lecomte du Noüy）率先對此進行研究，他發現年輕與年長的傷兵復元速度有所差異。觀察兒童和老年人傷口癒合方式的差異時，甚至有更顯著的區別。

孩童的腳被割傷時，未感染的傷口會迅速癒合。小孩受這種傷時，唯一需要的藥物多半只要一個親吻、一張OK繃，和一點點保證沒事的安慰即可；但對老人而言，腳傷可不只是皮肉痛而已，還相當危險，尤

其對於老年糖尿病患者來說，小傷可能致命，老年患者糖尿病足五年死亡率大於50%，比許多癌症的死亡率還高[13]。

此外，慢性腳傷並不罕見；只是我們很少聽聞罷了。雖不見得總是如此，但這類腳傷通常始於日漸麻木的腳底上看似無害的摩擦。我在南加州大學的朋友阿姆斯壯（David Armstrong）大力提倡提高社會大眾對糖尿病足的關注，他經常講述一個病人的故事：患者的指甲卡在腳上四天，患者發覺的契機，竟是因為他聽到地上的敲擊聲。

糖尿病足的傷口，不論大小，都非常難以復元，看來就像有人拿蘋果去核器在腳上挖了個洞一般。由於人體血液循環不佳和細胞再生能力不足，讓細菌在這種多肉、潮濕的環境中迅速滋生。現今共有四千萬纏綿病榻及等死的人生活在這場夢魘裡。除了一再切除壞死的組織以外，別無他法。

一而再、再而三地切除組織之後，患者從此便被剝奪了站立的行動能力，痛苦成了他們的床伴，所幸大限之日不遠矣。光在美國，每年就有八萬兩千名老人被截肢，相當於每小時就有十人截肢，而所有這些痛苦和代價都來自一個相對較小的早期傷害 —— 腳傷。

年紀愈大，受傷或疾病就愈能輕易將我們帶向死亡。我們被迫愈來愈接近懸崖峭壁，到頭來只要輕輕一陣微風就能將我們送向死亡，這就是脆弱的定義。

倘若肝炎、腎病，或黑色素瘤對我們造成如老化所引發的傷害，我們必定會將這些列為世上最致命的疾病。然而，非但不是如此，科學家還稱我們變老時所經歷的事為「喪失恢復能力」，而大家也已將其視為人類境況的一部分。

對人類而言，沒有比老化更危險的事。然而，我們卻已屈從於老化

的力量之下，而且轉往其他方向打這場健康之戰。

打地鼠醫學

從我的辦公室步行幾分鐘就有三家大型醫院：布萊根婦女醫院（Brigham and Women's Hospital）、貝絲以色列女執事醫療中心（Beth Israel Deaconess Medical Center），和波士頓兒童醫院（Boston Children's Hospital），三家醫院專精於不同族群的病患和專科，但是空間配置方式完全相同。

若走進布萊根婦女醫院大廳，直接走向電梯旁邊的樓層標示，我們會看到幾近一般的醫療環境，一樓是傷口照護，二樓是骨科，三樓是婦產科，四樓是胸腔內科。

在波士頓兒童醫院，不同的醫療專業也以類似方式區隔，只是各科的標示方式較適合這間優秀醫院裡的年輕患者。跟著船的指示牌會走到精神科，花朵的指示會帶你到囊性纖維化中心，小魚會帶你到免疫科。

現在到貝絲以色列女執事醫療中心，從這裡到癌症中心，那裡通往皮膚科，這裡則是感染科。

位於三家醫院之間的研究中心，當中的空間配置也相去不遠。這間實驗室在進行癌症治療研究，那間實驗室在尋找對抗糖尿病的療法，而另一間實驗室則在研究心臟病；當然，還有老年病學專家，但他們幾乎是在照顧已經生病的老人，為時已晚了三十年，他們治療的是老人，而非老化的人，無怪乎現在愈來愈少醫生願意選擇此領域做為專業。

醫院和研究機構之所以採此方式配置其來有自，現代醫療文化多半是為了一一解決各個醫學問題而建立，絕大部分得歸功於我們執迷於分

門別類致死的特定病狀，因而產生此種區分的方式。

　　如此的配置方式建立於數百年前，在當時毫無問題；總體來說，時至今日也仍然適用。但是，此種配置所忽略的是，阻擋了一種疾病病程，並不會降低人死於另一種疾病的可能性。

　　事實上，有時一種疾病的療法可能是加重另一種疾病的因素。例如，化療可治癒某些形式的癌症，但也會使人體更易罹患其他種癌症；如同我祖母薇拉的例子，看似例行的骨科手術，可能會讓患者發生心臟衰竭。

　　對於接受這些治療的各個病患而言，賭注如此之高，因此，許多人並未真正意識到一件事：戰勝任何一種疾病，對「人類死亡率定律」的影響並不大。抗癌成功或戰勝心臟疾病，並不會大幅延長人類平均壽命，只是降低了死於癌症或心臟病的機率。

　　伊利諾大學人口學家歐申斯基（S. Jay Olshansky）寫道，當今醫生治療疾病的方式「很簡單」：「一旦疾病出現，就卯足全力攻擊它，消滅疾病，成功之後就把患者推出門外，直到他面臨下一個挑戰，然後再擊敗新的疾病，不斷重複，直到有天失敗為止[14]。」

　　美國每年耗費數千億美元治療心血管疾病[15]。然而，即便我們能遏制所有心血管疾病，徹底解決每個病例，也無法為人類增加多少年的平均壽命，頂多增加一年半的時間。癌症也是如此，終結這個大患，平均只能增加二點一年的壽命，因為所有其他死因依然成倍增加，畢竟，我們還在老化。

　　老化的最後階段可不像在山林裡踏青，可以時而稍作休息，喝點水，吃個燕麥棒，換雙乾淨襪子，好讓你在日落前再走上數十公里；而更像是快速衝刺越過一個又一個愈來愈高、距離愈來愈近的跨欄。

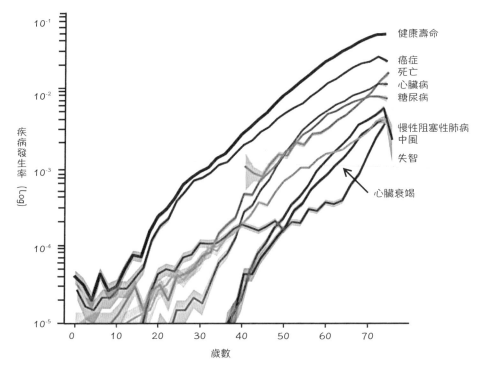

一次治療一種疾病，對延長壽命影響甚微的原因：此圖顯示了二十歲以後，疾病每年成倍增長，指數型圖表可能很難理解，但如果我用線性 Y 軸來繪製此圖的話，將會有兩層樓高，這意味著你在二十至七十歲之間患上致命疾病的機會增加了千倍。因此，預防一種疾病對增加壽命的影響不大。

資料來源：改編自 A. Zenin、Y. Tsepilov & S. Sharapov 等人，"Identification of 12 Genetic Loci Associated with Human Healthspan"，*Communications Biology 2*，2019 年 1 月。

　　遲早會有一個跨欄將你絆倒，而一旦跌倒過一次，若你能站起身，再次跌倒的機率只會愈來愈高。排除一個障礙物，前進的道路依然困難重重。因此，若想在延長健康壽命上取得重大進展，目前有如打地鼠般各個擊破的治療方式，是既昂貴又無效的解決方法。我們需要的是能夠消除所有障礙物的藥物。

多虧有史他汀類（statins）降血脂藥物、三重心臟繞道手術、去顫器、心臟移植和其他醫療介入措施，我們的心臟比以往任何時期都存活得更久；至於其他器官，就並未受到如此重視了，包含人體最重要的大腦。結果就是，更多人得長年承受腦部相關疾病的折磨，失智症就是一個例子。

南加州大學學者克莉明絲（Eileen Crimmins）專精於研究健康、死亡率，與全球老化，據其觀察，即使最近數十年來美國人平均壽命有所增加，但健康壽命並未隨之成長。她在2015年時寫道：「我們降低死亡率遠勝於預防發病率（morbidity）[16]。」

早期死亡率和發病率的綜合問題相當普遍，因此，有個專門的統計數據，名為失能調整人年（Disability-adjusted Life Years），簡稱DALY，主要用於衡量因早死或健康狀況不佳所導致壽命損失的年份。

俄羅斯的失能調整人年全歐洲最高，平均每人喪失的健康壽命年為二十五年；以色列表現亮眼，只有十年；美國的數據則相當令人沮喪，為二十三年[17]。

平均死亡年齡可能隨時間而有極大差異，且受到眾多因素影響，包括肥胖盛行、久坐的生活方式，和藥物過量等等。同理，評斷「健康狀況不佳」也非常主觀，且衡量方式因地而異。因此，研究人員對於美國的失能調整人年究竟是上升還是下降，依舊存在分歧的看法。

然而，即便用最樂觀的評估來看，也顯示出美國近幾年的數據基本上沒什麼變化。對我而言，這便是對美國體制的一大指控。我們應該如同其他先進國家一樣，大大改善失能調整人年，並在降低發病率上有超前的進展，但是，現在我們充其量只是在原地踏步。我們需要嘗試全新的方法。

老化就是致病的最大元兇

不過，用不著任何研究或統計數據來說明，我們都明白現在的情況，老化隨處可見，年紀愈大愈明顯。

五十歲時，我們開始注意到自己的外表看來像我們的父母，頭髮漸白，皺紋愈來愈多；到了六十五歲，若那時沒有罹患某種疾病或身有殘疾，我們便認為自己算得上幸運；如果八十歲左右我們仍然在世，幾乎能肯定的是，那時一定在與病魔對抗，生活變得更艱難、不舒適，也不怎麼愉悅。

根據一項研究發現，八十五歲的男性平均被診斷出患有四種不同疾病，而同齡女性則患有五種疾病，心臟病與癌症，關節炎和阿茲海默症，腎臟病和糖尿病，多數患者還有其他幾種未確診的疾病，包括高血壓、缺血性心臟病、心房顫動，和失智症等[18]。沒錯，這些不同的疾病具有不同病狀，分別在美國國家衛生研究院不同的大樓，和大學裡不同的系所中進行研究。

可是，老化是上述所有疾病的風險因子。

事實上，老化是致病的**唯一**風險因子。

相較之下，其他事顯得無關緊要。

以我母親在世最後幾年為例。我和大家一樣，清楚吸菸會增加我母親罹患肺癌的機率，但我也知道原因：香菸煙霧中含有一種名為苯芘（benzo[a]pyrene）的化學物質，會與DNA裡的鳥嘌呤結合，引起雙股斷裂，導致變異；而且DNA修復過程中還會導致表觀基因體游離與代謝途徑改變，因此，在這個**因老化誘發腫瘤形成**（geroncogenesis）的過程中，癌細胞會蓬勃發展[19]。

　　長年接觸香菸煙霧引發基因和表觀遺傳的變化，兩者結合使罹患肺癌的機會增加了約五倍。

　　正因吸菸導致罹癌機率升高許多，再加上癌症治療相關的巨額醫療成本，世上許多國家都有補助戒菸計劃，也有許多國家在菸品外包裝貼上健康警語，其中有些附有嚇人的彩色圖片，像是腫瘤或四肢發黑的照片。許多國家也通過立法規範，禁止某些菸品廣告，還有許多國家透過懲罰性的課稅來減少消費[20]。

　　所有措施都只是為了防止幾種癌症五倍的增加率，而身為一位目睹自己母親深受肺癌折磨的人，我會率先發聲，說這一切努力完全值得。不論從經濟或情感角度出發，這些行動都是值得的投資。

　　但是，請考慮以下幾點，儘管吸菸會讓罹癌的風險增加五倍，但當你五十歲時，會讓你的罹癌風險增加百倍，到了七十歲時，風險更增加上千倍[21]。

　　如此成倍增加的機率同樣適用於心臟病、糖尿病，以及失智症，族繁不及備載。即便如此，世上沒有一個國家投入大量資源來幫助國民對抗老化，在當今鮮少達成共識的世界裡，大家對老化的感覺就是「命該如此」。

光榮的戰役

　　老化導致身體退化。

　　老化影響生活品質。

　　而且，老化有特定的病理。

　　老化符合上述條件，因此，它也符合我們稱之為「疾病」的所有條

件，只除了一點之外，它影響了半數以上的人口。

根據《默克老年病手冊》（*The Merck Manual of Geriatrics*），一個影響不到半數人口的病就是疾病。但是，老化卻影響了所有人。因此，該手冊將老化稱為「即使沒有受傷、生病、環境風險或不當的生活方式，器官功能必然也會隨時間衰退，且無法逆轉」。

你能想像說癌症是必然且不可逆嗎？或是糖尿病？或壞疽？

我可以，因為我們曾經如此說過。

這些疾病或許是自然而然形成的問題，但不表示它們就必然且不可逆；當然也不表示我們就得照單全收。

《默克老年病手冊》對老化的看法錯了。

然而，錯誤看法從未阻止過傳統觀念對公共政策產生不利的影響。正因「老化並非疾病」是普遍被接受的定義，所以，老化不見得適合納入我們所建立的體系，像是醫療研究經費、藥物開發、保險公司醫療費用報銷等項目。

用語很重要，定義很重要，論述框架也很重要，然而，我們用來描述老化的用語、定義，和框架都與必然性有關。我們不是在開戰前就先扔了毛巾投降，而是在還不知道可以選擇打仗前就先停止抵抗了。

話雖如此，我們確實可以打這場仗，這場光榮的全球之戰，而且，就我認為，這會是一場勝仗。

沒道理發生在49.9％的人身上的病是疾病，但發生在50.1％的人口上的卻不是，世界各地的醫院與研究中心之所以建立出像在打地鼠般的醫療體系，正是因為這種落後的問題解決方法。

若我們能解決影響所有人的問題，特別是如此一來，還能對所有其他較小的問題產生顯著影響，為何選擇只關注影響少數族群的問題？

我們能解決影響所有人的問題。

我相信，老化是一種疾病；我相信，老化可以治療；我相信，我們能在有生之年治療老化。如此一來，我相信，所有已知關於人類健康的一切都將從根本上產生巨變。

即將發生的科幻故事

若你仍不相信老化是一種疾病，且容我告訴你一個祕密。我可以一窺未來。2028年時，一名科學家將發現一種名為LINE-1的新病毒，事實證明，全人類都感染了這種病毒，從我們父母身上繼承而來。結果，原來LINE-1是導致眾多其他疾病的罪魁禍首，像是糖尿病、心臟病、癌症，或失智症等，它會引發緩慢、可怕的慢性疾病，即便感染程度很低，最終全人類都將因此死亡。

所幸，全世界傾注數十億美元來尋找解藥。2033年時，一家公司將成功製造出預防LINE-1感染的疫苗，出生時就接種疫苗的新世代將比他們的父母多活上五十年，而原來這才是人類真正的自然壽命，但我們過去卻一無所知。新世代的健康人類將同情過去世代，可惜了他們盲目地接受了五十歲時身體開始自然退化，且認為活到八十就算是有福氣了。

當然，這只是我隨意發明的科幻故事，但這故事或許比你想像的還要真實。

近期的一些研究顯示，每個人基因體內都帶有所謂的自私基因，名為LINE-1物質，它會隨著我們年歲增長不斷複製且破壞細胞，加速身體衰亡。後續章節將有更詳細的討論，但現在我之所以想聚焦於此，主要因為它提出了幾個重要問題：LINE-1直接來自你的父母或是透過病毒感

染，這很重要嗎？你想根除LINE-1，還是讓它在你的孩子體內生長並造成可怕疾病？你認為LINE-1會引發疾病嗎？

若答案是否定的，是否是因為半數以上的人都帶有此基因？

無論它是病毒、自私的DNA物質或僅是導致健康問題的細胞成分，又有何分別？最終結果都是相同的。

「老化是一種自然歷程」的觀念根深柢固，所以，即便我或多或少說服了你相信老化應該被視為疾病，請容我再進行另一個臆想實驗。

試想地球上每個人通常可以健康活到一百五十歲，但你的家族卻並非如此。八十歲時，你變得滿臉皺紋、髮鬢斑白、罹患糖尿病，且身體虛弱。在看到你們這群可憐不幸的人，處於如此令人憐憫的生存狀態之後，哪位醫師不會診斷你們家族罹患疾病，然後在醫學期刊上發表你們眼睛經過處理的嚇人照片，他的名字甚至可能被用來為疾病命名；社區團體將募款籌措資金，以研究你們家族不幸的遺傳疾病並尋求解藥。

這正是德國醫師韋爾納（Otto Werner）首次描述一種病症的狀況，這種病症會讓年約四十的人外表看來和感覺有如八十歲。這種疾病就是成人型早老症，也是我1990年代初抵麻省理工學院時所研究的疾病。當時沒人說我正在研究的是必然且不可逆的事物，也沒人說把成人型早老症稱為疾病或尋找突破性療法很瘋狂，更沒人告訴我或成人型早老症患者「命該如此」。

在我們眼前的，是這世上最致命、成本最高的疾病，但幾乎無人從事相關研究，彷彿整個地球都神智不清一樣，倘若你第一個念頭是「但是我不想活超過九十歲」，我向你保證，我不會強迫你多活幾年。

可是，在你下定決心前，且讓我們進行最後一個臆想實驗。

試想市政廳的承辦人員發現你的出生證明上有個錯誤，原來你實際

上是九十二歲。

承辦人員說：「我們會再寄一張新的出生證明給你，祝你今天一切順利」。

現在你是九十二歲了，感覺有何差異嗎？你的生活一切如常，只是證件上的數字變了，你會因此突然想自殺嗎？

當然不會，當人健康又充滿活力時，只要身心感到年輕，年齡就無關緊要。不論你是三十二歲、五十二歲，或九十二歲，都是如此。據報導，美國許多中老年人因為身體依然強健，感覺自己比實際年齡年輕個十至二十歲；而感覺比實際年齡年輕，則與老年時死亡率較低且認知能力較佳相關[22]。只要繼續努力，這可說是一個良性循環。

但是，不論你現在感覺如何，即使擁有積極的態度和健康的生活方式，你都已經患有一種疾病，而且除非有所作為，否則它遲早都會找上你。

我承認，把老化稱為一種疾病，徹底悖離了人類健康與福祉的主流觀點，而後者已經針對各種死亡原因建立了許多醫療介入方法來因應。但這個架構之所以會演變擴大，正是因為過去我們並不瞭解老化的原因。直到最近，我們所能獲得的最大進展就是一系列的老化標誌。但是，老化的資訊理論可以改變一切。

參考老化標誌來引導介入療法的發展並沒有錯，解決每個老化標誌問題，對於改善人類生活可能大有助益。減緩染色體端粒耗損的介入措施，可能有助於促進大眾的長期健康；同樣地，維持蛋白質恆定、預防營養攝取失調、防止粒線體功能障礙、防止衰老、恢復幹細胞活力以及減少發炎反應，都是延緩老化情況與問題的可能方法。

我目前確實也與世界各地的學生、博士後研究生及企業合作，共同

針對各個老化標誌開發解決方案，希望未來也能繼續下去[23]。只要有助於減輕痛苦，我們都應該不斷努力。

儘管如此，我們依然是分別在九條支流上建九個水壩。

2010年英國皇家學會的年會，與會者將這場戰爭稱之為「老化的新科學」，為了共同破解「老化的新科學」，愈來愈多科學家開始正視老化根源存在的可能性與潛力。

只要齊心協力，我們便能夠在老化的源頭建一個大壩，不只在出現問題時才開始介入，不只是減緩衰老過程，我們可以完全消除所有的老化症狀。

老化這種病是可醫治的。

第二部

新知觀念
現在

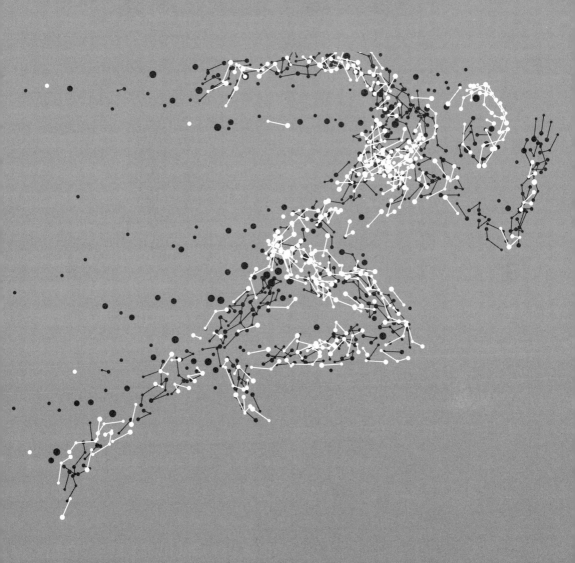

第 4 章

━━━━━━━◆━━━━━━━

健康長壽，從現在開始

　　每天，我都會收到來自世界各地的信，雖然數量起伏不定，但在我的研究或其他新近研究發表之後，信件總像潮水般從四面八方湧來。

　　人們會問：「我應該要吃什麼？」

　　他們也會懇請我：「請問我需要做些什麼才能參加其中的人體試驗？」

　　還有：「你能讓我女兒養的倉鼠活久一點嗎？」這可不是玩笑話。

　　有些信件特別讓人難過，像是最近有位男士來信，希望能以他母親的名義捐款給我的實驗室，他母親歷經老化相關的病痛折磨多年後不幸去世，他寫道：「即便微不足道，我一定得要盡一己之力，防止同樣的情況發生在別人身上。」

　　隔天，我收到另一位女士來信，她父親剛診斷出患有阿茲海默症，她寫信詢問能否有辦法讓他加入任何研究，她懇求道：「我願意做任何事，帶他到任何地方，散盡家產也在所不惜，他是我唯一的家人，我無法想像即將發生在他身上的事。」

不遠之處確實存有希望，但是對那些正在對抗老化肆虐的人而言，他們仍須繼續與病魔纏鬥，因為他們所生活的這個世界，大多數醫生甚至從未想過人為何衰老，更遑論如何治療衰老了。

本書所討論的部分醫學療法及延壽的技術已經存在，有些則仍須等上數年，還有更多方法必須花費十年以上的時間，我們後續也會提及。

然而，即使無法接觸到開發中的技術，不論是誰、住在哪裡、年紀多大或賺多少錢，都能從現在開始學著與長壽基因為伍。

過去數百年來，諸如日本沖繩、哥斯大黎加尼科亞半島（Nicoya）和義大利薩丁尼亞半島（Sardinia）等百歲人瑞充斥之處，當地人便一直如此過日子。

你可能會意識到，這些都是作家布特尼（Dan Buettner）在2000年代中期對外介紹稱之為「藍色寶地」（Blue Zone）的地區。許多人希望能效仿長壽之地的人民生活方式，從那時開始，大家主要關注的重點就在於藍色寶地的居民飲食；最終，這演變成所謂的「長壽飲食」（longevity diets）。此類飲食主要著重在百歲人瑞遍布之地的飲食共通點。絕大多數的建議都是多吃蔬菜、豆類，和全麥食品，然後少吃肉、乳製品和糖。

以此為起點相當不錯，事實上，可說是很棒的開始。一直以來，各界對於什麼是智人的「最佳」飲食一直存在著廣大分歧，即使是世上最頂尖的營養學家也不例外。可能原因在於，根本沒有所謂的最佳飲食，人各有所別，因此，需要的飲食習慣也略有不同，有時甚至天差地別；但是，另一方面，我們又非常相似，因而適用的共通原則也大致相同：多吃菜、少吃肉，選擇新鮮食物，而非加工食品。簡單的道理我們都懂，但真要躬行實踐卻是大不易的挑戰。

許多人不願面對此一挑戰，絕大部分是因為我們認為老化是人生必

經之事，或遲或早，但我們總被教導，人終有一天會老去。

從前說到肺炎、流感、肺結核，和胃腸疾病時，也曾抱持如此看法。1900年時，上述四種疾病是美國近半數死亡人口的死因，而且，若你活得夠久，幾乎可確定其中一種疾病終究會找上你。

時至今日，極為少數的人因肺結核及胃腸疾病而死，因肺炎與流感奪走的性命，不到一百多年前的10％，多半的人是因年老體弱而死亡。

所以，這期間發生了什麼變化？

因為論述框架改變了。醫學進步、科技創新，與資訊更加豐富引導我們的生活方式與選擇，改變我們的想法，不再接受這些疾病是「命該如此」。

我們也不必接受老化就是命該如此。

然而，即便有人能迅速直接取得未來幾十年促進健康長壽的最新藥物與技術，到達理想壽命與健康壽命也不會像切換開關一樣容易。

選擇永遠有好有壞，而這始於我們選擇吃進身體裡的東西。

還有，不吃的東西。

長壽建議：節制飲食

在我研究老化二十五年，並閱讀上千份科學報告之後，你若要我提供一個確保健康長壽的可靠方法、一個你馬上能採行並有助於長壽的行動，那就是 —— **少吃點**。

這自然不是什麼革命性的發現。遠自古希臘醫師希波克拉底時，當時的醫生就大力鼓吹限制飲食的益處，但並不是像西元四世紀時基督教僧侶彭迪谷所建議的拒絕貪食（gluttony）的重大罪過，而是透過「有意

的禁欲」（intentional asceticism）。

少吃並非要你營養不良或挨餓，這些都無益延年益壽，更別說會增加多少好日子了。但是，透過禁食，讓我們有幸享有豐饒生活的身體偶爾處於匱乏狀態，無疑是有益於健康長壽。

希波克拉底深知此點，彭迪谷也是，科爾納羅（Luigi Cornaro）也知道，這位十五世紀的威尼斯貴族是自助手冊（self-help book）之父。

科爾納羅為旅館老闆之子，經商致富後，大肆揮霍錢財，飲酒作樂，縱欲尋歡。三十五歲左右，這可憐的傢伙因為暴飲暴食、飲酒過量和縱欲而感到筋疲力盡，決心節制自己各方面的生活。關於他在做出此重大決定後的性生活詳情如何，歷史紀錄有些含糊[1]，但關於他進食與飲酒的習慣倒是記載詳盡，他一天吃的食物不超過三百四十克，而且只喝兩杯酒。

科爾納羅在他的著作《節制生活第一講》（*First Discourse on the Temperate Life*）寫道：「我已養成飲食或喝酒不完全滿足食欲的習慣，永遠留有攝食的空間[2]。」

科爾納羅發表了此份指南時，年約八十多歲，而且健康狀況絕佳，若沒有如此有利的個人證據做為證明，令人信服其建議有可取之處，他關於簡單生活有益的論述或許不會引起任何注意，據說他在1566年辭世時已快一百歲，有些消息甚至說歲數更高。

近期，巴黎醫學院（Paris Medical Academy）院長圭尼奧（Alexandre Guéniot）教授於二十世紀之交時以限制飲食生活著稱。他基於「飢餓有助於健康」的假設在當時並無任何科學證據支持，純屬個人直覺。據稱因此遭到當代人訕笑，但最後他活得比其他任何人都久，最終享壽一百零二歲。

其他生物也適用的長壽法則

現代科學首度探索嚴格限制飲食的終身功效，始於第一次世界大戰末期，當時長期合作的生物化學家門德爾（Lafayette Mendel）和奧斯伯恩（Thomas Osborne）與研究員費瑞（Edna Ferry）共同發現，早年因缺乏食物而發育遲緩的母鼠，其壽命比飽食的小鼠還要長[3]。

現今知名的康乃爾大學教授麥凱（Clive McCay）利用前述1935年的研究證據，證明小鼠飲食中含有20%無法消化的纖維素（基本上就是紙板），比起被餵食正常實驗室食物的小鼠，壽命明顯更長。接下來長達八十年的研究一再證實，無營養不良情況的熱量限制（calorie restriction，CR）飲食有益於延長各種生物的壽命。此後，科學界也進行了數百項關於小鼠的研究，以試驗熱量對於健康與壽命的影響，研究對象主要針對公鼠。

即便是酵母菌，減少卡路里也有同樣效用。我在1990年代末首次觀察到，餵食少量葡萄糖的酵母壽命更長，而且其DNA格外緊實，大幅延緩了不可避免的ERC（染色體外rDNA環）累積、核仁爆炸與不育。

若此種情況只在酵母菌身上見效，那就只是有趣的科學觀察。但是，我們已知齧齒類動物飲食受限時，同樣也活得較久；而且，後來發現果蠅也是如此[4]。顯然，此一遺傳機制相當古老，也許甚至與生命本身一樣久遠。

在動物研究中，啟動去乙醯酶機制的關鍵，顯然是透過熱量限制讓生物處於危險邊緣，意即只給予剛好的食物讓身體足以健康運作，僅此而已。這非常合理，此做法可啟動生存迴路，告訴長壽基因執行自太初以來就在做的工作，也就是強化細胞的防禦力，確保生物在逆境中存

活，防止疾病與惡化，盡量減少表觀遺傳變化和減緩老化。

然而，顯而易見的，想在受控制的科學環境中進行人體測試相當不易。可悲的是，歷史上並不乏人類不得不禁食的狀況，只是那些時期通常涉及因糧食缺乏造成的營養不良。而要讓一群測試對象長時間處於生理的危險邊緣極具挑戰，這將需要全面性的對照研究。

儘管如此，早在1970年代，就有觀察性研究強烈建議，長期限制熱量攝取有助於人活得更長久、更健康。

沖繩人為何比較健康？

1978年，在素來以百歲人瑞聞名的沖繩島上，生物能量學研究人員香川靖雄（Yasuo Kagawa）發現，島上學童攝入的總熱量不到日本本島學童的三分之二。除此之外，成年沖繩人也較精瘦，比本島成年人攝取的卡路里量少了20％。香川靖雄指出，沖繩人不只活得更久，健康壽命也更長，且罹患腦血管疾病、惡性腫瘤，與心臟病的比例明顯較少[5]。

1990年代初，生物圈2號（Biosphere 2）研究實驗提供了另一項證據。自1991年至1993年，八名受試者在此兩年間居住在亞利桑那州南部、占地一點二公頃的封閉生態圓頂建築裡，僅能依靠自行種植的食物維生。只可惜受試者有些農藝不精，種植的食物並不足以維持一般的飲食習慣，雖然缺糧的情況不至於糟到讓他們營養不良，但他們也確實時不時處於飢餓的狀態。

其中一名囚犯（在此的「囚犯」指的是「實驗對象」）剛好是來自加州的研究者沃爾福德（Roy Walford），他進行的「延長小鼠壽命研究」，至今依舊是老化領域新進科學家的必讀資料。我毫無理由懷疑沃

爾福德會破壞農作物，但這個實驗與他的研究如此湊巧，正好讓他有幸藉機在人體上驗證他的研究發現。

由於受試者居住在圓頂之前、當中兩年期間內，和之後都受到完整的醫學監測，所以為沃爾福德和其他研究人員提供了一個獨特機會來觀察熱量限制的數種生物效應。他們在受試者體內觀察到的生物化學變化，與沃爾福德在其熱量受限制的長壽小鼠中所見，可說是相當接近，例如：體重減少（15％至20％），血壓下降（25％），血糖降低（21％），和膽固醇下降（30％）等等[6]。

近年，已有幾項人體研究開始進行，但事實證明，要讓自願受試者減少食物攝取量，並長時間維持熱量限制，是相當困難的事情。正如我的同事海爾布隆（Leonie Heilbronn）和拉福森（Eric Ravussin）2003年在《美國臨床營養學期刊》（*The American Journal of Clinical Nutrition*）所寫道：「當前關於非肥胖人士飲食熱量限制的影響，缺乏充足且優質的研究資訊。這反映出，在有利於過度飲食的環境中，要進行長期研究的難處；同時，在自由獨立的人類身上進行此類研究也引發道德和方法論方面的疑慮[7]。」

2017年，《老年病學期刊》（*The Journals of Gerontology*）刊出一篇報告，杜克大學研究團隊說明他們如何限縮一百四十五名成年人的飲食卡路里，比一般推薦的健康生活所需熱量減少25％；但人性使然，兩年內實際達到的熱量限制平均約為12％。然而，即便結果如此，仍足以讓科學家從受試者的血液生物標記變化中有所發現，他們觀察到受試者健康狀況的顯著改善與生理老化的延緩[8]。

如今，有許多人擁護嚴格限制熱量的生活方式；約莫十年前，在禁食重新蔚為風潮之前，其中有些人曾來過我在哈佛的實驗室。

當時，我詢問阿芙里爾（Meredith Averill）和她丈夫麥葛洛辛（Paul McGlothin）：「你們不覺得這種生活方式很辛苦嗎？不會時時感到飢餓嗎？」當時兩人是熱量限制國際學會（CR Society International）成員，至今仍大力提倡熱量限制飲食，他們將卡路里攝取量限制在一般醫師推薦的75％，有時甚至更少。

麥葛洛辛回我：「一開始肯定會，但會慢慢習慣，我們感覺很棒！」

那天我們共進午餐時，麥葛洛辛向我們解釋食用有機嬰兒食品的優點，同時啜食一坨在我看來像柳橙糊的東西。而且，我還注意到他和阿芙里爾都穿著高領毛衣，但當時並非冬天，而我實驗室裡的人多半舒適地穿著T恤。但是，他們的體脂非常少，自然需要更多溫暖。

近七十歲時，麥葛洛辛的飲食顯然並未減慢他的人生步調，當時他已是一家成功的行銷公司執行長，還是前紐約州西洋棋冠軍。不過，他的外表看上去並未比實際年齡年輕，我猜想多半是因為身體缺乏脂肪，因而暴露出皺紋；但他的血液生化數據卻恰恰相反。到了他七十歲生日時，從血壓和低密度膽固醇，到靜止心律和視力，他的健康指標都與一般年輕人無異[9]。相較我們從熱量限制小鼠的長壽研究發現，他的健康數據的確非常雷同。

恆河猴研究

目前已知關於終身熱量限制對人體健康的影響，確實多半來自短期研究與傳聞，但有位人類的近親幫我們更深入瞭解此種生活方式的長期功效。

自1980年代開始，針對人類在遺傳上的近親 —— 恆河猴，進行熱

量限制的長期研究，結果驚人且備受矚目。在研究之前，恆河猴已知的最長壽命為四十歲。然而，該研究中二十隻限制熱量飲食的猴子，有六隻達到此歲數，這相當於活到人類的一百二十歲。

要如此長壽，猴子不需一生都接受熱量限制的飲食。部分受試的猴子飲食開始降低30%的熱量時，年屆中年[10]。

熱量限制即使在小鼠十九個月大時才開始，也就是相當於人類六十至六十五歲時才開始，依然有助於延長壽命。但是，愈早開始限制飲食熱量，小鼠壽命增加的幅度就愈大[11]。我們從這些研究與其他動物研究得知，熱量限制與長壽的好處難以「脫鉤」。不過，最好及早開始，別晚過四十歲。畢竟從分子層面而言，年紀過了四十歲，身體就開始走下坡了。

可是，這並不表示熱量限制就適合每個人。我以前的實習生安德森（Rozalyn Anderson），現今為威斯康辛大學知名教授，也是恆河猴研究著名的研究員，甚至連她都說，在她眼裡，長期降低30％卡路里的低熱量飲食猶如「瘋狂飲食」[12]。

話雖如此，也不見得人人都覺得這種飲食法很瘋狂，尤其是熱量限制經證明既可有效延長壽命，還能預防心血管疾病、糖尿病、中風和癌症。熱量限制顯然不僅是長壽方案，還是活力方案。

可是，許多人仍然難以接受此種飲食法，人得要有強大的意志力，才能抵擋家裡冰箱的誘惑，或避免在工作時吃點零食。我們這一行有句老話說得好，就算熱量限制無法使你長壽，至少也會讓你感覺良好。

若真的敵不過口腹之欲，其實也沒關係，因為愈來愈多研究證實，嚴格限制熱量的益處也可透過另一種方式取得。事實上，此種方式甚至可能更好。

定期禁食

為了確保基因對食物短缺產生反應，不見得要一直維持飢餓的狀態。畢竟，一旦習慣了壓力，便毫無壓力可言。

間歇性禁食（Intermittent fasting）經常被形容為健康方面的創新方法，意指維持正常飲食，但週期性不進食。但是，早在我來自加州大學洛杉磯分校的朋友隆戈（Valter Longo）大肆宣揚間歇性禁食的好處之前，過去一世紀的大半時間，已有許多科學家在研究週期性熱量限制的效果。

1946年，芝加哥大學研究人員卡森（Anton Carlson）和霍澤爾（Frederick Hoelzel）利用小鼠進行定期禁食的研究，他們發現每三天禁食一次的小鼠比起正常飲食的小鼠，壽命多出15％至20％ [13]。

當時，普遍認為禁食是讓身體得以「休息」[14]，但這和我們現在已知當身體缺乏食物而遭受壓力時的細胞狀況恰好相反。無論如何，卡森和霍澤爾的研究，都為不定期熱量限制的長期效果提供了寶貴資訊。

目前並不清楚這兩位研究人員是否將他們所學應用到實際生活，但兩人的壽命在同代人中都相對較長。卡森辭世時八十一歲；霍澤爾則活到七十四歲，而且他多年來拿自己做實驗，包括為了研究某些物體得花多久時間才從身體排出，他吞下了砂礫碎石、玻璃珠，和滾珠軸承。結果，大家竟然還說我瘋狂。

現今的人體研究證實，即使禁食的時間相當短暫，偶爾的熱量限制依然能帶來巨大的健康效益。

其中一個研究，受試者多數時間都飲食正常，但每個月有五天嚴格控制飲食，只能喝蔬菜湯、吃能量棒，和補給品。短短三個月的時間，

維持「假禁食」飲食的研究對象體重下降，體脂減少，血壓也降低了。

不過，最重要的是，受試者體內的類胰島素生長因子（insulin-like growth factor 1，IGF-1）濃度較低。IGF-1 為主要在肝臟內製造的荷爾蒙。IGF-1 與 IGF-1 受體基因變異與低死亡率和低罹病率相關，且經常在家族壽命超過百歲的女性基因中發現[15]。

IGF-1 濃度與長壽息息相關，根據美國紐約愛因斯坦醫學院（Albert Einstein College of Medicine）研究學者巴席萊和徐有信（Yousin Suh）的研究，IGF-1 影響重大，在某些情況下，甚至可用來準確預測一個人的壽命。

人瑞的「養生之道」

巴席萊和徐有信是遺傳學家，專門研究百歲以上卻無任何老化相關疾病的人瑞。此一獨特群體是相當重要的研究族群，因為這群人提供了大家所希冀的老化模式，大家都不願額外的年歲必須伴隨多餘的苦痛。

找到這個族群時，我們發現在某些情況下，吃進體內的食物是什麼其實無關緊要，這群人身上帶有的基因變異似乎讓他們無論吃什麼都處於禁食狀態。任何認識百歲人瑞的人都能證明，想活到百歲，不用一生都做出完全正確的健康決定。

巴席萊的團隊在研究近五百位超過九十五歲的德裔猶太人時發現，許多人的行為根本是反其道而行，背離醫生長久以來建議我們避免的事，像是吃油炸食物、吸菸，還有終日久坐，大量飲酒。

巴席萊曾問過他一位百歲研究對象，為何她硬是不願聽從醫師建議戒掉吸了一輩子的菸。她苦笑道：「有四個醫生告訴我吸菸會害死我，

這下好了，他們現在全都死了，不是嗎？」

有些人天生就是遺傳的贏家，而我們其他人則得多下點額外工夫。不過，好消息是表觀基因體具有可塑性，它並非數位，因此容易改變，我們可以透過生活方式來影響此種生物類比調控的表現。

重點不只在於我們的**飲食內容**，而是**飲食方式**。事實證明，在希臘伊卡里亞島（Ikaria），這個世稱「人們忘記死亡的島嶼」的藍色寶地，禁食行為與長壽密切相關，那裡有三分之一的人口活到九十歲以上，每個年長的居民幾乎都是希臘東正教的虔誠信徒，而且嚴守宗教日曆，當中要求某種程度的禁食達半年以上[16]，意味著許多日子裡，他們不能吃肉、乳製品或蛋，有時甚至也不能碰酒或橄欖油，對部分希臘人來說，這幾乎與完全禁食沒兩樣。此外，許多希臘人在領取聖餐（Holy Communion）前會遵守完全禁食一段時間的傳統[17]。

在其他知名的長壽寶地，如中國廣西巴馬縣，當地人明明可以獲得優質健康的食物，卻選擇每天長時間空著肚子[18]。此地有許多百歲人瑞畢生都不吃早餐，他們通常在接近中午時吃每天的第一頓飯，然後傍晚時再與家人共享豐盛的晚餐。因此，他們一天經常有十六小時以上的時間沒有進食。

在這些地方進行研究調查時，以及試圖將禁食應用於現代生活時，我們發現有數十種熱量限制方法更為持續可行，而且許多方式都採所謂定期禁食的方式，也就是不需要一直挨餓，偶爾利用飢餓感來刺激生存迴路。

長時間下來，有些飲食限制方式經證明比其他方式奏效。一種受歡迎的定期禁食方法是不吃早餐，然後晚點吃午餐（16：8飲食法）；另一種是每週選擇兩天吃少於75％的熱量（5：2輕斷食法）。假使比較有

冒險精神，不妨嘗試每週斷食幾天（吃停吃飲食法），或仿效健康專家阿迪亞（Peter Attia），每月斷食整整一週。

目前這些有益長壽和健康的各種模式正一一進行動物試驗，人體研究很快也將進行。短期研究看來相當樂觀，我相信長期研究也將如此。然而，於此同時，只要不造成營養不良的情況，幾乎任何定期禁食飲食法都可能有助於長壽基因發揮作用，帶領你走向更長遠、康健的生活。

此種飲食方式無需多花錢，甚至可以省錢。此外，若你不是愛放縱自己大吃大喝的人，每個月要禁食幾天的成功機率或許較高。

然而，現代人的飲食習慣演變至今，對許多人來說，任何形式的禁食恐怕都行不通。

我嘗試過熱量限制飲食法，但無法堅持下去，餓肚子的感覺真不是開玩笑，而且，食物實在太誘人了。最近，我開始採取定期禁食法，每天少吃一、兩餐，不過，我得老實承認，這多半不是故意的，我只是忘了吃飯罷了。

攝取正確的胺基酸

截至目前，我們只討論了透過限制飲食來啟動生存迴路，但是，飲食內容其實也相當重要。

沒有胺基酸的話，人很快就會死亡，胺基酸是構成人體各種蛋白質的基礎。少了胺基酸，尤其是人體無法自行合成的九種必需胺基酸，我們的細胞將無法組成生命所需要的酵素蛋白。

肉類含有所有的必需胺基酸，是簡單的能量來源，但並非毫無代價。實際上，代價相當高。姑且不論你對食肉在道德上的看法為何，肉

對人體都是謀殺。

那麼，我們可以不吃蛋白質嗎？諷刺的是，蛋白質會讓人產生飽足感，對小鼠而言也一樣，還有成群需要營養的蝗蟲也是如此，這便是為何牠們會自相殘殺[19]。由此看來，動物生活中無法輕易限制飲食中的蛋白質，卻不感到飢餓。

關於食用動物性蛋白質的害處，一般並無太大爭議。一項又一項研究顯示，以動物肉類為主的飲食，心血管相關疾病死亡率和罹癌風險較高。加工過的紅肉尤其不利於健康，熱狗、香腸、火腿，和培根也許美味無法擋，但同時也可能致癌，數百項研究指出，這些食物與大腸癌、胰臟癌，和前列腺癌有關[20]。同時，紅肉內也含有肉鹼（carnitine），腸道菌會將其轉化為可能導致心血管疾病的化學物質氧化三甲胺（trimethylamine-N-oxide, TMAO）。

然而，這不代表吃點紅肉就會害死你，過去狩獵採集者的飲食是混合了各種植物纖維和營養成分，並適度加入一些紅肉和魚類[21]，但若想活得長壽又健康，你的飲食可能得看來像是兔子的午餐，而非獅子的晚餐。許多研究顯示，以更多植物性蛋白代替動物性蛋白時，總死亡率（all-cause mortality）皆大為降低[22]。

從能量觀點來看，好消息是任何一種胺基酸都可從植物性蛋白中取得；但壞消息是，有別於大多數肉類是完全蛋白質，任何特定植物通常只能提供有限的胺基酸。

儘管如此，從提供活力來看，仍算得上是個好消息。因為整體胺基酸供不應求，或單一胺基酸短暫缺乏，正好可讓身體承受壓力而啟動生存迴路。

你是否還記得，當mTOR此種酵素受到抑制時，它會迫使細胞減少

用於分裂的能量，並將更多能量分配到自噬過程，回收受損與錯誤摺疊的蛋白質。我們在研究過的每種生物上都曾觀察到，此種讓身體低調沉寂的活動有益於延長生命力。

而接下來，我們將要瞭解的是，mTOR 不僅受到熱量限制影響[23]，若想防止 mTOR 過於活躍或太常啟動，嘗試限制胺基酸攝取量也是個好辦法。如此一來，想抑制此種特定的長壽基因非常簡單，只要限制你的肉類與乳製品攝取量即可。

此外，愈來愈清楚的一點是，我們對必需胺基酸的需求並不盡相同。美國國家衛生研究院的德卡布（Rafael de Cabo）、密西根大學的米勒（Richard Miller）和哈佛醫學院的米契（Jay Mitchell）多年來的研究發現，餵食小鼠較少量的必需胺基酸 —— 甲硫胺酸（methionine），對啟動身體防禦機制特別有效，可避免器官在手術過程中缺氧，並使健康壽命增加20%[24]。

我從前一位學生拉銘（Dudley Lamming）如今負責主持威斯康辛大學的一所實驗室，證明了限制甲硫胺酸可幫助過胖的小鼠迅速擺脫大量脂肪。即便被拉銘稱之為「沙發馬鈴薯」的小鼠持續進食且不運動，牠們的脂肪依舊在一個月內減少了70%，且血糖數值也隨之降低[25]。

人體無法缺少甲硫胺酸，但我們能盡力限制攝入體內的含量。牛、羊、家禽、豬等肉類，和雞蛋中含有大量甲硫胺酸；反之，植物蛋白質裡，此種胺基酸一般含量較少，正好足以維持生存，但不至於讓你的肉身過於「自滿」。

精胺酸（arginine）和白胺酸（leucine）、異白胺酸（isoleucine）與纈胺酸（valine）三種必需胺基酸組成的支鏈胺基酸群（branched-chain amino acids）也是如此，同樣可活化 mTOR。這些胺基酸的低含量與壽命

增加相關[26]，在人體研究中，減少支鏈胺基酸群的攝取經證實可顯著改善代謝指標[27]。

少了這些胺基酸，人無法繼續維持生命，但至少我們大多數人能設法少量攝取。我們可減少食用雞肉、魚類，和雞蛋等多數人視為「優良動物性蛋白質」的食物，尤其當身體無需利用這些食物從壓力或傷害中康復時更是如此。

上述說明聽來似乎違背直覺，畢竟，胺基酸常被視為有益身體健康，事實也確實如此。以白胺酸為例，其眾所周知的功用就是有助於增強肌肉，所以健身人士訓練前、中、後狂飲的許多高蛋白飲品中，常見含有大量白胺酸。但是，你的肌肉之所以能變得強壯，原因在於白胺酸活化了mTOR，而這基本上就是在告訴身體「現在時機不錯，讓我們關閉生存迴路」[28]。然而，長期下來，高蛋白飲或許會阻礙關閉mTOR路徑提供長壽的益處。有一項研究從小鼠飲食中完全移除了白胺酸，證明了在短短一週內，小鼠體內的血糖濃度明顯降低，而這也是健康狀況提升的關鍵指標[29]。所以，人體當然需要一點白胺酸，但只要少許對健康就能見效。

根據這些研究發現，或可解釋為何素食者比葷食者罹患心血管疾病與癌症的機率要低得多[30]，胺基酸攝取量減少因而抑制了mTOR並非唯一原因，低卡路里、高多酚，還有超越人類同伴的優越感，這些都有所幫助，除了最後一項以外，其他所有要素都有力地說明了為何素食者更為健康長壽。

即便低蛋白、富含蔬菜的飲食有助於延壽，但並不會因此提高我們的最高壽命，這是因為讓身體處於營養逆境中，並不會讓長壽基因充分發揮作用，還必須誘發一些肉體上的困境。若非如此，我們將錯過進一

步啟動生存迴路的關鍵契機，道理就像擁有一輛精美跑車，但你只在週日早晨開出一個街區就折返一樣，長壽基因將可悲地處於無用武之地。

既然車子馬力十足，我們的工作就只需熱個引擎，然後把它開出去兜風就行。

動起來吧！

幾個世紀以來，運動一直是促進生命活力的良方，但箇中原因，並非大多數人甚或許多醫生所想的那樣。

自從英國醫師哈維（William Harvey）發現血液是透過複雜的血管系統在人體循環流動以來，近四百年間，醫生普遍認為運動可促進血液循環，減少血小板堆積，因而有助於改善健康狀況。

但是，原因並非如此。

運動確實會改善血液流動，增進心肺功能，也的確有助於肌肉更加強健。然而，比起這些，更重要的、真正的緣由在於更小規模層面所發生的簡單情況，也就是發生在細胞裡的情況。

當研究人員研究數千名運動習慣各不相同的成年人，觀察其血液細胞中的染色體端粒長度時，他們發現了驚人的相關性：運動量大的人端粒較長。根據美國疾病控制與預防中心（Centers for Disease Control and Prevention）發布於2017年的一項研究，運動量相當於至少每週五天慢跑半小時的人，比那些久坐不動的人，其端粒顯然年輕近十年[31]。但是，為何運動會延緩端粒縮短呢？

你只要思索一下，長壽基因如何利用古老的生存迴路運作，就會發現這樣的結果相當合理。想要活化長壽基因，讓細胞轉換成生存模式，

限制攝食量與飲食中減少攝取大量胺基酸並非唯一方法。

運動顯然是對身體施加壓力的另一種方式。運動可提高NAD濃度，進而活化生存網絡，增加能量產生，並迫使肌肉增生更多微血管以攜帶氧氣。不論熱量攝取多寡，運動有助於長壽調控因子AMPK、mTOR，和去乙醯酶正確調節，促進新的血管產生，改善心肺健康，使人更強壯，當然，還能延長端粒。

舉例來說，SIRT1和SIRT6有助於端粒延伸，並可包覆端粒防止其降解剝損，它們之所以有此作用，並非因為缺乏食物或任何特定的營養物；反之，它們會啟動是因為生存迴路所掌管的激效作用，而運動這種較溫和的逆境可喚醒並啟動細胞防禦能力，且不會造成太大破壞。

可是，運動沒有捷徑，人人都得靠自我鞭策，特別是隨著年紀漸長更應如此。然而，六十五歲以上的人只有10%保持運動習慣[32]。至少，好消息是，我們不必連續運動數小時。

近期研究發現，每週跑步六至八公里的人（對許多人而言，這樣的運動量每天僅需不到十五分鐘就能達成），心臟病發作的死亡率可降低45%，總死亡率則可降低30%[33]，著實效益斐然。

研究人員還檢視了超過五萬五千人的病歷，並將這些文件與十五年內頒發的死亡證明進行交叉對照。他們從其中三千四百一十三名死亡案例中觀察到，那些告訴醫生自己有跑步習慣的人死於心臟疾病的機率遠小得多，這結果不令人意外。即使研究人員轉而針對肥胖和吸菸進行觀察，在研究期間跑步者死亡的機率也相對較低。最令人震驚的莫過於，不論跑多少步，顯然同樣都有健康效益，即使是每天約十分鐘的適度運動也有益於延長壽命。

儘管如此，悠閒的散步與快跑之間依然有所分別。為了完全啟動長

壽基因，強度至關重要。梅約醫學中心（Mayo Clinic）研究人員研究了各類運動對不同年齡層的效果，他們發現，雖然許多運動對健康都有正面效益，但是唯有能明顯提高心律和呼吸速率的高強度間歇訓練（high-intensity interval training，HIIT），啟動促進健康的基因數量最多，年長的運動者數量更為顯著[34]。

劇烈運動讓人倍感艱辛時，你肯定深有所覺。你的呼吸加深加快，心跳次數達最大心律的70％至85％，你汗如雨下，得先喘幾口氣才能說上幾句話，這是典型的缺氧反應，正好足以引發適度壓力來啟動身體的抗老防衛機制，但又不會造成永久性傷害[35]。

我們仍在努力瞭解所有長壽基因的作用，但是有件事已相當清楚，透過運動活化的長壽基因是運動有益健康的原因，益處包括延長端粒；促進新的微血管產生，輸送更多氧氣到細胞；增強粒線體活性，以消耗氧氣製造更多化學能量。

許久以來，我們便知道這些身體活動會隨著年紀大而退化；但是，現在我們也知道，受到運動施加壓力影響最大的基因可使身體活動恢復至年輕時的水準。換句話說：運動會啟動基因，使我們從細胞開始再次回復青春。

我常被問到：「我能吃想吃的東西，然後再消耗掉多餘的卡路里，這樣行嗎？」我的回答是「不行」。當你提供小鼠高熱量飲食，之後再讓牠們消耗掉熱量，壽命延長的幅度幾乎微乎其微。

熱量限制飲食也是相同道理。若你把肚子填飽，即便熱量不高，也會失去部分的健康效益。熱量限制法要起作用，飢餓感必不可少，因為飢餓有助於啟動大腦釋放長壽激素的基因，至少根據美國愛因斯坦醫學院蔡東升的最新研究證實如此[36]。

禁食和運動兩者結合能夠延長壽命嗎？這自然是毫無疑問，若你同時做到了這兩件事，那麼恭喜你，長壽之路就在腳下。

不過，還有更多養生祕訣可以讓你更長壽。

偶爾讓身體感到寒冷

二十多歲抵達波士頓前，我一直都待在澳洲。從文化上來說，我並沒有適應困難的問題。一週之內，我就找到哪個市場有賣維吉麥，有人會說這種深色的酵母抹醬，大概需要從小進行重大的表觀遺傳改造，長大才懂得享受它的好。我花了點時間才找到賣肉派、雀巢蜂巢巧克力棒、甜頂巧克力餅乾，和麝香糖果棒的最佳去處，但最後也都設法買到所有想念的家鄉味。不久之後，我也不再在乎美國人似乎難以區分澳洲和英國口音（一點都不難，澳洲腔更性感些）。

對我而言，最難適應的是寒冷。

小時候，我以為自己知道什麼叫冷。當雪梨超過一世紀的官方氣象站天文台山（Observatory Hill）顯示溫度接近結冰（freezing）時（現代歷史上氣溫其實從未降到冰點以下），那就是寒冷。

波士頓是另一個世界，果真是天寒地凍。

我花錢買了外套、毛衣和長袖內衣，且多半待在室內。就像許多博士後研究生一樣，我經常熬夜，全心投入研究工作；但是，事實是，我之所以許多晚上不回家，是因為我不想走到戶外。

今時今日，我希望當初自己能有不同的應對方式，希望當初乾脆告訴自己堅強點，在酷寒中散個步，或在一月中旬將腳浸入查爾斯河。因為事實證明，啟動長壽基因的另一種高效方法，就是將身體暴露於不舒

適的溫度之下。

當我們脫離中間溫度帶（thermoneutral zone），意即離開身體不需特別努力即可保持溫暖或涼爽的溫度範圍，一切隨之發生變化。我們的呼吸方式改變了，流入和流經皮膚這個人體最大器官的血液產生轉變，心跳加速或減慢。之所以會產生這些反應，並非「理所當然」，所有反應都可追溯至數十億年前「倖存的勇者」為生存而戰的遺傳根源。

體內平衡（Homeostasis）是生物在外部環境變化下，保持內在穩定平衡的趨向，是共通的生物學原理。它也是引導生存迴路的力量，因此，體內平衡的情況隨處可見，尤其在低溫環境下。

隨著科學家日漸關注減少食物攝取量對人體的影響，大家很快就發現熱量限制具有降低核心體溫的作用。最初，我們並不清楚這是否有助於延長生命力，或僅僅是生物暴露於此種特殊壓力下時，體內發生各種變化的副作用。

不過，2006年時，斯克里普斯研究院（Scripps Research Institute）一組研究團隊對部分實驗室小鼠進行基因改造，利用巧妙的基因工程技術改造其體內的恆溫機制，實現了一大壯舉，使牠們的體溫比正常小鼠低了半度。

該團隊在小鼠的下視丘加入額外的UCP2基因，下視丘負責調節皮膚、汗腺和血管，UCP2使下視丘的粒線體發生短路，因此產生較少能量但更多熱量，反過來導致小鼠體溫調降了攝氏半度。結果顯示，雌鼠壽命延長20%，相當於增加七年的人類健康壽命，而雄鼠壽命則延長了12%[37]。

此研究所涉及的基因不僅隸屬於複雜的生理機制，可誘使下視丘認為小鼠體溫較高，也是一次又一次與長壽相關的基因，而人類體內也有

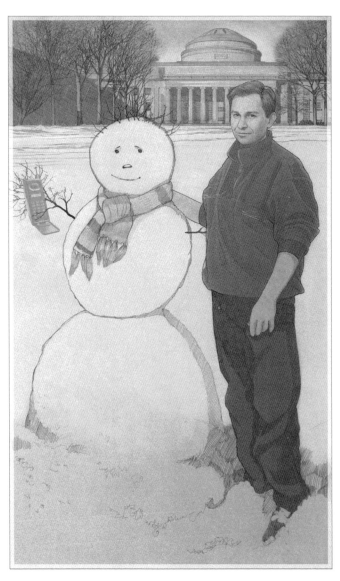

寒冷會活化長壽基因：寒冷會開啟去乙醯酶基因，進而啟動背部和肩膀的保護性
棕色脂肪。照片是作者於 1999 年在麻省理工學院體驗「冷療」。

類似基因。

五年前，來自貝絲以色列女執事醫療中心和哈佛醫學院的研究人員組成的聯合研究小組指出，小鼠的UCP2基因失去效力時，衰老速度更快[38]。2005年，當時在康乃狄克大學健康中心的赫爾芬德與其團隊證明，針對性上調果蠅的同功基因（analogous gene），母果蠅壽命可延長28％，公果蠅則提高11％[39]。

2017年時，感謝加拿大魁北克拉瓦爾大學的研究人員，UCP2基因與老化的關聯終於獲得證實，該團隊證明UCP2不僅能讓小鼠「變冷」，低溫會讓基因活化棕色脂肪組織（brown adipose tissue）[40]。

棕色脂肪組織富含粒線體，簡稱「棕色脂肪」。過去一直被認為只存在於嬰兒體內。現在我們知道，成人體內也有棕色脂肪，只是年紀愈大，數量愈稀少。隨著時間過去，它變得愈來愈難找，不但與白色脂肪混在一起，而且在整個身體裡分布愈加不均。

棕色脂肪在不同人體內的不同區域「閒晃」，有時在腹部，有時分布於上背。這使得研究人類棕色脂肪更加困難，通常得運用正子斷層造影才能定位，而且還得先注射放射性葡萄糖做為顯影劑。不過，嚙齒動物研究為棕色脂肪與長壽的關聯提供了重要資訊。

例如，一項針對基因突變（Ames）侏儒鼠進行的研究指出，這些格外長壽的Ames侏儒鼠體內，棕色脂肪的功能更強[41]。其他研究則顯示，擁有大量棕色脂肪或每天受凍三小時的動物，負責調控粒線體、增強UCP的去乙醯酶基因SIRT3數量明顯增加，且罹患糖尿病、肥胖與阿茲海默症的比例大幅降低[42]。

綜合上述，這就是為何我們必須瞭解如何以化學物質取代棕色脂肪發熱作用（thermogenesis）的原因[43]。名為粒線體解偶聯劑（mitochondrial uncoupler）的化學物質可模仿UCP2的效用，讓質子滲出粒線體膜，就像在水力發電廠的大壩上鑽孔一樣，使粒線體發生短路，結果不是變冷，而是產生熱量這個副產品。

致命的減肥藥

2,4-二硝基酚（DNP）是一種味道香甜的粒線體解偶聯劑，第一次世界大戰期間用來製作炸藥。很快大家就發現，接觸這種化學物質的人，體重會迅速流失，其中一人甚至因接觸過量而喪命[44]。

1933年，史丹佛大學醫學院的兩位醫師柯庭（Windsor Cutting）和坦特（Maurice Tainter）總結一系列論文並指出，DNP明顯有助於提高代謝率[45]。同年，儘管柯庭和坦特提出「DNP具有某些潛在危險」的警告，美國仍有二十幾家公司開始銷售DNP藥品，英國、法國、瑞典、義大利，和澳洲等國其他公司也開始販售。

結果，產品大賣，甚至賣得有些好過頭了。

僅僅一年後，坦特在美國公共衛生學會演說時提到：「各界對DNP減肥藥有著高度的興趣與熱情，但它的廣泛使用已成為公共衛生領域令人憂心的議題，該藥品的總用量相當驚人。」

片刻之後，他丟出了爆炸性宣言說：「去年，史丹佛大學醫學院的診所（Stanford Clinics）……已供應了……超過一百二十萬顆零點一克的DNP膠囊[46]。」

超過一百萬顆膠囊？單單從一間大學？一年之內？簡直難以置信。而且，那時可是1933年，當年加州人口僅是現在的八分之一，據報導每人每週體重就減輕了一點三六公斤。大家都鬆了一口氣，終於出現見效

的減肥藥了。肥胖不久將成為過去歷史。

不過，這場新陳代謝的慶典並不長久，開始有人死於用藥過量，其他長期副作用也一一出現。1938年的《聯邦食品、藥物及化妝品法》（*United States Federal Food, Drug, and Cosmetic Act*）宣布DNP「極度危險且不適合人體服用。」

順帶一提，該法案由參議員柯普蘭（Royal Copeland）撰寫。身為一名順勢療法醫師的柯普蘭，在去世前幾天，加強了天然補品的多項豁免，該產業至今幾乎不受監管且收入高達1220億美元。

《聯邦食品、藥物及化妝品法》理所當然禁止了危險物質，但肥胖成為過去的希望也隨之破滅[47]。有傳聞指出，第二次世界大戰期間，俄羅斯為了讓士兵保暖，依然開立DNP予其服用[48]。如今仍有一些無良的人在網路上販售DNP，但是，違法也必須後果自負。2018年，雷貝洛（Bernard Rebelo）因販賣DNP給一名婦女致死，而被判處七年有期徒刑。自1918年以來，美國因DNP記錄在案的死亡案例共六十二例。檯面下可能還有更多案例[49]。

有件事不言自明，DNP非常危險。每餐少吃、多動，和攝取以植物為主的食物顯然是更安全的選擇。

另一件可嘗試的事是，讓身體接觸寒冷，藉此啟動棕色脂肪裡的粒線體。最好的辦法或許也最為輕鬆，冬天時在波士頓這樣的城市穿著T恤快走就行了，尤其是冷天運動似乎有助於棕色脂肪加速產生[50]。睡覺時整夜開窗或不蓋厚被也有同樣效益。

保健產業顯然並未錯過這種好處。「冷凍療法」（Cryotherapy）現在正火熱；在攝氏負一百一十度的極凍盒子裡待上幾分鐘，是日漸受歡迎、為身體加壓的一種方式。儘管目前科學研究仍無法證實冷凍療法如

何作用、為何有效、或甚至是否真正有效[51]，但這並未阻止我接受媒體大亨兼喜劇演員羅根（Joe Rogan）的邀請，與他前去冷凍水療中心。

我不曉得穿著內衣褲在火星溫度下站上三分鐘，是否真的活化了我的棕色脂肪，抑或產生了其他伴隨的健康益處。但是，無論如何，至少我感到充滿活力，而且很慶幸自己依然活在世上。

正如世上大多數道理一樣，改變生活方式最好從年輕開始，因為年紀愈大，製造棕色脂肪愈困難。若你選擇讓自己暴露於寒冷之中，適度將是關鍵。和禁食一樣，接近但不凌駕人體極限才能獲得最大效益。體溫過低不利於健康，凍傷也是。但是，起雞皮疙瘩、牙齒打顫，和雙臂顫抖算不上危險情況，頂多表示你現在人不是在雪梨而已。時常經歷這些情況，會讓長壽基因得到必須的壓力，進而製造更多健康脂肪。

高溫對人體有益嗎？

那麼，恆溫機制的另一端呢？接觸高溫效果如何？目前情況尚不明確，但我們從人類的好朋友啤酒酵母身上取得了一些有力線索。

我的實驗室研究發現，將酵母溫度從攝氏三十度提高到三十七度，恰好低於此單細胞生物所能承受的極限，可打開 *PNC1* 基因，並促進 NAD 產生，Sir2 蛋白質因而得以發揮更大作用。然而，最令人訝異的，並非是這些受到高溫壓力的細胞壽命增長了30%，而是當中原理與熱量限制引發的機制相同。

高溫也對人體有益嗎？或許如此，但不完全相同。人類是溫血動物，因此，體內酵素尚未演化至足以承受劇烈的溫度變化。你不能只是提高核心體溫，然後就希望這樣能活久一點。然而，正如我來自德國北

部的妻子珊卓經常指出的，讓肌膚與肺部偶爾短暫接觸高溫好處多多。

許多北歐與東歐人延續著古羅馬傳統，定期去洗「桑拿浴」，藉此放鬆身心並維持健康。芬蘭人最勤勞，多數男性據稱一年到頭每週洗一次桑拿浴。珊卓告訴我，桑拿的正確發音不是「桑拿」，而是「ZOW-na」，而且她說家家戶戶都應該要有桑拿設備。我還是堅持使用桑拿的發音，免得聽來像在故意搞怪的屁孩；但是，說到房屋建築，珊卓也許才是專家。

2018年一項在芬蘭首都赫爾辛基進行的研究發現，桑拿使用者比起不用的人：「身體機能、活力、社交功能，和整體健康狀況都明顯較佳。」雖然研究者也正確指出，部分效益或許是因為生病或身障人士不會去桑拿[52]。

另一項更具說服力的研究追蹤了來自芬蘭東部兩千三百多名中年男性長達二十多年[53]。研究發現，比起每週使用一次桑拿的男性，頻繁使用者（高達每週七次）的心血管疾病、致命心臟病發和所有死亡事件發生率下降了兩倍。

目前並未有更深入的桑拿研究能告訴我們，為何短暫暴露於高溫對身體如此有益。若以酵母為參考，那麼，可能是我們體內回收NAD的基因NAMPT發揮了作用。NAMPT由各種逆境觸發因素開啟，包含禁食與運動，藉此產生更多NAD，強化去乙醯酶基因運作，促進人體健康[54]。

我們從未驗證過高溫是否會啟動NAMPT，但這或許是未來可行的研究方向。無論如何，有件事非常明確，畢生留在中間溫度帶對我們沒有好處，舒適的生活並不會讓基因進化，偶爾受點壓力刺激，藉此引發激效作用，有助於人生走得更長遠。

但是，應付生物困境是一回事，難以招架的遺傳損傷又是另外一回

事了。

勿動生命地景

　　少許的逆境或細胞壓力，對表觀基因體而言是有利的，因為有助於刺激長壽基因。一點逆境與壓力可以啟動AMPK、調降mTOR、促進NAD產生以及活化去乙醯酶基因，這些都是人體的急難救助大隊，讓我們得以抵擋生活於地球上的正常耗損。

　　然而，關鍵詞就在於「正常」一詞。因為，凡說到老化：「正常」通常就已經夠糟了。當去乙醯酶基因必須因應許多災難，特別是那些導致雙股DNA斷裂的損害時，這些表觀遺傳訊號會被迫離開崗位，前往基因體中DNA受損之處，有時它們會回到原本位置，有時不會。

　　我們無法防止所有DNA損害，我們也不希望如此，因為這對免疫系統功能或甚至穩固記憶都至關重要[55]，然而，我們確實希望能預防額外的破壞。

　　而且，生活中確實有許多額外傷害存在。

　　首先是香菸。對表觀基因體來說，沒有太多糟糕的罪行比得上成千上萬的吸菸者每天將致命的化學混合物吸入體內。吸菸人士看來似乎老得較快，這是因為他們確實老得比較快。吸菸導致的DNA損傷讓DNA修護大隊的成員日以繼夜工作，結果可能造成表觀遺傳不穩定，進而引發老化。

　　我可能不是第一個說這件事的人，但還是值得重申 —— 吸菸不是無害的私人活動。香菸煙霧裡所含的芳香胺（會破壞人體DNA，而二手菸裡的含量又是一手菸的五十至六十倍[56]。所以，倘若你有吸菸的習

慣，最好嘗試戒菸。

你不吸菸嗎？非常好，但即便沒有菸，也還有其他災害。在許多已開發國家中，甚至在愈來愈多開發中國家，我們基本上是籠罩在破壞DNA的化學物質當中。在部分地區，特別是人車居多的都市，光是呼吸就足以對DNA造成額外損害。

除此之外，塑膠製品中的多氯聯苯（PCB）和其他化學物質也值得警惕，包含許多塑膠瓶與外帶容器[57]（避免微波這些物品，會釋放更多多氯聯苯）。接觸偶氮染料也對DNA有害，像是用於煙火到家庭印表機的黃墨水都含有的苯胺黃[58]。還有有機鹵化物，一種含有取代鹵素原子的化合物，常用於溶劑、脫脂劑、殺蟲劑和液壓液，也會對基因體造成嚴重破壞。

任何心智正常的人當然不會刻意攝取溶劑、脫脂劑、殺蟲劑，和液壓液。然而，我們刻意吃、喝的某些食物裡，常常存在著許多傷害人體的物質。

過去五十多年來，我們已知亞硝酸鈉處理過的食物裡含有氮 —— 亞硝基化合物，其中包含某些啤酒、多數醃製肉品，特別是培根。此後數十年間，我們瞭解到這些化合物是強力致癌物[59]；此外，我們也逐漸瞭解，癌症只是亞硝酸鹽引致的苦難開端，因為亞硝基化合物也會造成DNA斷裂[60]，讓已經過勞的去乙醯酶持續工作。

然後，還有輻射。任何自然或人為輻射來源，像紫外線、X光、伽瑪射線，和家庭氡氣（radon，氡氣是肺癌的第二大病因，僅次於吸菸[61]）都會導致額外的DNA損傷，因而需要召集表觀遺傳修復大隊。

事實上，身為經常為工作往返各地的空中飛人，我每過一次安檢，就會思及此事。當前關於機場安檢掃描機的研究多半表示，安檢設備應

該不會對人體DNA造成巨大破壞，但是，卻鮮少有人討論過其對於表觀基因體和老化過程的長期影響。

若將小鼠重複暴露於安檢設備下，兩年後會是如何，關於此點至今從未有人測試。從ICE小鼠上，我們瞭解到想加速老化，唯一需要的就是挑弄染色體。我明白毫米波掃描機的輻射遠比過去機型還低，機器一旁站的安全人員也告訴旅客說，輻射量大約「與飛行相同」。可是，做為一個飛行數百萬哩的人，我何必讓傷害加倍？任何時候只要可以，我都會走快速安檢通道或直接要求搜身檢查（pat down）。

綜合上述，若你要完全避免DNA斷裂，以及伴隨的表觀遺傳影響簡直不可能。我得說，完全正確。複製DNA此一自然且必要的行為會導致DNA斷裂，每天人體內都有數兆個DNA斷裂；除非你住在深海底的鉛盒裡，否則無法避開氡氣粒子或宇宙射線；而即使你準備搬到荒島，你吃的魚體內可能也含有汞、多氯聯苯、多溴二苯醚、戴奧辛，和氯化農藥，這些都會破壞你的DNA[62]。身處於現代世界，即使你能遵循最「自然」的生活方式，這種DNA破壞也在所難免。

無論你現在幾歲，即使還是青少年，DNA毀損都已經發生[63]。DNA受損會加快你的生理時鐘，不論處於哪個人生階段都深受影響。胚胎和嬰兒會經歷老化，那麼，六十、七十，和八十多歲的人呢？那些已經體弱到無法限制熱量、跑步或在寒冬裡做雪天使的人呢？對他們來說，為時已晚了嗎？

不盡然。

可是，假使所有人都要活得更久、更健康，無論現階段經歷的表觀遺傳變化多大和老化情況如何，我們可能都需要一些額外幫助。

第 5 章

不得不吞的良藥

延長人類生命的夢想並非始於二十一世紀初，就像人類飛行的夢想也不是二十世紀初才開始。科學並非開端，故事才是一切的濫觴。

從蘇美國王吉爾伽美什（Gilgamesh）開始，據說他統治烏魯克（Uruk）王國長達一百二十六年，到希伯來聖經裡的族長麥修撒拉（Methuselah），傳聞他活到九百六十九歲高壽，這些人類的神聖故事都證實了我們對長壽的深切渴慕。然而，除了神話和寓言以外，我們並無科學證明任何人可成功延壽超過一世紀。

假使無法深入瞭解生命的運作方式，延長壽命可說是希望渺茫。我和同事相信我們終於掌握了此方面的知識，儘管仍不甚完美。

1665 年，「英國的達文西」，也就是虎克（Robert Hooke），出版《微物圖誌》（*Micrographia*），書中記錄他發現軟木樹皮裡的細胞。虎克的發現帶領人類進入了生物學的新時代。

但是，幾世紀過去了，細胞在分子層次上究竟如何運作，我們依然毫無線索。這方面的知識，得等到顯微鏡、化學、物理學、遺傳學、奈

米工程，和演算能力等科學與技術皆大幅開展之時，才油然而生。

　　為了瞭解老化如何發生，我們必須往下進入次細胞的奈米世界，向下前往細胞，穿過外膜，進入細胞核。從那裡，我們繼續向下探索胺基酸和DNA，從這個尺度來看，人為何無法長生不死便一目瞭然了。

　　在我們從奈米的規模瞭解生命之前，即便人為何活著都是一個謎。就算是傑出的奧地利理論物理學家、量子物理的先驅薛丁格（Erwin Schrödinger）（沒錯，就是他提出了那隻既死又活的貓有關的想像實驗），在他試圖瞭解生命的運作時，也被弄得困惑不堪。1944年，他一籌莫展地宣稱生命物質「可能涉及迄今未知的『其他物理定律』」[1]。這是他在當時所能得出最好的結論。

　　薛丁格1944年出版了《生命是什麼？》（*What Is Life?*），然而，接下來數十年裡，世界快速發展。時至今日，對於他的提問，我們即便尚未完整解答，但也已相當接近了。

　　解釋生命的運作並不需要新的物理定律。從奈米規模來看，生命的運作僅是一連串有序的化學反應，濃縮與組合通常不會組合的原子，或分解原本不會分解的分子。生命運用酵素這種蛋白質做為電玩小精靈（Pac-Man）來完成這些活動，而酵素則是由不同胺基酸結合形成環狀及層疊片狀的肽鏈所組成。

　　酵素透過偶然的分子運動使生命得以運作。你活著的每一秒，體內數兆個細胞中，每個細胞裡就有成千上萬個葡萄糖分子被葡萄糖激酶（glucokinase）捕捉，此種酵素可將葡萄糖分子結合至磷酸根上，進一步加以分解，藉此產生能量。而產生的能量多半為核糖體所用，核糖體是RNA和蛋白質形成的複合物，其主要工作就是讓胺基酸依特定的排列順序結合，生成新鮮的蛋白質。

這種說明是不是讓你有點昏昏欲睡？你並非唯一如此的人，而且這也不是你的問題。我們科學家身為老師，把酷炫的科學變得枯燥乏味，順勢幫了社會一個大倒忙。教科書和科學論文把生物學描繪成靜態、平面的二維世界，化學物質被畫成棒狀，化學反應途徑以箭頭表示，DNA是線條，基因是矩形，酵素是橢圓形，細胞被繪製得比實際大數千倍。

然而，一旦瞭解細胞實際運作的原理，便知道它們是世上最神奇的事物。在教室裡傳達此種奇蹟的難度在於，細胞存在於四維世界，且以人類無法感知或難以想像的速度與規模四處移動。秒和毫米之於人類，是時間和空間的極小單位；但是，對於直徑約十奈米、每千萬億分之一秒震動一次的酵素而言，一毫米相當於一座大陸，一秒等於一年以上[2]。

混亂的必要

以觸酶（catalase）為例。觸酶是一種普遍存在、大小一般的酵素，每秒可分解超過十萬個過氧化氫分子。大腸桿菌內可容納一百萬個觸酶，而一百萬個大腸桿菌又相當於針頭大小[3]。這些數字不只難以想像，簡直難以置信。

每個細胞裡，共有七萬五千種像觸酶一樣的酵素[4]，全都放在一個微鹼的細胞液海裡摩肩接踵。以奈米尺度來看，細胞液海為黏膠狀，分子間的活動可說比五級颶風更劇烈，分子以相當於每小時約一千六百公里的速度彼此碰撞。其中只有千分之一的碰撞可以產生酵素反應，在奈米尺度下，這樣的反應每秒也可以發生數千次，足以維持生命。

這似乎聽來混亂不堪，情況也確實如此，但我們需要這種混亂，秩序才能浮現。少了這種混亂，必須互動才能維持生命的分子無法找到彼

此，發揮作用。人類的去乙醯酶酵素SIRT1便是最佳範例。

SIRT1上精準的震動槽會緊緊結合NAD分子與它想從其剝除乙醯基的蛋白質，如組蛋白或FOXO3，此二個被捕捉在一起的分子會立刻發生反應，之後SIRT1將去乙醯基的蛋白釋放，同時放出維生素B_3和乙醯化腺嘌呤核糖（acetylated adenine ribose），這些會再被回收成為製造NAD的原科。

更重要的是，現在標靶蛋白已經移除了牽制它的乙醯基標記，組蛋白因而可以更密實地包裹DNA，使基因沉寂；而FOXO3在脫離束縛之後，可轉而啟動保護型基因的防禦機制。

倘若混亂結束，而人體酵素突然停止作用，我們都將在幾秒內死亡。沒有能量和細胞防禦力，就不會有生命。「倖存的勇者」永遠不會從一團殘渣中脫穎而出，其後代也永遠無法理解本頁上任何文字。

由此可知，根本上而言，生命相當簡單。人之所以存在，恩典來自於混亂衍生而出的秩序。當我們舉杯慶賀生命之時，實在也應舉杯感謝酵素。

研究生命的運作至此程度，我們同時也瞭解到一件相當重要的事實，諾貝爾物理獎得主費曼（Richard Feynman）也曾簡潔有力說道：「生物學至今從未發現任何線索指出死是必然，對我而言，這意味著死亡並非完全不可避免，生物學家終究會發現造成人類此種悲劇的原因，一切只是時間遲早的問題[5]。」

費曼所言不假，生物學、化學，或物理定律中無一指出生命終將結束。老化確實是資訊熵（entropy，即混亂的程度）的累積，因為資訊遺失導致身體失序。但是，生物並非封閉系統，只要能保存關鍵的生物資訊，並從宇宙他處汲取能量，生命就有可能長長久久。

當然，這並不表示我們明天就能永垂不朽，就像1903年12月17日萊特兄弟成功飛行之後，我們也不可能隔天就登陸月球一樣。科學不斷向前邁進一小步或一大步，但無論如何，一次始終只能邁出一步。

不過，有件了不起的事，從吉爾伽美什和麥修撒拉時開始，甚至早在「倖存的勇者」的時代，我們就已獲得了初步進展。而且，過去幾世紀以來，甚或更早之前，我們就已發現利用化學分子調節酵素的方法，也就是我們稱其為藥物的物質。

既然知道了生命運作的方式，而且擁有從遺傳和表觀遺傳上改變生命的工具，便能在古老智慧的基礎上更上一層樓。要延長人類的健康壽命，最簡單的辦法就是利用目前已知有助於減緩人類老化的各種藥物。

世上最棒的復活節彩蛋

雷帕努伊（Rapa Nui）是一座偏遠的火山島，位於智利以西約三千七百公里處的復活節島。島上最知名的，是近九百座環繞島嶼排列的巨頭雕像。不過，這座島嶼的另一個故事，關於它如何成為世上最有希望的延壽分子來源，同樣也應為世人所知，或許有天能夠家喻戶曉。

1960年代中，一組科學家前往復活節島。這群研究人員不是前來找尋摩艾雕像起源的考古學家，而是一群生物學家，前來尋找當地特有的微生物。

在島上一個著名巨型頭像下的土壤中，他們找到一種新的放線菌（actinobacterium），此單細胞生物是吸水鏈黴菌（Streptomyces hygroscopicus）。當藥物研究人員塞加爾（Suren Sehgal）將其從土壤樣本分離出來後，旋即發現此種放線菌會分泌一種抗真菌的化合物，塞加爾

將其命名為雷帕黴素（rapamycin），以此紀念發現此化合物的島嶼。

塞加爾開始尋找加工處理此化合物的方法，以做為治療香港腳等黴菌感染問題的潛在藥物[6]。當時看來，此種化合物似乎大有可為，但是1983年時，塞加爾在蒙特婁工作的實驗室被關閉，他被指示負責銷毀該化合物。

可是，他辦不到。所以，他從實驗室偷偷帶走了幾瓶細菌，將其存放在家裡的冰箱，直到1980年代末，他終於說服在新澤西州他的新實驗室主管讓他繼續研究此種細菌。

不久之後，研究人員發現雷帕黴素是一種有效的免疫抑制劑。原先要開發為抗真菌藥物的雷帕黴素，因為此一發現而終止了原本的研發方向，畢竟治療香港腳，方法多得是，而且也不用以免疫力下降做為代價，此發現為科學家提供了一個新的研究方向。

在1960年代，研究人員已經知道器官移植失敗，最常見的原因是受贈患者身體產生排斥。雷帕黴素能否降低免疫反應，以確保移植器官被接受？

答案確實可以。

正因如此，若你前往復活節島朝聖，會看見吸水鏈黴菌被發現的地點旁豎立了一塊小匾，上面以葡萄牙文寫道：「此處為1965年1月的土壤樣本採集處，該樣本使雷帕黴素得以問世，為需要器官移植的病患開啟了全新的時代。」

我懷疑也許那裡很快就要立一塊更大的牌匾。吸水鏈黴菌的發現推動了大量研究，其中許多研究仍在進行中，而部分研究可能會延長無數人的生命。近年來，我們已經很清楚雷帕黴素不只是抗真菌的抗生素，也不僅僅是一種免疫抑制劑，它有可能是最有希望延長壽命的化合物。

我們之所以得知這些，主要透過世界各地的實驗室對各種模式生物進行的實驗。正如我本身的研究多半始於酵母實驗一樣，為了瞭解雷帕黴素的功用，許多初步研究工作也都是在啤酒酵母上完成的。一般來說，若將兩千個正常酵母細胞放入培養皿，六週後只有少數依然存活；但是，如果餵食這些酵母細胞雷帕黴素，六週內大約半數會依舊強健[7]。該藥物還可刺激NAD產生，因此增加酵母母細胞產生的子細胞數量。

餵食果蠅雷帕黴素，其壽命可增長約5%[8]。在小鼠正常壽命的最後幾個月時給予小劑量雷帕黴素，可延長其壽命9%至14%，主要取決於其性別是公是母，換算成人類壽命大約是十年的健康生活[9]。

我們一直以來都知道，父親產齡較高是下一代罹患疾病的風險因子，這正是表觀遺傳的影響力。可是，使用雷帕黴素進行治療的小鼠扭轉了此趨勢。德國神經系統退化疾病中心（German Center for Neurodegenerative Diseases）的研究團隊抑制了年邁公鼠所生的小鼠的mTOR，父親年紀大的負面影響就消失了[10]。

想知道世上顯要的科學仲裁者，如何看待TOR的潛力以及改變世界的mTOR抑制劑嗎？

發現酵母菌TOR的三位科學家：赫特曼（Joseph Heitman）、霍爾（Michael Hall）和莫瓦（Rao Movva），名列許多人心目中諾貝爾生醫獎的熱門候選名單。而我對岸的麻省理工學院同事薩巴蒂尼（David Sabatini）發現了mTOR，榮獲了科睿唯安引文桂冠獎（Clarivate Citation Laureate），因為他的研究工作在許多同行評閱的頂尖期刊中被引用次數最多。自2002年以來，科睿唯安的名單已預測出超過四十多位諾貝爾得主[11]。

然而，雷帕黴素並非萬靈丹。使用雷帕黴素增長壽命的動物，不見

得過得比壽命較短的同伴更好。長期服用高劑量的雷帕黴素會對腎臟造成損害；而它也會抑制免疫系統。

儘管如此，這不表示抑制 TOR 行不通。小劑量或間歇性服用此種藥物或許安全無虞，用於小鼠身上，可有效延長壽命[12]，人類使用則可顯著改善老年人對流感疫苗的免疫反應[13]。

目前有數百名來自 TOR 抑制領域的研究人員在大學和生技公司工作，致力於找出「雷帕黴素類似物」（rapalogs），此類化合物在 TOR 上的作用方式類似雷帕黴素，但特異性更高而且毒性更低[14]。

從事此研發領域的人員素質，讓我們難以預期 TOR 抑制可成為提升人類健康與活力的途徑。即使雷帕黴素類似物這個辦法行不通，仍有其他藥物，經證明可以既有效又相對安全地延長生命。

花小錢長命百歲

山羊豆（*Galega officinalis*）是一種可人的花朵，成串精緻的紫色花瓣，看來彷彿在向世界致敬一般。

不過，山羊豆不是太好聽，它有個更為迷人的別名，稱為法國丁香（French lilac）。山羊豆的化學成分中富含胍（guanidine），幾世紀以來在歐洲一直被用為草藥。胍是人類尿液中微小的化學物質，可做為蛋白質代謝的健康指標。1920 年代，醫師開始以胍為藥方，用來降低糖尿病患的血糖。

1922 年，十四歲的男孩湯普森（Leonard Thompson）在多倫多一家醫院垂死掙扎，他成為第一位接受新型胰肽激素注射治療的糖尿病患，此種激素在動物研究中成效卓著。兩個星期後，他又接受了一次注射，病

況明顯獲得改善，消息也旋即傳遍全世界。

第一型糖尿病之所以發生，是由於胰臟無法分泌足夠的胰島素提醒人體注意體內糖分，現在普遍透過補充胰島素來治療。但是這場仗還未結束。

第二型糖尿病即所謂的老化相關糖尿病，發生情況通常是胰臟有能力分泌製造足夠的胰島素，但身體無法有效利用胰島素。全球有9%的成年人患有此類糖尿病，需要一種藥物來恢復人體對胰島素的敏感性，以便細胞吸收並利用血液中的糖分。

這點至關重要，原因至少有二，一是治療有助於使過度疲勞的胰臟得到休息，另外，也可防止血糖隨意攀升，糖化體內的蛋白質，造成損傷。近期研究顯示，高血糖也會加快表觀遺傳的計時。

由於現代生活久坐的時間日益增加，以及全球各大超市販售大量的甜食，每年有三百八十萬人因血糖過高而早死。而且，死亡歷程一點也不痛快或仁慈，而是一種令人恐懼的方式，包括失明、腎衰竭、中風、開放性腳傷，和截肢。

1950年代中期，藥劑師艾隆（Jan Aron）和史特恩（Jean Sterne）醫師思索第二型糖尿病的治療時，這兩個法國人本來就應當很熟悉自己祖國如此普遍的紫色植物，決定重新研究法國丁香衍生物能否對抗連胰島素也無法治療的第二型糖尿病[15]。

防癌、減重、抗憂鬱

1957年，史特恩發表了一篇論文，證實口服二甲雙胍（dimethyl biguanide）用於治療第二型糖尿病的功效。此後，如今常稱為

「metformin」的二甲雙胍，成為全球最廣為服用且有效的藥物。

世界衛生組織的「必需性藥品清單」（Model List of Essential Medicines）針對世上最普遍的疾病列出了最有效、安全且最具成本效益的療法，二甲雙胍名列其中。

二甲雙胍是一種通用藥物，世上大多數地區，患者每月花費不到五美元就可取得。除了極為罕見的乳酸中毒外，最常見的副作用就是胃部不適，許多人會服用膜衣錠型的藥物，或與牛奶或餐點一起服用，藉此減輕副作用。不過，即使這些方法不管用，輕微不適感還是附帶了一些好處，像是可以阻止患者暴飲暴食。

在這場關於延長生命的對話中，糖尿病藥物扮演了何種角色？若非幾年前研究人員注意到了一個奇怪現象，也許根本就無關緊要，研究人員發現服用二甲雙胍的人，活得特別健康，而且似乎與二甲雙胍對糖尿病的影響無關[16]。

德卡布在美國國家衛生研究院的實驗室也顯示，即使是非常低劑量的二甲雙胍，也有助於延長小鼠壽命近6%。儘管有人認為，之所以有此效果，主要是由於體重減輕的緣故[17]。

但是，不論原因為何，這相當於增加五年的人類健康壽命。而且，重點在於健康，小鼠的低密度脂蛋白膽固醇（LDL）降低了，體力也獲得改善[18]。隨著時間過去，出現愈來愈多證據。二十六項使用二甲雙胍治療齧齒動物的研究中，就有二十五項證明其有防癌的功用[19]。

如同雷帕黴素一樣，二甲雙胍可以模擬熱量限制的功效，但並非透過抑制TOR，反而是以控制粒線體的代謝反應，減慢細胞發電站將大量營養劑轉換為能量的過程[20]。結果就因此啟動了AMPK，此種酵素最廣為人知的功用就是它能因應能量過低的情況，並恢復粒線體功能。同

時，二甲雙胍也能活化我實驗室最愛的蛋白質 SIRT1。除了這些益處以外，二甲雙胍還可抑制癌細胞的新陳代謝，增進粒線體活性，並清除錯誤摺疊的蛋白質[21]。

一項針對四萬一千多名六十八至八十一歲的二甲雙胍使用者所進行的研究，得出的結論是二甲雙胍可降低失智症、心血管疾病、癌症、衰弱症，和憂鬱症的發生機率，而且幅度並不小。

其中一組已經身體衰弱的受試者，使用二甲雙胍九年，失智症機率降低了 4％，憂鬱症降低了 16％，心血管疾病降低了 19％，衰弱症降低了 24％，癌症則降低了 4％[22]。

在其他研究中，二甲雙胍對癌症的防護作用甚至遠大於此。雖然並非所有癌症都會受到抑制（前列腺癌、膀胱癌、腎癌，和食道癌似乎較為頑強），但超過二十五項研究顯示出二甲雙胍強大的保護作用，有時降低的風險高達 40％，功效最為卓著的是預防肺癌、大腸直腸癌、胰臟癌，和乳腺癌[23]。

這些可不光只是數據而已，而是許多人單單使用一種安全的藥物、生活便可大幅獲得改善，而花費甚至比一杯難喝的咖啡還便宜。

就算二甲雙胍只有可以減少癌症發生這項功用，依然相當值得廣開處方。

在美國，一生中被診斷出罹癌的風險超過 40％[24]。但是，除了預防癌症的直接功效外，二甲雙胍還有一個額外的好處，多數人不曾想過的長壽帶來的副作用，就是年過九十以後，死於癌症的機率大為降低[25]。當然，人依舊會死於其他疾病，但與癌症相關的巨大苦痛與成本將可能大幅減輕。

二甲雙胍的優點就在於它能影響許多疾病。二甲雙胍透過 AMPK 活

化的力量，能促進NAD產生，啟動去乙醯酶和其他整體抗老的防禦機能，亦即啟動引發身體病況上游的生存迴路，明顯減緩表觀遺傳資訊遺失，控制新陳代謝，所有器官因而得以更年輕、更健康。

我們多半會認為，具有二甲雙胍這種效用的藥物也許經過數年才能產生明顯可見的抗老功效，但或許並非如此。

一項健康自願受試者的小型研究報告，在服用一顆八百五十毫克的二甲雙胍藥丸後僅十小時，血液細胞的DNA甲基化年齡就發生了逆轉[26]，後續一週內繼續服藥，效果可以維持不變。當然，想要確定二甲雙胍長期服用能否真的延緩老化時鐘，我們仍然需要更多的受試者與更多的研究。

在大多數國家與地區，二甲雙胍尚未被列為抗老藥物，但對全球數億的糖尿病患者而言，這算不上難以取得的處方。在泰國等地，甚至只要走進藥房就能買到二甲雙胍，每錠只需幾美分；然而，在其他地方，即使有糖尿病前期（prediabetes）的徵狀，要說服醫生開二甲雙胍給你也有難度。

若你一直都很養生，體內超過93.5％的血紅素便不會不可逆地與葡萄糖結合，這意味著你的血紅素主要是HbA1，而非HbA1c，那你可就不走運了，因為絕大多數醫師不清楚我剛才分享的數據，而且就算他們知道了，也不認為老化是一種疾病。

以色列裔美籍遺傳學家巴席萊，是服用二甲雙胍並率先評估其對人類衰老長期影響的人。他與其愛因斯坦醫學院的同事共同發現了類胰島素生長激素受體中數種影響長壽的基因變異，這些基因變異控制了FOXO3、膽固醇基因CETP，和去乙醯酶基因SIRT6。而這些基因變異似乎幫助德裔猶太血統的幸運兒在年過百歲後依然健康。

比起表觀基因體，基因確實僅有次要作用；儘管如此，從數位的層面來看，有人似乎天生在遺傳上就為長壽做好了準備，無論他們的生活方式如何，都能享有更長的壽命，部分原因在於基因變異穩定了表觀基因體，防止類比資訊隨時間流逝。

不過，在巴席萊眼裡，這些人與其說是贏家，更像是一種標記，他們代表了其他人多半也擁有長壽健康的潛力。他最愛指出的是，即使我們永遠無法將壽命延長**超過一百二十歲**，我們也知道一百二十歲是可能的。他告訴我：「所以，對我們多數人而言，還有四十多年的好日子可過。」

二甲雙胍可延緩老年常見疾病發生，主要方式就是解決根本問題，亦即解決老化，因此，巴席萊正率先推動二甲雙胍成為首度被批准用於抗老的藥物。他和同事目前正在進行「二甲雙胍抗老化」（Targeting Aging with Metformin，TAME）研究計畫，若他們能在研究中證明二甲雙胍具有可衡量的益處，美國食品藥物管理局已同意考慮將老化視為可治療的疾病。如此一來，原本視老化為「命該如此」的世界將全然改觀，成為一切結束的開始。

巴席萊深信這一天終將來臨，他預測傳統希伯來祝福語「Ad me'ah ve-essrim shana」或「祝你活到一百二十歲」很快將需要更新，因為這將不再是長壽的祝福語，而只是普通平均壽命的祝福。

乙醯酶活化劑，吃就對了！

回到 1999 年，我們在麻省理工學院葛蘭特實驗室裡發現去乙醯酶為長壽途徑的故事，愈來愈備受矚目。

　　我們終於找到了導致酵母細胞衰老的分子因素，也是所有物種的首例。科學家發表了展現自己聰明才智的論文後會有種飄飄然的成就感，我們依然沉浸其中。在各種激發科學界想像力的著名論文中，我們報告了酵母之所以衰老，是由於Sir2遠離交配型基因，以處理DNA斷裂及隨後發生的各種基因體不穩定情況[27]。

　　我們證明了添加額外的 *SIR2* 基因可穩定rDNA並延長生命。我們將基因不穩定與表觀遺傳不穩定的關聯連結在一起，並找到世上第一個真正的長壽基因，而且酵母不用為了得到它的益處而挨餓。

　　但是，比起在更複雜的生物體內加入基因，將額外的基因剪接到單細胞生物中可說是容易許多，從道德上來說，也不複雜。這便是為何我與其他研究人員進入了一場科學競賽，竭力尋找如何不插入額外的去乙醯酶基因，便能提高哺乳動物去乙醯酶活性的方法。

　　此時此刻，所謂的科學全憑邏輯猜測和老派的運氣了。因為，當前已知的化學物質就超過了一億種，我們要從何著手？

　　值得慶幸的是，霍維茲（Konrad Howitz）恰好負責此事。當時，這位康乃爾大學畢業的生物化學家是賓州生技公司（Biomol）的分子生物學總監，該公司為生命科學研究人員供應各種化合物。

　　研究SIRT1酵素的科學家日益增加，霍維茲希望尋找能夠抑制此種酵素的化合物並將其出售。在評估各個角逐的競爭者中，他發現了兩種化合物非但不會抑制，反倒刺激了SIRT1的活性，使其作用速度提高了十倍。

　　此一發現完全是機緣湊巧，不僅是因為他期望找的是抑制劑，而是酵素活化劑在自然界中非常罕見。正因如此稀有，大多數製藥公司發現後甚至不會持續探討，因為他們通常會認為這肯定是哪裡出了錯。

　　第一種會活化SIRT1的化合物，或稱乙醯酶活化劑（STAC），是一種名為漆黃素（fisetin）的多酚，可讓草莓和柿子等植物具有顏色，現在知道它還能殺死衰老細胞。第二種是稱為紫鉚花素（butein）的分子，存在於許多開花植物及有毒的中國漆樹中。此兩種化學物質對SIRT1都有顯著效果，只是並非那種可瞬間活化SIRT1到足以深入研究的程度。

　　霍維茲將初步研究結果拿給生物分子公司的創辦人暨科學總監奇普金（Robert Zipkin）看。奇普金本身是一位具有化學結構百科知識的傑出化學家和企業家，他看完後說：「漆黃素和紫鉚花素？你知道這兩個分子長什麼樣子嗎？它們的結構有部分重疊：透過橋接的兩個酚環。你知道誰也有同樣結構嗎？── 白藜蘆醇（Resveratrol）。」

　　2002年時，抗氧化劑風行一時。它們或許並非如某些人認定的是抗老與保健的靈丹妙藥，只是這點目前也還不確定。其中一種抗氧化劑，由波蘭馬克欽科夫斯基醫學大學（Karol Marcinkowski University of Medical Sciences）、現為波茲南大學（Poznan University of Medical Sciences）的科學家所發現的，就是白藜蘆醇。

　　白藜蘆醇是一種在紅酒中發現的天然分子，許多植物在面臨壓力時會分泌此種化學物質[28]。部分研究人員認為，白藜蘆醇或可解釋所謂的「法國悖論」（French paradox），即法國人飲食中飽和脂肪吃得相對多，像是奶油和起司等等，但心臟病發病率卻較低。

　　奇普金猜測白藜蘆醇可能擁有類似漆黃素和紫鉚花素的效果，結果完全正確。當我在哈佛實驗室研究白藜蘆醇時，發現它的效果甚至遠勝過其他兩個分子。

　　提醒一下，酵母的老化通常以母細胞分裂產生子細胞的次數來衡

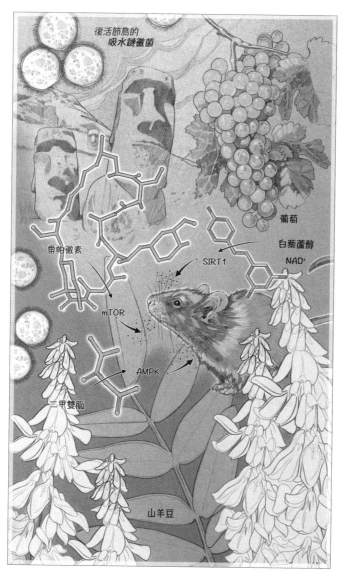

復活節島的
吸水鏈黴菌

葡萄

雷帕黴素

白藜蘆醇
NAD⁺

SIRT1

mTOR

AMPK

二甲雙胍

山羊豆

mTOR、AMPK，和去乙醯酶三種主要的長壽路徑演變至今，可在艱困時啟動生存機制保護身體：不論是以低熱量或低胺基酸飲食，或以運動活化它們時，生物會變得更健康，疾病抵抗力更強，且壽命更長。調節這些路徑的分子，例如：雷帕黴素、二甲雙胍，白藜蘆醇，和 NAD 促進劑，可模擬低熱量飲食和運動的益處，並延長多種生物的壽命。

量。多數情況下，酵母細胞死亡前會分裂約二十五次。實驗需要大約一星期的時間，我們一邊用顯微鏡觀察固定住的母細胞有沒有分裂出小的子細胞，同時用顯微操作把分裂出來的子細胞剔除，等待下一次的分裂，如此計算酵母菌的壽命。為了不讓實驗中斷休息，我甚至在自家餐桌上湊合了一個克難的實驗室。

在那裡，我觀察到了一個不可思議的現象，以白藜蘆醇餵養的酵母比正常酵母略小，生長速度稍慢，死亡前平均達到了三十四次分裂，有如受到熱量限制一般。換算成人類壽命，這相當於多出五十年生命。同時，我們也發現酵母的最高壽命增加了，白藜蘆醇餵養的酵母分裂次數不斷超越三十五次。

我們將白藜蘆醇用於缺乏 *SIR2* 基因的酵母細胞，結果毫無效果；我們在限制熱量的酵母上進行測試，發現壽命也沒有進一步增加，表示該路徑已經被啟動。白藜蘆醇的作用就是運用熱量限制的原理來延長酵母菌的壽命。

這聽來彷彿是笑話的笑點 —— 我們發現了一種可以模擬熱量限制的物質，不但能延年益壽又不用挨餓，而且還是在紅酒中找到的。

壓力大的植物給我們的禮物

葡萄和其他承受壓力的植物會大量生產白藜蘆醇，獲知此點讓我和霍維茲著迷不已。除此之外，我們還瞭解到，感到壓力的植物會大量製造其他促進健康的分子及相關的化學衍生物；我們從葡萄獲得白藜蘆醇，從柳樹皮獲得阿司匹靈，從丁香獲得二甲雙胍，從綠茶獲得兒茶素，從水果中獲得槲皮素，從大蒜獲得大蒜素。

　　我們認為，這些是異質激效作用（xenohormesis）的證據，此概念意指面臨壓力的植物會自行產生化學物質，告訴本身細胞保持沉寂以維持生命。植物也有生存迴路，我們推測，人類或許已經演化出能夠感知植物在壓力下做為早期預警系統所產生的化學物質，提醒我們的身體也要保持警惕[29]。

　　若所言屬實，這意味著在自然界尋找新藥時，我們應該要從壓力大的事物著手，像是壓力大的植物、真菌，或甚至腸道中壓力大的微生物組（microbiome）。

　　同理可證，食物也是如此，承受壓力的植物具有更高濃度的異質激效分子，可能有助於人體啟動生存迴路。最好尋找多彩的植物，因為異質激效分子通常是黃色、紅色、橙色，或藍色，另一個好處是，它們往往也比較美味。

　　世上最好的葡萄酒產於乾燥、陽光直射的土壤，或是對壓力敏感的品種，如黑皮諾；你可能猜想得到，它們也含有最多白藜蘆醇[30]。最可口的草莓都是在供水有限的壓力下生長出來的；任何種過葉菜類的人都知道，長得最好的生菜常是生長於冷熱天氣交替侵襲的環境[31]。

　　生長在環境壓力大的有機食品可能對人體健康更有益，想知道原因嗎？

　　白藜蘆醇延長了簡單的酵母菌壽命，但對其他生物也有同樣效果嗎？我在布朗大學的同儕研究員塔塔（Marc Tatar）來訪波士頓時，我給了他一小瓶白色蓬鬆的白藜蘆醇粉末，上面僅僅標示了英文字母R，讓他用實驗室中的昆蟲測試。他把白藜蘆醇粉末帶回羅德島，與一些酵母糊混合後餵食給果蠅。

　　幾個月過後，我接到他來電。他說：「大衛，這個R粉末到底是什

麼東西？」

在實驗室環境下，此種名為黑腹黃果蠅（*Drosophila melanogaster*）的果蠅平均壽命為四十天左右。塔塔告訴我：「我們為牠們的壽命增加了一週時間，有時甚至更長。牠們的平均壽命超過了五十天。」

以人類壽命來看，那表示增加了十四年生命。

在我的實驗室裡，餵食白藜蘆醇的線蟲同樣也活得更久，但要見效，必須依賴線蟲的去乙醯酶基因。之後，我們為培養皿裡的人類細胞提供白藜蘆醇，這些細胞變得更能抵禦DNA損傷。

後來，我們餵食一歲大的胖小鼠白藜蘆醇時，發生了有趣的事。這些小鼠依舊肥胖，以致當時的博士後研究員、現為賓州大學教授的鮑爾（Joseph Baur）認為，我浪費了他一年多的時間，莽撞地用思慮不周的實驗危及他的科學生涯。

但是，當他和我們在美國國家衛生研究院的合作夥伴德卡布解剖一隻胖小鼠時，他們大為驚詫。白藜蘆醇小鼠與正常飲食的小鼠外觀並無二致，同樣擁有健康的心臟、肝臟、血管與肌肉；而且，粒線體更多，炎症較少，血糖也較低。那些未解剖的胖小鼠，壽命最後比正常小鼠多出了20％[32]。

其他研究人員發表的數百項研究陸續證明，白藜蘆醇可保護小鼠免受多種疾病侵害，包括數種癌症、心血管疾病、中風和心臟病發作、神經退化疾病、炎症疾病和傷口癒合，而且通常可讓小鼠更健康，恢復力更佳[33]。我們與德卡布的合作也發現，白藜蘆醇搭配間歇性禁食，甚至可以超越單靠禁食所能達到的平均壽命和最高壽命。我們研究的五十隻小鼠中，有一隻活了三年以上，換成人類壽命，這相當於活到將近一百一十五歲[34]。

喝紅酒的好藉口

關於白藜蘆醇抗老功效的首篇論文持續成為2006年引用次數最多的論文之一[35]，主流媒體也大肆報導，電視上隨處可見關於我們的新聞，我也開始在公眾場合被認出來。我跑到妻子出生的德國小村莊博羅（Burlo），結果那裡也有我們的新聞。據報導，紅酒銷量增長了30％。若你喜歡紅酒，但需要縱情飲酒的好藉口，可以感謝奇普金[36]。

從此，我們廚房的牆上就懸掛著各種漫畫。我最喜歡托斯（Tom Toles）的作品。其中，一名妻子試圖淡化她身形龐大到占據大半沙發的丈夫對飲酒的熱情。

這名妻子說：「研究指出，要達到與小鼠相同的劑量，你得每天喝七百五十到一千杯紅酒。」

丈夫答道：「真是天大的好消息。」

結果顯示，白藜蘆醇效價不強，也不易溶於人體腸道，不符合大多數藥物有效治療疾病的兩種屬性。儘管它做為一種藥物有所局限，但卻是第一個證實無需忍受飢餓卻能夠提供熱量限制益處的分子。它的作用掀起了一場全球競賽，尋求其他可能延緩老化的分子。最重要的是，至少如今在科學界，使用藥物來延緩老化的想法不再被視為瘋狂。

藉由研究白藜蘆醇，我們也意識到可以用化學物質活化去乙醯酶。因此，學界開始大量研究其他可活化去乙醯酶的化合物，統稱為乙醯酶活化劑（STAC）。

在刺激動物生存迴路和延長健康壽命方面，乙醯酶活化劑的功效顯然比白藜蘆醇高出許多倍。其中，相關化合物的名稱為SRT1720和SRT2104，此兩種活化劑在小鼠晚年時使用，依然可有效延長其健康壽

命[37]。如今，已有數百種化學物質經證明比白藜蘆醇更能有效活化去乙醯酶，且部分藥物在臨床試驗階段已經證明可降低人體脂肪酸和膽固醇，並可治療乾癬[38]。

另一個乙醯酶活化劑是NAD，有時也寫成NAD[+39]。NAD之所以優於其他乙醯酶活化劑，是因為它能增強全部七個去乙醯酶的活性。

NAD在二十世紀初被發現時，是做為酒精發酵促進劑。這很幸運，倘若NAD沒有改善我們的製酒方式，科學家大概不會對它如此傾心。學界研究NAD數十年之後，終於在1938年有了突破性進展，NAD證明能夠治癒犬類的黑舌病，那是一種等同人類糙皮病的疾病。

研究顯示，NAD是維生素B_3的產物，缺乏的話，會引發皮膚發炎、腹瀉、失智、皮膚潰瘍，最終甚至導致死亡。由於人體超過五百多種酵素的作用都需要NAD，沒有NAD的話，我們將在三十秒內死亡。

身體的管家

到了1960年代，研究人員做出結論：所有關於NAD的有趣研究都已完成。未來數十年間，NAD就只是青少年上生物課時，必學的一種像身體管家一樣的化學物質。1990年代，情況轉變，我們開始意識到NAD不僅可以保持身體運作，它還是許多重要生理作用（包括老化和疾病在內）主要的調節者。

今井真一郎和葛蘭特證明了NAD是去乙醯酶蛋白作用必需的原種燃料。NAD不足，去乙醯酶就無法有效運作，無法從組蛋白中移除乙醯基，無法使基因沉默，也無法延長壽命。而且，肯定看不到白藜蘆醇活化劑對於延長壽命的影響。

我們其他人也注意到，隨著年齡增長，整個身體的NAD含量會降低，大腦、血液、肌肉、免疫細胞、胰臟、皮膚，甚至連覆蓋微小血管內部的內皮細胞都無一幸免。

但是，正因NAD對許多細胞基本的作用至關重要，二十世紀的研究人員反而對於增加細胞中NAD的效應興趣缺缺。他們認為：「擾亂NAD的話，後果堪憂。」但若沒有試圖操控NAD，也就無從得知做了結果會如何。

不過，使用酵母菌的好處就在這裡，任何實驗最壞的情況，不過就是發生一場酵母菌大屠殺罷了。

想找到增加酵母菌中NAD的方法，風險不大，所以我和實驗室同事便放手一試。最簡單的辦法就是找出酵母菌產生NAD的基因，我們首先發現*PNC1*的基因，能將維生素B_3轉化為NAD。因此，我們嘗試在酵母菌裡加入額外四套*PNC1*，酵母菌因此總共有五套*PNC1*，藉此增強NAD製造的能力。結果，這些酵母菌的壽命比正常酵母菌增長了50％，但移除了*SIR2*基因，就無法達到同樣效果。表示細胞製造更多NAD，是在幫助去乙醯酶生存迴路的運作！

相同方法能應用到人體身上嗎？理論上來說是可行的。我們的實驗室已經擁有此類技術，可利用病毒來輸送等同*PNC1*的人類基因NAMPT。但是，要讓人類成為基因轉殖生物，需要經過各種倫理考量和充足的安全保障，畢竟賭注太高，後果可不只是酵母菌大屠殺而已。

這便是我們為何又再次開始尋找具有相同效果且安全的化學分子。

2004年，現為愛荷華大學生物化學部門負責人的布倫納（Charles Brenner）發現一種名為菸鹼醯胺核苷（nicotinamide riboside，NR）的維生素B_3。NR是細胞製造NAD的前驅物質。他後來發現牛奶中微量的NR

可增加NAD和Sir2的活性，進而延長酵母菌壽命。這種過去罕見的化學物質，現在做為營養保健品每月以噸為單位出售。

同一時間，包括我們在內的研究人員又在研究一種名為菸鹼醯胺單核苷酸（nicotinamide mononucleotide，又稱NMN）的化學物質，此種化合物由人體細胞製造，而且可在酪梨、綠花椰菜和高麗菜等食物中發現。身體內的NR會被轉化為NMN，然後再轉化為NAD。讓動物喝含有NR或NMN的飲料[40]，接下來幾小時內，其體內的NAD含量會上升約25％，效果有如在禁食或進行大量運動一樣。

小鼠的奇幻旅程

我在葛蘭特實驗室的朋友今井真一郎在2011年證明了NMN可以增加NAD含量，減輕年長小鼠的第二型糖尿病症狀。然後，我在哈佛大學實驗室的研究人員發現，老年小鼠接受NMN注射一週後，其粒線體的功能運作與年輕小鼠的粒線體無異。

2016年，我在新南威爾斯大學的實驗室與莫里斯（Margaret Morris）合作，證實了NMN可治療肥胖母鼠，以及其易患糖尿病後代的第二型糖尿病。

回到哈佛，我們發現了NMN可讓年邁小鼠擁有年輕小鼠的耐力。遠不止此，這還導致了2017年的「小鼠跑步機大難」，當時我們不得不重設實驗室微型跑步機的追蹤系統，因為沒人預料得到一隻年邁小鼠，或說任何小鼠，可以跑上三公里的距離。

NMN這種分子的效用可不只是讓年老的小鼠變成超級馬拉松運動員而已；我們在研究中也測試了NMN小鼠的平衡感、協調性、速度、

肌力和記憶力。結果，服用此種分子的小鼠和未使用的小鼠之間顯現出令人震驚的差異。

若這些齧齒動物是人的話，老早就有資格享有敬老優惠了；但是，NMN卻讓牠們的體能變得有如體育競技節目「極限體能王」（American Ninja Warrior）的參賽者一般。

其他實驗室也證明，NMN有助於預防腎臟損害、神經退化性疾病、粒線體疾病，和一種名為福萊德瑞克氏運動失調症（Friedreich's ataxia）的遺傳疾病，這一種疾病會讓本來活躍的二十歲年輕人失去行動能力。

在我書寫本書的同時，一群晚年被餵食NMN的小鼠正逐步邁向高齡。事實上，最初的四十隻小鼠中只有七隻還活著，但是牠們依然很健康，而且仍然在籠子裡面活蹦亂跳。那麼，這當中未服用NMN的小鼠有多少？

答案是零。

每天都有人問我：「哪個分子比較好？NR還是NMN？」我們發現NMN比NR更穩定，而且也在小鼠實驗中看到了一些使用NR沒有的健康益處。但是，NR已經過研究證實可以延長小鼠壽命，但NMN仍在進行測試。因此，現在尚未有確切答案，至少目前還沒有。

NAD促進劑的人體研究仍在進行，截至目前，並未發現任何毒性，甚至一點跡象都沒有。目前也有許多正在進行或即將開始的研究在測試NAD促進劑對於肌肉和神經系統疾病的效果，其他還有NAD超強化分子的研發，進度略慢幾年。

這些研究可能得花費數年才會開花結果，但是，許多人並不願意枯等，因此給了我們一些有趣線索，究竟這些分子或類似的分子會將我們

帶往何處？

孕育生命的沃土

我們知道，NAD促進劑可有效治療小鼠的多種疾病，即使接近晚年，也能延長小鼠壽命。我們知道，新興研究強烈顯示，NAD促進劑對於人體健康即便沒有一模一樣的功效，也可能產生類似影響。

我們還知道，NAD促進劑在表觀遺傳地景上的運作原理，即透過施加適度壓力，恰好足以啟動我們的長壽基因，以抑制表觀遺傳變化，來維持年輕機制。如此，NMN和其他活力分子（包含二甲雙胍和雷帕黴素在內）便可減少引發老化的雜訊累積，進而恢復生理機制。

NAD促進劑如何做到這一點？我們仍然在努力研究，以瞭解表觀遺傳雜訊如何在分子層次上受到抑制，但是我們大體上知道當中的運作方式。

當我們強化去乙醯酶等沉寂蛋白時，即使發生DNA損傷，它們也依然能維護年輕的表觀基因體不受影響，就像具有額外 *SIR2* 基因的長壽酵母菌一樣。它們以某種方式應變，也許是超高效地修復DNA斷裂，然後在走失前回到原本位置，或是即便有半數去乙醯酶走錯位置，但剩下的酵素仍足以穩固人體這座堡壘。

不論透過何種方式，去乙醯酶活性增加可能防止了沃丁頓大理石逃離所在的山谷。即使它們開始往外移動，NMN等分子也有如額外的重力，會將其推回原位。基本上，這可說是身體某部分的逆齡，雖然只有一小步，但仍算是一種逆齡。

如此推測在比小鼠大的動物中是否正確？其中一個初步線索出現，

是某天下午在我哈佛實驗室工作的學生走進我的辦公室時，顯示或許推測是對的。

他小聲地詢問：「大衛，請問你有空嗎？我想與你討論一件事，和我母親有關。」

他臉上的表情和說話的語氣，讓我立即擔心起這位來自另一個國家的學生會告訴我他母親生病了。我母親病重時，我與她相隔半個地球之遠，所以，我相當能體會那是什麼感覺。

我衝口說出：「不論你需要什麼幫助都行。」

學生似乎有些吃驚，我才意識到自己根本還沒提出最要緊的問題，我問他：「你母親可還安好？」

他答道：「是的，還好……我的意思是……還好……大多數時候。」

他告訴我，他母親和我其他一些學生及其家人一樣，正在服用NMN營養補給品。然後，他的聲音開始小到像在低語：「一切很好，她的週期……又開始了。」

我過了幾秒才意識到他說的週期是指什麼。

女性接近更年期時，月經週期會變得非常不規律，這就是為何若一年沒有月經的話，大多數醫生會確認女性已經進入更年期。

此後，若是陰道出血，可能會引發擔憂，因為可能是癌症、肌瘤、感染或對藥物產生不良反應的跡象。

我問他：「令堂有去看醫生嗎？」

我學生回答：「有，醫師說她身體無恙，那看起來就像普通的經血。」

我十分好奇。於是我說：「好的，但我們需要更多資訊，你能否打電話給她再詢問一些問題？」我從未看過有人頓時神色大變如此之快，他懇求我：「大衛，拜託拜託，拜託不要叫我問我母親關於月經的問題！」

卵巢也可以回春？

自從2017年秋天的那場對話以來，我得知其他幾位女性也有類似經歷，另外也讀到了其他類似情況的女性紀錄。這些案例有可能是安慰劑效應的結果。但是，2018年的一項試驗測試了NAD促進劑能否恢復老馬的生育能力，結果成功了，讓抱持懷疑的獸醫也出乎意料。據我所知，馬可不會有安慰劑效應。

儘管如此，這些故事和臨床試驗結果可能都是一些隨機的案例，未來將針對此方面進行更詳盡的研究。但是，倘若結果證明母馬和婦女可以再次生育，那將完全顛覆我們對生殖生物學的理解。

在學時，老師告訴我們，女性出生時，卵子的數量是固定的，大約多達兩百萬顆。大部分的卵子會在青春期前死亡，剩下的卵子幾乎要不是在女性一生的經期當中釋出，要麼隨時間死亡，直到沒有任何卵子為止。然後，如我們學習到的，女人將無法生育，句點。

這些關於女性月經恢復和馬恢復生育的傳聞報告是早期但有意思的指標，顯示NAD促進劑有機會能恢復退化中或已經退化的卵巢。同時，我們也觀察到，NMN能夠恢復那些以化療殺死了所有卵子或進入「更年期」的年邁母鼠的生育能力。

順道一提，即使研究重複進行多次，並由不同人員分別在兩個實驗室進行重複的實驗，結果依然有相當大的爭議，以至於除了我之外，我的團隊幾乎沒有人投票贊成發表成果。因此，此項研究成果目前暫時尚未發表。

在我看來，顯然生物學家忽略了某個重點，而且是最關鍵的要點。

2004年，生殖生物學界極具爭議的提利（Jonathan Tilly）聲稱，卵巢

中存在著可在老年製造卵子的人類幹細胞。儘管該理論頗具爭議，但或可解釋年老或接受過化療的母鼠為何能夠恢復生育能力[41,42]。

不論「卵子前驅細胞」是否存在於卵巢，依我之見，我們無疑正以驚人的速度邁向一個新世界，女性未來也許能更長久保有生育力，甚至就算已經失去生育能力，也有可能重新回復。

所有這些，對那些想生小孩但因為各種社會、經濟，或醫療因素而無法生育的人來說，當然都是好消息。但是，這與老化有何關係？

要回答這個問題，我們得先回想一下卵巢是什麼。卵巢不僅是我們許多人在校時學到的，只是一種緩慢釋放人類卵子的機制；它是一個器官，就像心臟、腎臟或肺臟一樣，具有日常運作功能，既存放著胚胎發育期間產生的卵子，同時也可能成為儲藏處，儲存日後衍生自前驅細胞的額外卵子。

卵巢也是老化影響的第一個主要器官，不論對人類和動物來說都是如此。雌鼠通常在約十二個月大時喪失繁殖能力。所以，以小鼠來說，這意味著我們與其等候兩年直到小鼠達到「老年」，不如先觀察研究十二個月內老化的成因與療法。

此外，我們還要記得NMN的功用，它能促進NAD製造，而NAD可以提高SIRT2酵素的活性。SIRT2存在於細胞質內，是人類形式的酵母基因Sir2。

我們發現，SIRT2負責控制未成熟卵子的分裂過程，確保卵子最終只保留一條母親的染色體，以便與父親的染色體結合。年老的小鼠若少了NMN或額外的SIRT2，整個卵子就完蛋了，成對的染色體不是正好往兩個方向分開，而是從許多方向撕碎。但是，若預先以NMN治療老年雌鼠數週，牠們的卵子看來就會像原始的卵子，與年輕小鼠相同[43]。

這便是為何人類卵巢功能恢復的早期指標儘管可能只是傳聞軼事，仍如此令人驚豔的原因。倘若傳言屬實，那麼用於延長、恢復，與逆轉卵巢老化的機制，或許會成為我們應用於其他器官的途徑。

另一件必須牢記在心的事情是，NMN並非此領域中唯一大有希望的長壽分子。部分女性因多囊性卵巢症候群導致經期不頻繁或過長，目前二甲雙胍已廣泛用於改善這些女性患者的排卵問題[44]。

於此同時，新興研究正逐漸證明，哺乳動物雷帕黴素標靶抑制劑（又稱mTOR抑制劑）或許可在化療過程中保持卵巢功能和生育能力[45]，而同樣的基因途徑在男性生育力中也扮演了關鍵角色，影響精子的製造和發展[46]。

家父的老年生活

齧齒動物研究進行的時間多半比正式的人類研究早得多，NAD促進劑就是一例。但是，這些分子用於酵母、線蟲和齧齒動物，展現出許多安全性和效力上的早期指標，以致於許多人開始進行自己的私人人體實驗。

家父也是其中之一。

雖然他念的是生物化學，但我父親卻熱愛電腦。他任職於一家病理公司，擔任資訊人員。這意味著他得長時間坐在電腦螢幕前，「久坐」又是另一件專家學者說對健康有害的事，部分研究人員甚至暗示這對健康的危害程度可能與吸菸沒兩樣。

2014年，我母親去世時，父親的健康狀況也無法抵擋地開始下滑。他六十七歲退休，七十五歲左右依然相當活躍。他喜歡旅行與園藝，但

是，他已經跨過了第二型糖尿病的門檻，聽力下降，視力衰退，很快就感到疲倦，說話不斷重複，脾氣暴躁，根本稱不上朝氣蓬勃。

他開始服用二甲雙胍治療邊緣型第二型糖尿病，隔年他開始服用NMN。

家父一直是個懷疑論者，但他永遠充滿了好奇心，而且從我這裡聽到關於實驗室小鼠發生的事情後，他深深著迷。NMN並非受管制物品，市面上可以買到NMN營養補給品，所以他也從小劑量開始嘗試。

不過，他很清楚小鼠和人之間存在著偌大差異。起初，他會對我和其他關切的人說：「目前還沒啥兩樣。」

正因如此，他試用了NMN約六個月時的聲明便頗具說服力。

他說：「我不想顯得太過激動，但是，我感覺有些不同。」

他告訴我，他感覺比較不疲倦，身體較少痠痛，而且神智更清明。他說：「我超越了我的朋友，他們經常抱怨覺得年紀大了，而且再也無法和我一起去山上踏青。我和他們感覺不同，我不感到疼痛或痛苦。我在健身房划划船機還贏過許多年輕人。」同時，他的肝酵素異常二十年後，竟又恢復正常，讓他的醫生大感驚訝。

他再次來訪美國時，我注意到他有些不同，非常細微的差異，我恍然大悟，自我母親去世以來，他臉上第一次帶著微笑。

這些時日，他像個青少年一樣四處歷險，在風雪中徒步六天登上塔斯馬尼亞最高的山峰頂端；騎三輪車穿過澳洲叢林；在美國西部搜尋偏遠的瀑布；在德國北部森林玩高空滑索；在蒙大拿泛舟；在奧地利探索冰洞。

他顯然是「老當益壯」的代表，只是壯得太不像他的年紀了[47]。

而且，因為想念工作的感覺，所以他在澳洲一家知名學府開始了

新的職涯，任職於道德委員會負責核准人類研究，充分運用他在嚴謹科學、醫學實務，和資訊安全上的專業知識。

你可能會預期，有如此行為的人畢生都維持此種生活方式，但家父絕不是一個這樣的人。家父曾說，他不期待變老。他本性並非外向或樂觀之人，反倒比較像是《小熊維尼》裡的小毛驢屹耳。

他期望退休後能過上十年體面的生活，然後再搬進養老院。對他而言，未來的路很明確。他親眼目睹發生在他老母身上的一切，無助地看著她的健康狀況在七老八十時下降，還有她晚年最後十年遭受痛苦與失智症折磨。

這些情景歷歷在目，對他來說，想到年過七十後的生活，其實並不怎麼吸引人；事實上，還非常駭人。但是，現在他非常享受目前的生活。每天早晨醒來，都深切渴盼能擁有全新、激動人心的經歷，充實自己的生活。

為此，他每天早上按時服用他的二甲雙胍和NMN，而且藥快吃完時還會感到不安。他的精力、熱愛生活，和對年老的看法改觀，一切轉變驚人，這或許與他攝取的分子無關，我猜想，他身心的蛻變可能就是某些人變老的方式，但我其他的親戚肯定不是如此。

長壽的意義

我父親也在思索這些變化，畢竟我們全家都是科學家。他最近告訴我：「我無法確定這是NMN的功勞。」他想了想自己的生活，然後笑著聳聳肩說：「但我也找不到其他解釋。」

最近，家父在美國東岸遊玩過後回到澳洲。我有點不好意思地問

他，下個月能否飛回美國參加一個活動。我將獲頒「澳大利亞國家榮譽勳章暨榮譽官員」（Officer of the Order of Australia），以表揚我「在老化生物學醫學研究、生物安全合作計畫，及提倡科學研究的傑出貢獻」。這將會在華盛頓特區的澳洲大使館舉行頒獎典禮。

我告訴他：「珊卓說我不該要你飛回來，離你上次來美國只相隔了四週，再說你又快八十歲了，路途遙遠，而且……」

他回答：「我很樂意出席，不過得先確認一下行程，看看我有沒有空。」

他取消了幾場會議，把這趟行程排進行事曆裡。頒獎典禮上，他和珊卓及孩子們在一旁觀禮，這無疑是我一生中數一數二美好的日子。看著父親和家人站在一起，我心想：「這就是長壽的意義，父母可以參與你人生的重要時刻。」

父親後來告訴我，他站在一旁觀禮時心想：「這就是長壽的意義，陪伴孩子度過人生的重要時刻。」

當然，家父重返青春的故事完全是一則軼事，我不會將其發表在科學期刊上，畢竟，安慰劑有時也是很強大的藥物。我們無從得知他之所以感覺好轉，是因為服用了NMN和二甲雙胍，還是他開始服用這些藥物時，已經下意識決定要改變生活方式了。

精心策劃的人類雙盲臨床研究完成後，也許就會有有力證據證明老化時鐘是可逆轉的。但是，在那之前，我仍然為父親深感自豪，身為一個普通人，在年近八十歲勇於面對生命的挑戰，為自己開啟了生活的新頁，可謂是人生明鑑，向我們證明了不接受老化是「命該如此」的話，生命可以是何等模樣。

儘管如此，對於我或任何看到我父親轉變的人，很難不去懷疑是否

有什麼特殊原因。

而一旦你知道了我所得知的、看到我所見過的，那些尚未對世人揭曉的全球各地實驗和其他臨床實驗結果，很難不相信人類生活即將出現重大改變。

不惜一切

在沒有真實逆境的情況下，啟動人體生存機制真能讓人類壽命遠遠超越今天嗎？最佳辦法為何？加強版的 AMPK 活化劑？TOR 抑制劑？STAG 或 NAD 促進劑？還是這些藥物搭配間歇性禁食和高強度間歇訓練？所有可能性的排列組合可說是無邊無際。

也許，任一種進行中的長壽分子抗老研究，將為我們提供額外五年的健康時間；也許，這些化合物，加上最棒的生活方式，有機會成為長生不老藥，讓我們在世的日子多出幾十年；也或許，隨著時間流逝，我們對這些分子的熱情不在，興趣轉向更新的研究發現。

我在此所提及的分子，發現多半出於機緣巧合。但是，現今我們正積極、刻意尋找可以啟動人體內建防禦機制的分子，試想世界又將有何發現。現在，成群的化學家正努力製造天然或合成的分子，並加以分析，試圖找出有潛力可以抑制表觀基因體雜訊以及重設表觀遺傳地景的分子。

目前已經有數百種化合物經證實具有此方面的潛力，而且仍有成千上萬的化合物有待進一步研究。甚至，極可能還有未被發現的化學物質，隱藏在啤酒酵母之類的微生物中，或在諸如山羊豆這類植物裡，等著向我們展現其他的長壽途徑，幫助人體更強健、更長壽。而那些還只

是天然產物而已，功效通常比參考它們所合成的藥物低上許多倍。目前確實有許多新興合成藥物功效類似我所提及的分子，而且也逐漸在早期人類臨床試驗中展現出巨大潛力。

這些分子哪個最有效、何時使用最好？或是對誰最好？要找出這些問題的答案需要時間。但是，每一天，我們都有所進展。相信有朝一日，人類生命力大幅提升將只有幾錠藥片之遙。我們有充滿希望的線索，有眾多才華洋溢的研究人員，有大量前進的動力，不可能無法實現這個目標。

可是，當中這些方法，是否有老化的「解藥」？答案是沒有。研究人員或許能持續找出愈來愈見效的分子，可以更有效地減少表觀遺傳雜訊和促進細胞組織再生；於此同時，也能為我們爭取更多時間，以獲得其他有助於大幅延長人類生命的科學進展。

但是，假使這一切並未發生。為了容我爭辯與強調，請先假裝自己生活在一個世界，那裡從未發現過這些分子，而且也沒人想過用藥物來解決衰老問題。

即便如此，這也不會改變人類必然會更長壽健康的可能，一點也不。原因就在於，那些啟動體內古老生存機制的藥物，只是科學家、工程師，和企業家用來促成人類終極演化的其中一種方式……

……自始至終都是如此。

大步向前

　　我們其實鮮少思考老化這件事，就算想過，我們往往認為，縱然老化可以改變，也是相當複雜難改的一件事。

　　在人類大半歷史裡，我們自然而然地將老化視為季節變換的一部分；春夏秋冬四季更迭也確實是相當常見的人生比喻，用來形容人從童年、成年、中年，到「暮年」的歷程。

　　再近些時候，我們發現衰老不可避免，但我們也許能夠讓一些老年常見的疾病不那麼嚴重。後來，我們發現也許可以針對各個老化標誌，或是一些老化的症狀做些改善。即便如此，改變老化似乎仍需要莫大的努力。

　　可是，重點是，並非如此。

　　一旦知道了從酵母、線蟲、小鼠，到人類，宇宙萬物都有共通的老化調節機制……

　　一旦瞭解只要透過NMN等分子、幾小時劇烈運動，或少吃幾餐，就能改變這個調節機制……

還有，一旦你意識到老化只是一種疾病……

一切便不言自明：

老化將可輕鬆解決。而且比癌症更容易解決。

我知道這般言論聽來有點瘋狂。

可是，微生物過去也被視為是瘋狂的想法，直到1671年，業餘科學家雷文霍克（Antonie van Leeuwenhoek）首度描述了他從自製顯微鏡中觀察到的「微小動物」世界，才顛覆了過往認知。

後來數百年間，醫生駁斥手術前需要洗手的觀點。但是，事到如今，「傷口感染」這個過去導致患者術後死亡的主因，現在已成為醫院人員在手術室最一絲不苟、注重預防的要事。單靠手術前洗手這件事，我們就大大提高了病患的存活率。一旦我們瞭解到問題所在，要解決就好辦了。

謝天謝地，我們用肥皂解決了問題。

對許多人而言，疫苗也曾是個瘋狂的想法，直到英國醫師詹納（Edward Jenner）成功使用他從牛痘水泡搜集來的液體，並接種至一名八歲男童菲普斯（James Phipps）身上。雖然他的行為在今天可能會被視為極端不道德的實驗，但在當時卻開啟了免疫醫學的新紀元。

在1796年詹納發明疫苗以前，這種「輕微疾病可以預防許多疾病」的想法，在許多人眼中是相當瘋狂，甚至像是有殺人傾向。

如今我們知道，以挽救生命和延長壽命而言，疫苗是人類史上最有效的醫學預防的介入措施。同理，一旦我們瞭解到問題所在，要解決就好辦了。

乙醯酶活化劑（STAC）、AMPK活化劑，和mTOR抑制劑的成功，

無疑是異常強大的指標，顯示我們正致力於探索所有老化相關疾病的源頭。這些分子經證明可增加幾乎各種試驗生物的壽命，此事實進一步證明了我們正運用古老而強大的機制來延長生命[1]。

然而，還有一個藥物標靶有助於延長人類壽命，就在長壽分子影響老化過程的下游，但其作用仍是在許多老化症狀的上游。

你可能還記得，老化其中一個關鍵標誌就是衰老細胞的累積，這些細胞已經永久停止繁殖。

從人體取出，或在培養皿中培育的年輕人類細胞，在染色體端粒變得非常短之前，最多可以分裂大約四十至六十次，現今稱此為「海佛列克極限」（Hayflick limit），是由解剖學家海佛列克（Leonard Hayflick）所發現。端粒酶此種酵素可維持端粒長度，此發現也讓布雷克本（Elizabeth Blackburn）、格雷德（Carol Greider），和紹斯塔克（Jack Szostak）於2009年榮獲諾貝爾獎。

然而，為了保護我們免受癌症侵襲，除了在幹細胞以外，端粒酶都是處於關閉狀態。1997年，有個了不起的發現：若將端粒酶放入培養皿的皮膚細胞中，這些細胞永遠不會衰老。

目前已大致釐清為何端粒變短會導致衰老。端粒過短會喪失其組織蛋白包裝，就像鞋帶少了繩花一樣，染色體末端的DNA也會暴露出來。細胞偵測到暴露的末端DNA，便認為這是DNA斷裂，會嘗試修復DNA末端，有時會將不同染色體的兩端結合在一起，導致超級基因體不穩定（hypergenome instability），因為這些染色體可能在細胞分裂過程中扯碎，再接合，不斷重複之下，可能演變成癌症。

端粒過短另一種更安全的解決方案是讓細胞停工。我相信，這是透過永久啟動生存迴路達到的。裸露的端粒被視為是DNA斷裂，導致去

乙醯酶等表觀遺傳因子永久離開原本位置，以試圖修復損傷，但因為沒有其他DNA末端可以連接，細胞因此停止複製，情況有點類似老酵母細胞中斷裂的DNA分散了Sir2的注意力，使其脫離交配型基因，進而導致生育能力終止。

眾所周知，人類衰老細胞中常見DNA受損反應的觸發，和表觀基因體發生重大改變的情況。此外，我們在小鼠的ICE細胞裡引進表觀遺傳雜訊，使得這些細胞比正常細胞更早衰老，此項資訊也許頗具價值。神經與肌肉細胞鮮少分裂或甚至不分裂，我懷疑它們之所以衰老，或許是表觀遺傳雜訊導致的結果，細胞因此失去特性並停止運作。

這個曾經有益、有助於細胞度過DNA損傷的回應機制有個黑暗面，即永久性恐慌的細胞會向周圍細胞發出訊號，導致其他細胞也開始驚慌。

破壞力強大的殭屍細胞

衰老細胞通常又稱「殭屍細胞」（zombie cell），因為即使它們應該死亡，但卻拒絕死去。殭屍細胞會分泌一種罕見的酵素，名為 β-半乳糖苷酶（beta-galactosidase），因此，在培養皿中，以及在冷凍、切成薄片的組織切片裡，我們可將其染成藍色。

殭屍細胞染色後，成像相當明顯。細胞愈老，我們觀察到的顏色愈藍。例如，人在二十多歲時，白色脂肪樣本看來是白色，中年時則是淡藍，而老年時則是深寶藍色。呈現出的景象十分驚人，因為這清楚顯示出我們體內有大量衰老細胞，而老化正緊抓住我們不放。

少量衰老細胞就能造成重大破壞。即便衰老細胞停止分裂，仍會持

續釋出名為細胞激素（cytokine）的蛋白質。這些蛋白質會導致發炎反應，引來巨噬細胞（macrophage）攻擊組織。

慢性發炎並不健康，問問患有多發性硬化症（multiple sclerosis）、發炎型腸道疾病，或乾癬的人就知道。這些疾病全都與細胞激素蛋白過量有關[2]。

發炎反應也會助長心血管疾病、糖尿病和失智症。由於發炎反應會助長老化相關疾病的發展，科學家甚至以「老化發炎」（inflammaging）稱此過程。而且，細胞激素不僅會引發發炎反應，還會讓其他細胞也變成殭屍，有如身體的世界末日一般。此種情況發生時，它們甚至會刺激周圍細胞變成腫瘤，進而擴散。

目前已知摧毀小鼠的衰老細胞可使其更強健，壽命更長，牠們的腎臟功能可更持久、運作良好，心臟抗壓能力增強。根據梅約醫學中心分子生物學家貝克（Darren Baker）和范德森（Jan van Deursen）的研究，小鼠壽命因此延長了20％到30％[3]。在疾病的動物模式中，殺死衰老細胞可使纖維化的肺部變得更柔韌，延緩青光眼和骨關節炎惡化，並減少各種腫瘤的大小。

瞭解細胞的衰老如何發生演變不僅僅是學術研究，還能幫助我們研擬更好的方式來預防或殺死衰老細胞。

細胞衰老是人類所繼承的原始生存迴路造成的後果，當細胞偵測到DNA斷裂時，生存迴路會停止細胞分裂和繁殖；若DNA太過頻繁發生斷裂，或最後使生存迴路不堪負荷，人類細胞將停止分裂，然後驚慌地原地不動，試圖修復損傷，擾亂表觀基因體，並分泌細胞激素，就像衰老的酵母細胞裡所發生的情況一樣。這是細胞老化的最後階段，一點都不吸引人。

第 6 章 大步向前
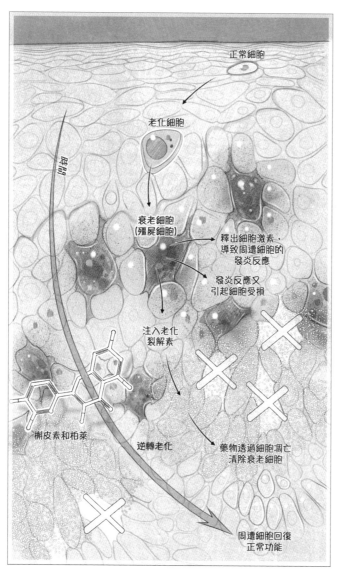

正常細胞

老化細胞

衰老細胞
(殭屍細胞)

時間

釋出細胞激素,
導致周遭細胞的
發炎反應

發炎反應又
引起細胞受損

注入老化
裂解素

槲皮素和柏萊

逆轉老化

藥物透過細胞凋亡
清除衰老細胞

周遭細胞回復
正常功能

刪除舊組織裡的殭屍細胞: 由於我們從祖先遺傳的原始生存迴路,使體內細胞最終失去了本身特性,並停止分裂,有時甚至在體內組織中待上數十年。殭屍細胞分泌的因子會促發癌症及發炎反應,把其他細胞也變成殭屍細胞。衰老細胞難以逆轉,所以最好的辦法就是殺死它們。目前開發中的一種藥物名為老化裂解素(senolytics),正好有此功效,可迅速恢復我們的活力。

跟不上人類發展的衰老細胞

如果殭屍細胞對健康有害無益，為何身體不直接殺死它們呢？為何要讓衰老細胞在體內待上數十年製造問題？

早在1950年代，演化生物學家威廉斯（George Williams）便已提出一個老化理論，那就是有些基因對年輕人的幫助很大，但會有些副作用，到年紀大的時候才發作。

加州巴克老化研究所的坎培西（Judith Campisi）在威廉斯的理論基礎上進一步研究，認為人演化出細胞衰老其實是一種妙方，用來預防我們在三十、四十歲時罹癌。畢竟，衰老細胞不會分裂，表示帶有基因變異的細胞先啟動衰老的程式，它們就無法形成腫瘤。但是，假如衰老細胞真的能預防癌症，那為何最後卻促進鄰近組織發展出癌症，更不用說其他與老化相關的症狀了？

此時，便是「拮抗基因多效性」（antagonistic pleiotropy）出場的時間了。該理論認為，演化保存了年輕時對人體有益的生存機制，因為利大於弊，遠勝過生存機制在年老後可能引發的任何問題。是的，天擇正是如此殘酷不仁，但確實奏效。

回溯原始人類（hominid）「類人猿」一千五百萬年的歷史，這個人類同科動物在絕大多數的演化歷程中，充斥掠食、飢餓、傳染病、產婦死亡、感染、氣候天災，和種內暴力等各種外力，意味著鮮少有人活超過十、二十年。而即使是在相對較近的人屬時代，我們現在所謂的「中年」也是自然界中一個全新的現象。

從人類大半的演化史來看，活過五十歲幾乎不太可能。因此，原本減緩癌症擴散的機制，最終會否導致更多癌症或其他疾病，根本無關緊

要，因為只要這個機制足以讓人類有時間繁衍和養育就夠了。接下來決定人類存亡的，就是劍齒虎的事了。

今時今日，鮮少有人必須擔憂自己被飢餓的掠食者抓走；飢餓和營養不良依然普遍，但極度飢餓的情況愈來愈少見；兒童疾病的預防工作日益進步，其中部分疾病甚至幾近消失。

分娩愈來愈安全（雖然仍有長足的改善空間，特別是在開發中國家）；現代衛生設施大幅減少人類死於傳染病的機率；現代科技幫助警告我們即將發生的重大災難，例如颶風和火山爆發；世界也許看似險惡或暴力，但數十年來，全球兇殺率和戰爭數持續下降。

文明讓我們壽命更長，演化甚至還來不及迎頭趕上。因此，我們受到衰老細胞的煎熬，就好像文明發展讓放射性廢物傷害我們一樣。若將一小撮衰老細胞放進年輕小鼠的皮膚裡，發炎反應就會迅即蔓延，整隻小鼠體內會充斥引發早老跡象的殭屍細胞。

有一類名為老化裂解素（senolytics）的藥物，也許是我們抗衰老之戰所需要的殭屍細胞殺手。這些小分子藥物專門設計用來殺死衰老細胞，誘發原本應該發生的死亡程式。

這正是梅約醫學中心的柯克蘭（James Kirkland）所完成的研究。他只要用兩個老化裂解素分子，即可快速消滅實驗室小鼠體內的衰老細胞，並使牠們的壽命延長36％：一是槲皮素（quercetin），通常可在西洋白花菜、羽衣甘藍和紅洋蔥裡找到；還有一種名為柏萊（dasatinib）的藥物，是治療白血病的化療藥物[4]。

這個研究成果意義非凡，若老化裂解素能發揮效用，表示你只要服用一週一個療程的藥物，就能青春煥發，然後十年後再服用另一次療程即可。

同時，相同藥物也可注射至患有骨關節炎的關節或即將失明的眼睛，或吸入因化療而纖維化、僵硬的肺部，強化這些器官，提供逆齡的效果。（源自復活節島的長壽分子雷帕黴素被稱為「抗老型態」（senomorphic）分子，因為它無法殺死衰老細胞，但能阻止衰老細胞釋放發炎分子，也同樣有效[5]。）

2018年老化裂解素首度開始進行人體試驗，用於治療衰老細胞累積的骨關節炎和青光眼。這些藥物正式問世之前，我們也許仍需數年才能確認藥品的功效和安全性，但是倘若真的見效，未來可說是潛力無窮。

不過，我們還有一個選擇，更接近問題的上游，甚至可能是更好的選擇。

難纏的垃圾DNA

先前討論過名為LINE-1反轉錄轉位子（retrotransposon）的自私基因以及它們的殘餘化石，約占了人體基因體一半，常被稱為「垃圾DNA」。

這可是為數不小的基因包袱，而且它們是一群鬼祟的傢伙。在年輕細胞裡，染色質阻擋了這些古老的「DNA跳躍子」（mobile DNA element，又稱反轉錄轉位子）的活動，避免其跳出基因體，再將自己嵌入其他位置破壞DNA。我們與其他研究團隊已經證實去乙醯酶緊密纏繞LINE-1基因，使其沉寂[6]。

然而，隨著小鼠年歲漸長，由於去乙醯酶被召集到他處修復DNA斷裂，之後許多都找不到回家的路，這些去乙醯酶蛋白散落在基因體各處，人類可能也是如此。

雪上加霜的是，NAD含量下降加劇了去乙醯酶蛋白的失落，與我們一開始在老酵母菌中發現的情況相同。少了去乙醯酶蛋白纏繞染色質並沉寂轉位子DNA，細胞就會開始轉錄這些內源病毒（endogenous virus）。

情況很糟，而且只會每況愈下。

長時間下來，隨著小鼠年紀愈大，曾經沉寂一時的基因囚犯LINE-1被轉錄出RNA，然後RNA又再反轉錄成DNA，然後被重新嵌入基因體不同的位置。LINE-1基因造成基因體不穩定與表觀遺傳雜訊，進而引起發炎外，它還會從細胞核滲出，流入細胞質，因而被認為是外來入侵者，細胞就會釋放更多刺激免疫系統的細胞激素，導致全身發炎。

布朗大學的瑟德維（John Sedivy）和羅徹斯特大學的戈布諾娃（Vera Gorbunova）進行了一項新研究。他們提出了一種可能性，即SIRT6突變小鼠之所以如此迅速老化，其中一個主因是因為這些反轉錄病毒地獄犬毫無約束，導致大量DNA斷裂，表觀基因體並非慢慢劣化，而是急速瓦解。

多項實驗的有力證據顯示，抗反轉錄病毒藥物（antiretroviral）可延長SIRT6突變小鼠的壽命近兩倍，同種藥物也用於治療人類免疫缺乏病毒（HIV）。可能情況是，當NAD隨年齡增長而下降，去乙醯酶也會變得無法沉默反轉錄轉位子。

也許有朝一日，會有安全的抗反轉錄病毒藥物或NAD促進劑能讓這些垃圾基因沉寂[7]。我們或許無法從根源完全阻擋老化，但至少能在身體出現完全的無政府狀態前，在老化這個精靈更難以被收回瓶中之前，就開始這場戰鬥。

未來的疫苗

2018年，史丹佛大學科學家宣布他們研發出了一種接種疫苗，可大幅降低小鼠罹患乳癌、肺癌和皮膚癌的機率。

他們發現用老鼠自身細胞誘導出的幹細胞帶有一些抗原，這些抗原也會出現在老鼠產生的癌細胞身上。因此透過替小鼠注射以輻射失活的幹細胞，加上我們用於破傷風、B型肝炎和百日咳疫苗的免疫促進劑，幹細胞會刺激免疫系統去攻擊一些平常察覺不到的腫瘤[8]。

其他免疫腫瘤療法甚至取得更大進展，PD-1和PD-L1抑制劑可讓原先隱身不見的癌細胞被免疫細胞認出，並消滅之；此外，還有嵌合抗原受體T細胞療法（chimeric antigen receptors T-cell therapy，CAR-T），此法可改造患者自身的免疫T細胞，讓它認識癌細胞上特定的抗原，再重新注射回體內以殺死癌細胞。

這些療法拯救許多人的生命，幾年前，醫生還只能要他們回家安排後事；如今，部分患者已重獲新生。

若我們能利用免疫系統殺死癌細胞，同理，應該也可以用免疫系統殺死衰老細胞。目前已有科學家對此進行研究。巴克老化研究所的坎培西和巴塞隆納大學的塞拉諾（Manuel Serrano）認為，衰老細胞如同癌細胞，透過微量的蛋白質標記發出「這裡沒有殭屍細胞」的訊息，躲過免疫系統的偵測。

如果坎培西和塞拉諾是正確的，我們應該能夠移除那些標記，讓免疫系統得以殺死衰老細胞。或許數十年後，目前保護嬰兒預防小兒麻痺症、麻疹、腮腺炎，和德國麻疹的一般疫苗接種方案，會包括預防中年衰老的疫苗。

許多人初次聽說接種疫苗可以預防衰老，而非僅是治療相關症狀或減緩老化，會立即面露憂心，擔心我們是不是在「扮演上帝」或「干擾大自然規律」。也許確實如此，然而，參與抗老之戰的並非是前所未見的科學怪人。一直以來，我們都在與上帝或大自然賦予人類的各種疾病奮鬥，從過去到現在如此，而未來也將一直持續下去。

1980年，全世界理所當然地慶祝根除了天花。如果我們同樣消滅了瘧疾（我相信未來幾十年內可以實現），相信全球社會將再次歡欣鼓舞。倘若現在我能提供全世界HIV疫苗，絕不會有太多人說我們應該「順其自然」，至少正派的人不會說出這樣的話。不過，這是因為我們長久以來都將這些病痛視為疾病。因此，我也明白，要說服大眾老化與這些疾病並無不同，需要花點時間。

你會擊落飛機嗎？

為此，我發現有個臆想實驗相當有用。試想一架雙層「巨無霸」的空中巴士A380，機上載滿了六百人飛往洛杉磯。這架飛機沒有起落架，只有降落傘，而且，除了一扇門之外，其他門都卡住了，所以當乘客一一疏散時，他們將四處散布在美國人口最稠密的地區。

對了，還有一件事，所有乘客都生病了，而且病情相當嚴重。他們罹患的疾病極具傳染力，初期會出現精神不振與關節痠痛的症狀，然後病況惡化，聽力與視力喪失，骨頭如同百年瓷杯一樣易碎，令人痛不欲生的心臟衰竭，大腦訊號受到嚴重干擾，以至於許多受害者甚至記不清自己是誰。

無人能幸免於此種疾病，而死亡幾乎是必然的結局。

一輩子忠誠服務美國之後，你發現自己身處白宮橢圓辦公室的堅毅桌（Resolute Desk）後。美國疾病控制及預防中心傳染病副主任告訴你，只要讓任何一個乘客跳傘降落於大洛杉磯地區，成千上萬居民將受到感染死亡。而且，每增加一個跳傘者，死亡人數預計將成倍增加。

你一放下話筒，電話便又響起。美國參謀長聯席會議主席跟你說，此架民航機盤旋在太平洋上空時，六架美國F-22猛禽戰鬥機已追蹤到它，飛行員也已經鎖定班機，飛彈準備就緒，這架班機的燃料愈來愈少，整個美國和機上乘客的命運全都取決於你的命令。

你將如何決定？

這顯然是一則「電車難題」，此類型的道德臆想實驗最早由哲學家福特（Philippa Foot）提出，討論的是個人道德倫理與社會責任之間的兩難衝突，犧牲少數人與拯救多數生命孰重孰輕。但是，這也是一個淺顯易懂的隱喻，因為你肯定有注意到，機上乘客攜帶的高度傳染性疾病，其實不過是快速反應的老化症狀。

當面對一種疾病可能會傳染並殺死成群人民，而且還有駭人的症狀，大家多半會做出可怕但必要的決定，擊落班機，奪走數百人性命，以保護數百萬人的生命。

有鑑於此，請再試想以下問題，若得犧牲數百條性命來阻止快版老化感染數百萬人，你願意採取什麼措施來預防此疾病？因為現在生活在地球上的每個人其實都已患有此種疾病了。

別擔心，我要提出的建議，用不著真的犧牲任何生命，毋須殺害幾百人或幾十人，甚至連一個人都不用。但是，這個提議需要我們面對一個大膽的想法，許多人恐怕一時難以接受：我們得用一種病毒讓自己受到感染，此種病毒會迅速轉移至體內各個細胞，使我們成為基因改造生

物，但是它不會殺生，反而可以拯救生命。

細胞重編碼

衰老細胞疫苗、熱量限制模擬藥物，和反轉錄轉位子抑制劑都是
延長生命力的可能途徑，全球各地的實驗室和醫學中心目前也都努力研
發。但是，如果我們可以不需要這些呢？如果我們能重設老化時鐘，從
一開始就防止細胞失去特性並變得衰老呢？

透過細胞重新編碼（reprogramming），重新設定生命地景，確實可
能成為老化的解決方案。有如水母一樣，利用小部分的身體重新生成水
螅體水母，進而產生更多新生水母。

畢竟，DNA的青春藍圖一直存在，即便人老了也是一樣。所以，
重點就在於，我們如何讓細胞重新讀取這個藍圖？在此，用DVD的比
喻來解釋會更清楚。

DVD由於長期使用或濫用，鋁片最上層的編碼凹痕，被深深淺淺
的細小刮痕覆蓋，DVD播放器因而難以讀取光碟的數位資訊。然而，
DVD從邊緣到中心，有近四十八公里的數據，繞著光碟一圈接一圈，因
此，若光碟刮傷的話，想找到特定歌曲的開頭就變得極端困難。

老舊細胞也面臨同樣情況，甚至更糟。我們細胞中的DNA可儲存
的數據量與DVD差不多，但包在細胞裡、約一點八公尺長的DNA只有
一粒灰塵的十分之一大。如果將人體所有DNA前後連接放在一起，長
度將是太陽系直徑的兩倍。但是，細胞裡的DNA有別於簡單的DVD，
是立體、潮濕且不停擺動的，而且當中不止有五十首歌，而是超過兩萬
首歌。難怪隨著我們年紀漸長，讀取基因變得益加困難，任何細胞還能

找到最初的正確基因，著實堪稱奇蹟。

要無失真地播放老舊有刮痕的DVD，方法有二。一是購買一台更好的DVD播放器，有更強大的雷射可讀取刮痕下的數據；另一是拋光光碟，讓資訊再次顯現，有如全新DVD一般，而且聽說只要牙膏跟一塊抹布就行了。

讓生物恢復年輕絕不可能像用牙膏拋光光碟一樣簡單，但是，前述的第一種方法，也就是將刮傷的DVD放進全新播放器卻是可行方法。1958年，牛津大學教授葛頓（John Gurdon）首度嘗試此法，他移除了青蛙卵中的染色體，然後以成蛙細胞中的染色體取而代之，因此獲得了活蹦亂跳的蝌蚪。

1996年時，愛丁堡大學的威爾穆特和他的同事以綿羊乳腺的染色體代替了綿羊卵子的染色體，結果誕生了桃莉羊，此舉也引發了公眾對於轉殖危險性的激烈爭論。

關於轉殖的爭辯掩蔽了一件最重要的事：老舊DNA保留了再次年輕所需要的所有資訊。

從那之後，爭論逐漸消退，因為世界還有其他要擔憂的事。轉殖如今已例行性地用來製造農場動物、賽馬，或是寵物。2017年，用四萬美元的「優惠價」就能訂購一隻甚或兩隻複製犬，就像影星芭芭拉史翠珊複製了一隻捲毛棉花面紗犬代替她的愛犬珊米（Sammie）[9]。珊米去世時十四歲，以人的年紀來說相當於七十五歲，但牠捐贈的細胞絲毫不影響轉殖。

這些實驗意義深遠，意味著**老化可以重置**，DVD上方的刮痕可以被移除，進而復原原本資訊，表觀遺傳雜訊原來並非一條單行道。

但是，我們要如何重設身體但不成為複製人呢？

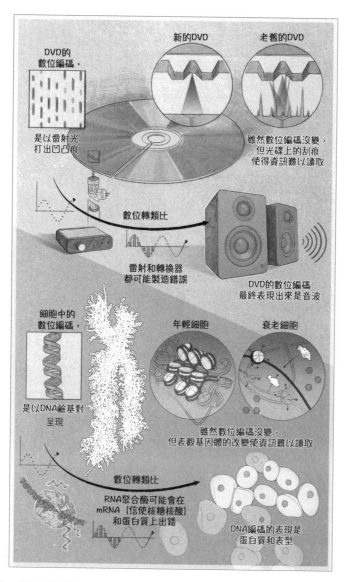

人是類比的，所以我們會老化：根據老化的資訊理論，人之所以變老且容易患病，是因為細胞遺失了青春的資訊。DNA以較可靠的數位格式儲存資訊，而表觀基因體則以類比方式儲存資訊，因而較易引進表觀遺傳「雜訊」。有個恰當的比喻是1990年代的DVD播放器。資訊是數位的，而移動的讀取器是類比的。「老化」就像光碟的刮痕累積，因此資訊無法再被正確讀取。那麼，該如何拋光？

夏儂1948年出版了關於數據傳輸期間資訊保存的方法的論文，當中提供了寶貴的線索[10]。

他認為資訊遺失只是熵（entropy）的累積，或是訊息解析的不確定性，他甚至提出了相當高明的方程式來支持自己的論點。夏儂的研究源於奈奎斯特（Harry Nyquist）和哈特利（Ralph Hartley）的數學，此二人為貝爾實驗室工程師，1920年代徹底顛覆了世界對資訊傳輸的認知。他們關於「理想碼」（ideal code）的概念對夏儂的傳播理論發展影響重大。

1940年代時，夏儂開始執迷於如何傳送一個頻道中嘈雜的訊息到遠端，在此，傳輸的資訊不過就是一組可能的訊息，而這組訊息必須透過接收端的重新建構才能獲得。

正如夏儂在其「雜訊通道編碼定理」（noisy-channel coding theorem）中精彩指出，只要不超過通道容量，便能幾近零失誤地傳達訊息。可是，倘若數據超過通道容量或受到雜訊干擾，後者在類比數據中尤其常見，確保數據傳輸至接收方的最佳方法就是儲存備份資訊。如此一來，即便部分重要數據流失：「觀察者」也可傳送此「校正數據」至「校正裝置」來復原原本訊息。

這就是網路的運作方式，封包資料若是遺失，可於稍後恢復並重新發送，這全得歸功於傳輸控制協定和網際網路協定（Transmission Control Protocol/Internet Protocol，TCP／IP）。

如同夏儂所說：「此觀察者在有待復原的消息中找出錯誤之處，並透過『校正通道』傳送數據至接收點，讓接收器修正錯誤。」

儘管這聽來像是1940年代的深奧語言，但身處2014年的我所想到的是，夏儂的「通訊數學理論」（A Mathematical Theory of Communication）其實與老化的資訊理論關係密切。

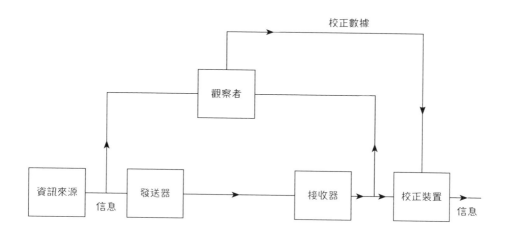

夏儂1948年提出解決方案，可復原數據傳輸時遺失的資訊，催生了行動電話與網路。此法或許也是逆轉老化的解決方案。

資料來源：C. E. Shannon, "A Mathematical Theory of Communication," *Bell System Technical Journal* 27, no. 3 (July 1948): 379–423 and 27, no. 4 (October 1948): 623–66.

夏儂繪製的圖裡有三大要件，生物學裡也有相應的類似物：

- 資訊「來源」是來自父母的精子與卵子
- 「發送器」是表觀基因體，透過時空傳輸類比資訊
- 「接收器」是未來的身體

卵子受孕後，會發出生理的「無線訊號」，即表觀遺傳資訊。表觀遺傳資訊隨時間傳送至各個分裂的細胞，一切順利的話，受精卵會發育成健康的嬰兒，最後長成健康的青少年。但是，由於連續的細胞分裂與生存迴路對受損DNA的過度反應，生理訊號開始出現愈來愈多雜訊。最後，你八十歲的身體接收器遺失了許多原始資訊。

我們知道，從原本的蝌蚪或哺乳動物可以複製出一隻新蝌蚪或哺乳動物。這表示，老年時許多表觀遺傳資訊雖然遺失了，又受到雜訊屏蔽，但肯定還有能告訴細胞如何重置的資訊。這個生命一開始就留下的基本資訊，能告訴人體如何恢復年輕，就像原始資料的備份一樣。

夏儂認為，想恢復訊號，還有三項即使訊號被雜訊遮蔽也必不可少的要件，為了終結老化，我們必須找到此三要件：

- 記錄原始資料的「觀察者」
- 原始的「校正數據」
- 以及用來恢復原始訊號的「校正裝置」

我認為，我們可能已經找到了生物的校正裝置。

2006年，日本幹細胞研究者山中伸彌（Shinya Yamanaka）對外宣布，他測試過數十種組合的基因之後，發現了一組基因，分別為Oct4、Klf4、Sox2和c-Myc，能夠誘導成人細胞變成多功能幹細胞（pluripotent stem cell，iPSC）。多功能幹細胞是不成熟的細胞，但可被誘導成為任何細胞類型。此四種基因編碼都是功能強大的轉錄因子，每個轉錄因子控制著一組特定基因的開關，決定了在胚胎發育期間細胞如何在沃丁頓地景上移動。

這組轉錄因子的基因存在大多數多細胞生物中，包括黑猩猩、猴子、狗、牛、小鼠、大鼠、雞、魚，和青蛙。他的發現基本上表示在培養皿中可以完成細胞逆齡，山中伸彌與葛頓於2012年共同獲頒諾貝爾生醫獎。現在這四個基因常稱為山中因子（Yamanaka factor）。

乍看之下，山中伸彌的實驗似乎只是引人矚目的實驗室把戲。但

是，對老化領域而言，意義重大，他讓我們能在培養皿中培育全新的血液細胞、組織與器官，可用來移植至患者體內。

我認為，他發現了葛頓的複製蝌蚪的重置開關，也就是生物的校正裝置。

根據我的預測，以及我學生的研究指出，我們不但能使用這些開關和其他開關重置培養皿裡的細胞，還可以重置整個人體的表觀遺傳地景，使大理石回到它們所屬的山谷。例如：將去乙醯酶送回原來位置。老化過程喪失本身特性的細胞，可在引導之下回復原樣，這就是我們一直在尋找的DVD拋光方法。

我們利用了重編碼因子恢復小鼠的年輕表觀基因體，每星期都有所斬獲。我們的研究突飛猛進，整夜的睡眠對我和其他實驗室成員來說愈來愈稀有。

1990年代時，各界主要的疑慮在於傳輸基因至人體內的安全性。然而，現今經核准的基因治療產品日增月益，還有數百項進行中的臨床試驗。舉例來說，因RPE65變異而失明的患者現在可透過簡單注射安全的病毒來進行治療，此種病毒可感染視網膜，並永久傳遞功能健全的RPE65基因。

奇幻旅程

預料人體的細胞重編碼將最先運用在治療眼部疾病，如青光眼或黃斑部病變（眼部擁有免疫特權，因此是進行基因治療的首選器官）。不過，如果此療法安全性足夠，確定可傳遞至整個身體（以我實驗室的長期小鼠研究顯示，這天有可能來臨），那麼，下列描述的可能就是我們

的未來：

三十歲時，你將接受為期一週的療程，總共包含三次注射，其中會引進一種特殊設計的腺相關病毒（AAV），此種病毒會引起非常輕微的免疫反應，甚至比一般流感疫苗引起的反應還低。

自1960年代以來，科學家便已發現此種病毒，如今加以改良使其不會傳播或引發疾病。這個理論上的病毒將攜帶少量基因，也許是山中因子的某種組合，以及一個安全開關，可透過耐受性良好的分子開啟，如去氧羥四環素（doxycycline）、製成錠狀的抗生素或甚至更好、完全惰性的分子。

此時此刻，你的基因運作方式還不會產生任何變化。但是，當你開始看見並感覺老化的效應，大約在接近四十五歲時，醫生會開給你一個月的去氧羥四環素處方。服用之後，細胞重編碼基因便會啟動。

過程中，您可能會滴一滴血在家用生物追蹤器或去看個醫生，以確保身體一如預期地運作，但僅此而已。下一個月，你的身體將經歷回春的過程，隨著沃丁頓的大理石回歸到你年輕時的狀態，你的白髮消失，傷口癒合更快，皺紋不見了，器官賦活。思路更清晰，聽得見更高頻的聲音，看菜單時不再需要老花眼鏡，你的身體會再度感到年輕。

就像班傑明的奇幻旅程一般，你會再次感覺回到三十五歲、三十歲、二十五歲。

但是，有別於班傑明，你只會回到二十歲。此時，處方會停用，AAV將會關閉，山中因子再度沉寂，而你在生理、身體和心理上將會年輕數十年，但仍然保有所有的知識、智慧與記憶。

你會再度年輕，不只是外表上看來如此，實際上也是，你可以自由享受未來幾十年的生活，沒有中年的疼痛與痛苦，也毋須擔心癌症或心

臟病。然後，再過幾十年，當那些白髮再度出現，你會開始另一週期的
觸發療程。

而且，隨著生物科技發展，還有當我們學會如何操控可重置細胞的
因子時，也許犯不著使用病毒那麼麻煩，只需服用一個月的藥物即可。

這聽來是否有如科幻小說？像是很遙遠的未來？請容我告訴你，這
一切並不遠矣。

巴塞隆納生物醫學研究所細胞可塑性與疾病（Cellular Plasticity and
Disease）實驗室負責人塞拉諾，和聖地牙哥索爾克生物研究所（Salk
Institute for Biological Studies）的貝爾蒙特（Juan Carlos Izpisua Belmonte）改
造了小鼠，出生時全身每個細胞中都有所有山中因子的基因，但這些基
因前有個誘導開關，必須要為小鼠注射去氧羥四環素基因才會啟動。

在現今舉世聞名的2016年的研究中，貝爾蒙特在老鼠終其一生中，
每週會去啟動一種叫做LMNA早老實驗小鼠身上的山中因子兩次，結果
這些LMNA比牠未接受治療的兄弟姐妹更易保持年輕，且壽命延長了
40％ [11]。他的研究也證明，普通年老小鼠的皮膚和腎臟也能更快癒合。

然而，山中療法毒性極強。若貝爾蒙特拿捏失準，多給了小鼠幾天
抗生素的話，小鼠就會喪生。同時，塞拉諾也表示，若地景的大理石推
得太遠，四種基因的組合可能會誘發畸胎瘤，那是一種由頭髮、肌肉或
骨骼等多類組織組成的噁心腫瘤。

這項技術顯然尚未到位，至少目前還未發展成熟。但是，我們每天
都朝向安全控制沃丁頓大理石邁進，以確保其精準降落在原始山谷，而
不是在可能致癌的山頂上。

這一切進行的同時，我的實驗室循著ICE小鼠實驗成功的線索，正
努力尋找延緩和逆轉表觀遺傳老化的方法。我們嘗試過各種不同方法，

如：Notch基因、Wnt和四種山中因子。部分有些效用，但多數都變成癌細胞。

背水一戰

2016年某天，那時我們已經連續失敗兩年，一直未能在不形成腫瘤細胞的情況下成功逆轉老化細胞，一位優秀出眾的研究生呂垣澄來到我辦公室，告訴我他準備放棄了。做為最後的奮力一搏，他建議移除c-Myc基因看看，因為那可能是形成畸胎瘤的原因，我鼓勵他不妨一試。

他將包裝病毒放入小鼠體內，但是這次只有山中伸彌的三個因子，然後使用去氧羥四環素將其打開，接著靜候所有小鼠生病或死亡。出乎意料地，沒有小鼠生病或死亡，全都安然無恙。經過幾個月的監測，也未出現腫瘤。我倆都又驚又喜，而且是莫大的驚喜。

垣澄並未等候一年觀察小鼠是否壽命較長，他建議使用小鼠的視神經來測試逆齡與回春的效用，我抱持懷疑態度。

我告訴他：「我並不非常樂觀測試會成功，除非你是新生兒，否則視神經不會再生。」

人體負責傳輸神經訊號的細胞與纖維網絡十分錯綜複雜，且分為兩部分，一是周邊神經系統，一是中樞神經系統。

長久以來，我們已知諸如手臂和腿部的周邊神經受傷後可以重新長回，只是速度很慢；而視神經和脊髓等中樞神經系統則完全不會。有些逆勢操作的科學家提出可促進部分中樞神經再生的新穎療法，但即便是這群人，也普遍對於中樞神經顯著再生持保留態度。數十年來，希冀扭轉青光眼和脊髓損傷的研究工作更是幾乎毫無進展。

我跟垣澄說：「你選了生物學最棘手的難題來解決。」

他回道：「但是，要是我們能夠解決這個問題……」

評估小鼠逆齡的方法不勝其數，但由於最近研究頗有斬獲，他決定「要嘛放手去做，要不就別做」，我喜歡他的態度。

我告訴他：「不冒險就改變不了世界，去驗證看看。」

幾個月後，我手機傳來一則訊息，讓我驚訝到說不出話來，甚至一定得確認自己看到的畫面是真的。

我立刻打電話給垣澄：「我眼睛看到的與腦裡所想的一樣嗎？」

他說：「也許，你看到了什麼？」

我答：「未來。」

垣澄鬆了一大口氣說：「大衛，一小時前，我以為我會失敗。」

重見光明

對研究人員來說，懷疑不是壞事。當我們強迫自己大膽嘗試無法預料的事情時，懷疑是自然而然、相當人性化的反應。

在那天，一切似乎水到渠成。垣澄最開始傳來的圖片看上去像個橙色、發光的水母，頭部在頂端，也就是小鼠眼睛的所在位置，有長長的觸鬚往下連接至大腦。

兩週前，垣澄與我們的合作夥伴用一組鑷子將小鼠眼睛後方的視神經擠壓了幾毫米，使幾乎所有的神經細胞軸突（即觸鬚）往大腦回縮死亡。他們將橙色的螢光染料注射到小鼠眼睛，活神經元會吸收發光。當垣澄用顯微鏡觀察受擠壓部位的下方時，沒有任何發光的神經，只有大量壞死細胞的殘餘物。

他傳來的下一張照片是一個樣本，上面是視神經受擠壓後重編碼病毒啟動的部位。結果，我看到的不是壞死細胞，反而是一個細長而健康的紡錘狀觸鬚網絡正朝著大腦方向生長，試圖與其連接。這可說是史上最偉大的神經生長樣本，而垣澄的研究才剛剛起步。

沒有人真的期望重編碼能行之有效。我們最初都是選一個月大的小鼠做實驗，希望有最大的成功機會，其他人也都是如此。但垣澄和來自哈佛醫學院附設兒童醫院何志剛教授實驗室的技術合作者，現在已開始進行其他的重編碼療法測試，對象是十二個月大的中年小鼠。結果，牠們受損的視神經也同樣能重新長回來。

在我書寫本書的同時，我們已經恢復了普通年老小鼠的視力。

小鼠十二月大的時候，視力會急遽退化。來自哈佛醫學院麻州眼科及耳鼻喉科中心的坎德（Bruce Ksander）和格戈里坎德（Meredith Gregory-Ksander）對此知之甚詳。小鼠視網膜會喪失神經衝動，因此，即便眼前有線繩在移動，年邁小鼠的頭部移動頻率也不高，因為牠們根本看不見。

坎德說：「大衛，我得承認，我從未預期重編碼療法可以在正常老化的眼睛上起作用，我之所以測試你的病毒，只是因為你對這個方法太著迷。」

在他研究生涯中最激動人心的那天早上，他所看到結果就是，我們的OSK重編碼病毒恢復了小鼠視力。

幾週後，格戈里坎德證明，重編碼同樣可逆轉內部眼壓引起的視力喪失，也就是可以治療青光眼。

坎德說：「你們知道我們發現了什麼嗎？大家都在努力減緩青光眼的病程。結果這個療法居然可以恢復視力！」

年輕資訊的儲藏庫

如果人體內的成年細胞或甚至老舊神經可以重新編碼，重新獲得年輕的表觀基因體，那麼，年輕的資訊便不會全部遺失。因此，當中肯定有一個校正數據的儲藏庫、一個備份的資料組，或分子信標被保存直到成年，而且可以由山中因子取得，用等同於細胞的 TCP / IP 來重置表觀基因體。

這些年輕標記是什麼，我們仍然不甚清楚，可能與 DNA 上用來估算生物年齡的甲基標記有關，即所謂的霍瓦斯時鐘；不過，也可能與其他因子相關，像是蛋白質、RNA 或甚至是附著於 DNA、尚未被發現的新穎化學物質。但是，無論它們由什麼構成，都非常重要，因為它們是細胞保留終生的基本校正數據，能以某種方式重啟細胞。

不過，我們也需要找到觀察者，即負責記錄我們年輕時原始訊號的人。觀察者不可能只有 DNA 甲基化作用，因為這無法解釋重編碼的細胞如何聚焦於部分年輕的甲基標記，並去除老化過程中累積的、相當於 DVD 刮痕的甲基標記。或許是特定的組織蛋白或轉錄因子，抑或是人類在子宮內發育時鏈結在甲基化 DNA 上的蛋白質，然後它們就在原處等待八十年，直到校正裝置傳來訊號要它恢復原始訊息。

以夏儂的話來說，當 OSK 基因感染細胞並打開校正裝置時，細胞不知為何知道如何與觀察者聯繫，並使用校正數據將原始訊號恢復為年輕細胞的訊號。

垣澄不滿足於新神經再生與恢復視力的成果。他在檢查受損神經元的 DNA 時，發現這些神經元似乎正經歷非常快速的老化程序，而重編碼因子抵消了此程序。接收了重編碼因子的神經元不會衰老，也不會死

亡。這是相當激進的觀點，但卻又說得過去：嚴重的細胞損傷使生存迴路不堪重負，加速了細胞衰老，進而導致死亡，除非生理時鐘以某種方式逆轉。

有了這些發現，我們也許即將發掘出是什麼讓生理時鐘滴答運作，以及如何倒轉時間。

從實驗中，我們瞭解到生物資訊校正裝置需要TET酵素（ten-eleven translocation enzymes）輔助，此種酵素可從DNA上剪除甲基標記，同樣的甲基標記也用來標示霍瓦斯老化時鐘的路徑。這顯然並非純屬巧合，同時也指明了DNA甲基化時鐘不只是年齡的指示器，還是控制者，這可是手錶與物理時間的差異了。

TET酵素做為校正裝置的要件，不能只是從基因體移除所有甲基，因為如此一來，會將細胞變成原始幹細胞，而我們得到的可能不是年邁小鼠視力變佳，而是患有腫瘤的盲眼小鼠。TET酵素如何知道在保留原始甲基的同時，只去除較新的甲基，依舊是未解之謎。

想真正瞭解這個等同生物TCP/IP資訊復原系統的要件是什麼，大概得再花上十年和許多其他實驗室的努力。但是，不論如何，原本無法恢復的視力正在恢復，而原本無法再生的細胞正在重新生長。

相較於數十年來那些著重如何延緩老化與老年相關疾病少許百分比的研究，重編碼工作相對較為迅速簡易，需要的只是大膽假設和打破常規的勇氣。

至少，未來看起來會有非常有趣的進展。倘若我們能修復最難修復的細胞，讓人體最難再生的細胞再生，那麼沒道理懷疑我們無法讓人體所需的任何類型細胞再度生長。沒錯，這意味著我們將能修復新近的脊髓損傷，也表示我們能讓任何老化受損的人體組織再度復活，從肺臟到

腎臟，從心臟到大腦，無一不可。

截至目前，三種山中基因的組合在小鼠身上，即便開啟一年，似乎也安全無虞。然而，還有許多研究工作尚待完成。

我們仍有許多懸而未決的問題尚待解答，例如：我們能將此組合傳送到所有細胞嗎？這最終是否會致癌？我們應該讓基因一直維持開啟，還是偶爾關閉讓細胞休息？此組合是否在某些組織上效果更好？我們能否像服用史他汀降膽固醇來預防心血管疾病一樣，在中年人生病前就提供他們這樣的療法？

我堅信，細胞重編碼是老化研究的下一個前線。也許有一天，會出現刺激OSK因子或TET活性的藥丸，而我們只要服用藥丸就能重新編碼細胞，這實行起來或許比聽起來還容易。天然分子可刺激TET酵素，其中包含維生素C和粒線體中的分子 α 酮戊二酸（alpha-ketoglutarate）。熱量限制可強化 α 酮戊二酸，當用於線蟲時，亦可有效延長其壽命。

不過，目前最好的選擇還是基因療法。

道德難題

正因基因療法深具影響，準備付諸實踐前，我們就該先討論此項新科技涉及的道德議題。首先的問題是，誰能使用這項技術？少數人？有錢人？重病之人？醫師是否應該讓絕症病患做為所謂的恩慈療法的試用者？百歲以上的人瑞可以用嗎？八十歲以上或六十歲以上的人呢？如何判定報酬大於風險？

我相信肯定有一群人願意「放手一搏」，一群九十多歲或百歲以上的自願者，他們心智健全但身體已被老化疾病摧折得殘破不堪。我也可

以保證，肯定不乏有人凝視人生前方道路，看見的只是可能日漸體弱多病的痛苦生活，便準備好要賭上一把，看看能否多過些好時日，就算不是為了這個原因，也可能是為了希望讓自己的孩子及後代子孫享有更長壽健康的生活。終歸一句，他們有什麼好失去的呢？

不過，倘若重編碼的安全性足以用來預防疾病，使用此項科技涉及的道德準則將更是難上加難。我們該從幾歲開始服用？開立重編碼的抗生素活化劑前是否必須確診生病？假使主流醫師拒絕協助，大家會前往海外嗎？如果這項技術可大幅減少醫療成本，是否應該強制使用？

還有，若能幫助孩童更健康長壽的話，我們是否有道德義務該這麼做？若重編碼技術有助於兒童修復眼部或脊椎損傷，那麼，在意外發生前，我們是否就該植入這些基因，以便隨時啟動，如此一來，傷害發生時也許在救護車上開始注射抗生素點滴即可？

若天花重現地球，拒絕為孩子接種疫苗的父母大概會被視為最低等的賤民。若常見的兒童疾病有安全有效的療法，根據國家親權主義（parens patriae），拒絕拯救孩子生命的父母也會被剝奪其監護權。

每個人都應該有選擇老化的權利嗎？抑或，像多數疫苗一樣，我們要基於個人與人類全體利益來做選擇？選擇重返年輕的人是否需要為選擇不這麼做的人負擔成本？知道自己遲早會成為家庭成員的負擔，但卻選擇不接受治療，在道德上有過失嗎？

這些提問目前都還是純理論的探討，但不久之後，或許就難說了。

2018 年末，中國研究者賀建奎聲稱創造了世上首兩個基因改造嬰兒，這對雙胞胎姊妹的誕生引發了科學界激烈爭議，討論使用基因編輯來製造「設計師嬰兒」是否逾越了倫理道德底線。

在胚胎中引發 DNA 損傷的副作用與基因編輯的準確性，至今尚無

定論，這便是科學界抨擊如此劇烈的原因。另外，還有一個大家隱而不言的原因，科學家憂心基因編輯技術如被濫用，將成為基因改造生物的途徑，並且在真正能造福人群之前，就因政治或非理性因素受到禁止。

這些恐懼或許毫無來由。但是，假若第一批基改兒童的新聞發生在2000年代時，恐怕會引發全球爭論且占據新聞頭版數月，抗議者會衝進實驗室，而總統將會禁止在胚胎上使用此種技術。然而，時移勢易，如今新聞二十四小時連播，加上網路上政治議題氾濫，這個報導只持續了幾天，然後世界的注意力便轉向其他更有趣的話題。

賀建奎聲稱自己的意圖是為了賦予這對雙胞胎抵禦HIV的能力，聽來或許高尚，但是一經評估，便會發現其中涉及的風險全然不值得。在中國，感染HIV的機率低於千分之一，若他想透過提升健康效益來抵消手術風險，心臟病有二分之一的機會可能致死，何不編輯會導致心臟病的基因[12]？或是，老化有九成機率會害死她們，何不編輯老化基因？原因只在於，HIV免疫是最簡單的基因編輯技術，但卻並非是影響最重大的技術。

隨著基因科技益加尋常普遍，加上各家父母爭相思索如何獲得最大利益之餘，要相隔多久，才會出現另一位三流科學家與世上最積極的直升機父母合作創造一個具抗老能力的基因改造家庭？

也許要不了多久就會出現。

第 7 章

創新時代

拉萬（Kuhn Lawan）服用四種處方藥，完全符合她所診斷出的癌症。然而，藥並未見效，一點效果也沒有。這位泰國老婦的肺癌依舊存在，而且看來她的大限之期不遠矣。

想當然耳，她的孩子心急如焚。醫生告訴他們，所幸發現得早，拉萬的癌症治癒的可能性很高。拉萬最初確診時，家人的憂懼與不安一度被希望取代，但如今恐懼和不安又再度取而代之。

博古斯基（Mark Boguski）博士花了許久時間深思諸如拉萬這樣的案例，以及現代醫學為何長久以來無法治療這些患者，尤其是當患者晚年時。

他有天告訴我：「依照一般醫療方式來看，拉萬無疑獲得了正確治療，她的泰國醫生是同業頂尖，但問題在於我們的行醫方式。」

他說，遇到威脅生命的重大疾病時，多數醫生依舊仰仗二十世紀初的技術來進行診斷與治療：拿棉花棒抹一下患處，在培養皿裡培育病菌；敲打膝蓋，等待反射；吸氣，呼氣，向左看，咳嗽。

說到癌症，醫生通常注意腫瘤長在哪裡，以切片取出組織樣本，然後送到實驗室，將樣本包埋成蠟塊，切成薄片，用紅色和藍色染劑染色，然後放到顯微鏡下觀察。此種方式時而管用，有時確實也能幫助正確用藥。

然而，有時此種方法並不管用。依我之見，這是因為以此種方式看待腫瘤，有如一名技師試圖診斷汽車引擎故障問題，但卻未連上車子主機，全是單憑經驗做出的猜測，涉及可能的生死決定時，大家多半接受此種方式。然而，美國擁有世上數一數二的醫療保健系統，但光在國內，每年誤診的癌症患者就有約5％，以人數來看，相當於八萬六千五百人[1]。

錯誤的診斷習慣

從1980年代初開始研究計算生物學以來，博古斯基就持續致力於提高醫療保健的精確度。他是基因體學領域的知名人物，也是最早參與人類基因體計劃（Human Genome Project）的科學家之一。

博古斯基對我說：「我們所謂的『好藥』是大多數時候對多數人有效的做法，但並非每個人都是大多數人。」

有鑑於此，拉萬的治療方式可能有誤，而且可能性還不小，甚或助長了她的病情惡化。

儘管如此，博古斯基深信，醫療可望有更新、更好的診療方式。新的方法可運用許多已經存在、但未充分利用的新技術，藉此讓醫療體系重新聚焦於個人，顛覆數百年來根深柢固的醫學文化和理念。他將此稱為**精準醫學**（precision medicine），並以此描繪未來醫療的前景，下世代

的健康監測、基因定序，和診療將基於個人數據，而非照本宣科依循診斷手冊。

多虧了基因定序費用暴跌、穿戴式裝置普及、現今科技強大的運算能力，與人工智慧的發展，我們正朝新世界邁進，治療決策不再基於大多數時候對多數人最好的做法。部分患者目前正在使用這些技術，未來數十年間，地球上大半人口也能相繼使用新技術，這將挽救數百萬生命，不論人類最高壽命能否延長，至少可確信的是我們的平均健康壽命肯定會增加。

但是，對像拉萬這樣的數百萬人來說，進步依舊不夠快。拉萬的家人用她的肺腫瘤切片做了精準的基因定序，並將資料拿去尋求其他醫生意見。結果，拉萬所受的生命威脅一目暸然。她確實患有侵襲性癌症，但並非正接受治療的那種，她並未罹患肺癌，但肺部的確長了一顆血癌腫瘤。

絕大多數情況下，從體內發現癌症之處來看，拉萬罹患的確實是肺癌。但是，如今我們可檢測特定形式癌症的遺傳特徵，僅用發現腫瘤之處做為治療的唯一指南，就像根據動物的發現位置來進行分類一樣可笑，這就好比把鯨魚說成是魚類，只因為牠們都生活在水中一樣。

一旦更暸解我們所面對的癌症，就更能善用新興技術來進行治療，甚至可以針對患者研擬特定腫瘤的療法，在癌細胞有機會生長或轉移至體內他處前將其消滅。

這就是先前討論的一項抗癌創新療法 —— 嵌合抗原受體T細胞療法的概念。醫生從病患血液中分離出免疫T細胞，添加一個基因，使T細胞能與患者腫瘤上的蛋白結合。嵌合抗原受體T細胞在實驗室中大量培養後，重新注入患者體內，這些T細胞就能找出並殺死癌細胞。

先前討論到的另一項免疫腫瘤療法，也就是免疫檢查點療法，可以抑制癌細胞逃避免疫系統偵測的能力。此項技術早期的研究工作多由夏普（Arlene Sharpe）完成，他在哈佛醫學院的實驗室，正好位於我的實驗室樓上。

免疫檢查點療法是以藥物阻斷癌細胞假裝成正常細胞的能力，基本上就是沒收癌細胞的假護照，好讓T細胞更容易分辨敵友。美國前總統卡特的醫生過去就是使用此法搭配放射治療，以此幫助卡特總統的免疫系統對抗腦部與肝臟的黑色素瘤。此項創新技術發明之前，像卡特這樣的病例無疑只有死路一條*。

嵌合抗原受體T細胞療法與免疫檢查點療法問世至今不到十年，而目前仍有數百項免疫腫瘤臨床試驗進行中。結果可說是大有展望，部分研究的緩解率甚至超過80％。畢生致力於抗癌的醫生說，這是一場他們等待已久的革命。

基因定序也能給我們機會瞭解特定病患癌症的演化。我們可從腫瘤切片取出細胞，解讀這些細胞裡每個DNA字母，並觀察癌細胞的三維染色質結構。如此一來，便能看到腫瘤不同部位的年齡，還可觀察癌細胞的生長方式、持續的變異，和長期下來如何失去細胞特性。此點至關重要，因為若只觀察腫瘤某部分，像是比較早期產生的癌細胞，你可能會錯過那些最具侵略性的細胞，因此選擇了不太有效的治療。

透過基因定序，我們甚至可觀察到有哪些細菌會鑽進腫瘤裡，保護腫瘤，使抗癌藥物失效。利用基因體學，我們可辨識出在腫瘤中的細菌

＊ 譯注：美國德州大學的艾利森（James P. Allison）和日本京都大學的本庶佑（Tasuku Honjo），因為這項研究，共同榮獲2018年諾貝爾醫學獎。

種類，並推測可使用哪種抗生素來消滅這些護衛腫瘤的細菌。

我們現在已經能夠進行這種先進的診療方式。然而，全球各地許多醫院仍依照舊有的方式診斷，一個蘿蔔一個坑地判定病情。從程序上來說，拉萬的醫師並沒有錯，他們只是依照世上所有醫生的做法，憑藉經驗，遵循著大多數時候用於大多數人的診斷與治療。

若你接受我們的醫療方式就是如此，反正多半都能奏效，那麼，你或許會認為這是一種可以理解的診療方法。但是，易地而處，換成是你自己的母親意外地接受了不必要的癌症治療，同時，拯救她生命的藥物就在藥架上，或許你會重新定義「可以理解」四個字。

認真、有道德的醫生、護士，和醫療專業人員終日都在與死神對抗，同時還得兼顧政府計劃與保險公司包羅萬象的醫護標準規定，他們絕非完人。但是，我們可以提供醫務人員更多資訊，藉此避免許多不必要的死亡，就像拉萬的醫生一樣，若他們能更瞭解所面對的疾病，便有可能讓她接受更新的療法。

情況確實如此，拉萬透過基因定序方式確診後不久，便採取了新的治療方案，針對她體內真正的癌症進行治療。幾個月後，她的健康狀況好轉，家人也再度懷抱希望。

人人都有希望。我們都知道，人，無論男女，都有機會活到一百一十五歲以上。已經有人辦到了，相信往後還是有人可達到如此高壽。即使對於只活到一百歲的人而言，八十或九十歲也能是他們最好的時光。

幫助更多人發揮長壽潛能的關鍵就在於降低醫療成本，另外就是採用新的治療方法和技術時，必須真正以個人為本。這不僅僅是出現問題時，能否做出正確的診斷；也是在診斷之前，就瞭解我們能為自己做些

什麼。

瞭解自己

千禧年以來，我們便不斷聽到「瞭解自身基因」的重要性，這有助於我們瞭解自己最容易感染的疾病，提供我們必要的資訊採取措施，讓我們活得更久。以現在進行中的DNA定序革命而言，這只是其中的一小部分而已。

人類基因體內有三十二億個鹼基對（又稱字母）。1990年，人體基因體計畫啟動，光基因體「每一個字母」A、G、C或T的定序就要花大約十美元。整體計畫歷時十年，參與的科學家共數千名，斥資數十億美元，而只為了完整定序人類一個基因體。

時至今日，一個糖果棒大小、可連接電腦的MinION基因定序儀，可以讓我在短短幾天內，讀取包含兩萬五千個基因的完整人類基因體，而且費用還不到一百美元。除此之外，該儀器讀取的人類基因體資料相當完整，還能揭露與你的生物年齡相關的DNA甲基標記[2]。若有「這是哪種癌症？」或「我受到什麼感染？」等特定問題，如今透過特定基因定序（targeted sequencing），也能在不到二十四小時就完成檢測。未來十年內，完成基因定序將只需花上幾分鐘，而最大的花費是那刺破手指的刺血針[3]。

不過，這並非人體DNA唯一可以回答的問題，隨著科技進步，它還能告訴你要吃什麼食物，在腸道和皮膚上要培養哪些微生物組（microbiome），以及哪種療法最能確保你達到潛在的最長壽命。此外，人體DNA還能為你提供養生良方，讓你像照顧獨特機器一般照料自己。

我們對藥物的反應並非全然相同，這是眾所周知的事。雖然只有少數人反應不同，但對健康可能影響極大。例如，G6PD遺傳缺陷影響了全球三億人口，主要為亞洲和非洲人，是人類最常見的遺傳疾病。攝入推薦劑量的頭痛藥、瘧疾藥物，和某些抗生素後，帶有G6PD缺陷的人可能會在毫無察覺的情況下產生溶血反應，這相當於紅血球集體自殺[4]。

部分突變會讓人對特定食物產生過敏反應。例如，若你是G6PD缺陷的帶原者，吃蠶豆就能害死你。麩質通常是無害的蛋白質，存在於富含纖維、維生素，和礦物質的食物當中，但是，對於有乳糜瀉（celiac disease）的人來說，它相當於毒藥。

基因分析對醫療介入的選擇也同樣有用。它可以告訴我們哪種療法比較好，哪種療法弊大於利。這在乳癌患者身上得到驗證。

最近的研究發現，在安可待乳癌基因檢測（Oncotype DX）中，認為是中度復發風險的病患，用荷爾蒙療法就夠了，多做化療並沒有好處，而且副作用更多[5]。令人難過的是，安可待乳癌基因檢測自2004年就開始啟用，而我們要到2018年才確認這個結果。代表過去有成千上萬的女性病患，一直接受了副作用大但卻未更有效的化療。

偏見

拉萬的案例與此研究證明，我們不能單靠「這就是一般做法」做為治療患者的策略。我們必須不斷挑戰醫療手冊背後的假設。

其中一個假設就是男女大致相同。但是，我們都太慢才意識到一個可恥的事實，也就是人類大半的醫學史上，我們的治療和療法基本上都是基於對男性最有利的方式[6]，因而阻礙了女性健康的臨床結果。男性

與女性的基因體不僅有幾處差異，而且根本擁有截然不同的染色體。

此種偏見始於藥物研發的早期過程。直到最近，只研究雄鼠仍是廣為接受的事。科學家並非性別歧視齧齒動物，他們只是想盡量減少統計數據的變因，還有，節省寶貴的補助款。後來，雌鼠例行性地納入長壽實驗，這大部分得歸功於美國國家衛生研究院的規定。自此以後，大家才發現性別在長壽基因與分子作用上差異甚巨[7]。透過胰島素或mTOR訊號抗老的作用通常對雌鼠較有效，而小分子抗老的作用通常在雄鼠身上較為見效。至於原因為何，至今仍無人知曉[8]。

女性與男性若處於同一環境，女性壽命通常較長。整個動物界都是如此。科學家研究過究竟是因為X染色體還是卵巢的關係，他們利用了一種遺傳技術，創造出了帶有一個或兩個X染色體的小鼠，要不有卵巢，要不有睪丸[9]。結果，即便有睪丸，帶有兩個X染色體的小鼠仍然活得較久，沒有睪丸的小鼠更是如此，證明了女性是性別上的強者。

除了X染色體外，還有其他數十種遺傳因子對壽命長短有所影響。基因體學其中一項最具前景的用途，就是預測藥物如何代謝。這便是為何現在愈來愈多藥物附加了藥物遺傳學標籤，指示該藥對何種基因類型的人有不同的效果[10]。相關範例包括抗凝血劑可邁丁和保栓通、化療藥物爾必得舒和維必施，以及抗憂鬱藥物舒憂等等。

未來，病患的表觀遺傳年齡將成為預測藥物反應的重要因素，此一新領域稱為藥物表觀遺傳學（pharmacoepigenetics），目前該項技術大步開展，然而，部分藥物表觀遺傳試驗完成的速度還是不夠快。

強心藥物毛地黃來自洋地黃科植物，二百多年來，醫生一直以小劑量用於治療心臟衰竭（殺人兇手用的則是大劑量）[11]。根據一項研究，即使有醫生的監督，服用毛地黃的死亡機率仍會增加29%[12]。

　　為了幫助減少因心臟衰弱引起的積液，醫生為我母親開了毛地黃。我當時完全不瞭解此種藥物的風險，我猜想對藥物敏感的母親也渾然未覺。她原本過著還算正常的生活，健康狀況卻逐步衰退至幾乎無法行走。所幸，我父親是位生物化學家，也是個聰明人，判定儘管醫生開出的藥量極低，但毛地黃還是會在我母親的心臟中累積。他請醫生測試血中藥物含量，她心不甘情不願地同意，後來，測試結果因藥物過量而呈現了陽性反應。

　　我母親立即停藥，幾週內就恢復了原來狀態。沒錯，醫生應該定期抽血檢查藥物含量，但是若在開立處方前就已有毛地黃敏感性檢測，那麼醫生或許會有更高的警覺性。

　　我們還要等多久才能運用此類測試呢？顯然還需要一段時間。目前有幾項研究已辨識出部分遺傳變異，可用來預測毛地黃血液濃度與死亡風險的關聯，但尚未經過重複驗證[13]。希望不久的將來，該藥及其他藥品將有相關的藥物遺傳檢測，我們亟需此類測試，我們不能繼續以現有的方式開藥，彷彿所有人對藥物都有相同反應，因為事實並非如此。

　　藥商對此心知肚明，因而開始利用遺傳資訊找尋對特定遺傳變異患者有效的新藥，或重新開發已經宣告失敗的藥物。

　　其中一例就是拜耳的 Vitrakvi，通稱為拉羅替尼（larotrectinib），此藥是首款針對特定基因變異，而非癌症發生所在研發的新藥。類似的案例還有降血壓藥 Gencaro，此藥只適用於少數族群，若美國食品藥物管理局核准其重新開發，該藥將成為史上首個須經過基因檢測才能使用的心臟藥物。

　　此乃時勢所趨，到頭來，每種藥都將納入一個龐大且不斷擴展的藥物遺傳效用資料庫裡。相信不久之後，不瞭解患者基因體資訊就開藥，

將會是上個世紀的事。

關鍵在於，有了遺傳資訊幫助醫師決策，我們毋須等到生病時，才知道哪種療法最能有效預防這些疾病發生。

醫療的未來

正如佛羅里達大學個人化醫療計畫（Personalized Medicine Program）負責人強生（Julie Johnson）指出，我們即將邁入一個新世界，未來我們將接受基因定序檢測，資料會被儲存，並用來預警哪些療法經證實對相似基因類型或組合的人有不良效應[14]。

同理，即使已知的療法在大多數情況下不適用於多數人，但對基因類型相似的族群有效，我們還是可以採用這樣的療法。這個發展對開發中國家尤為重要，畢竟當地人的基因與腸道菌群與一般藥物在已開發中國家測試時的族群人口具有極大差異[15]。醫學界鮮少提及這些差異，但這明顯影響了藥物療效與患者的存活率，其中也包含大家認為已經知之甚詳的癌症化療[16]。

同時，我們也正在學習解讀整個人類的蛋白體（proteome），即各類細胞可表現所有的蛋白質。我的實驗室與其他研究人員已發現人體血液中數百種全新蛋白質，各種蛋白質都可揭露其來源細胞的相關資訊，透過這些資訊，我們能先行瞭解體內有哪些疾病，甚至早在這些疾病能以其他方式偵測之前就預先發現。如此一來，我們將能更快速、詳盡瞭解身體所面臨的問題，醫生也能更精確地解決狀況。

現在大家生病時，經常會等看看情況是否會「自行解決」，然後才去看醫生，老年人尤其如此。唯有症狀持續時，大家才會決定就醫。然

後，他們還是得等待才看得到醫生。

根據2017年的一項研究，患者的就醫時間大約得等上將近一個月。近年來，由於醫生短缺，加上戰後嬰兒潮的病患增加，等待的時間日益拉長。有些地方的候診情況甚至更糟。我居住的城市波士頓有世上最好的二十四家醫院，但是平均等待就醫的時間是五十二天[17]，實在是駭人聽聞。

美國擁有大量的私人醫療體系，依然存在就醫等待時間過長的問題。不過，此種情況也非美國獨有；加拿大的社會福利體系也是聲名狼藉，等待時間相當漫長。問題不在於我們支付醫療費用的方式，而是在於我們將醫生設定為唯一的診斷管道，而且基層醫療醫生經常是唯一可將患者轉診至專科醫師的人。

幸虧科技進步，讓醫生能以視訊進行到府看診，積壓的病例也許很快就能清空。十年之內，病患利用口香糖大小甚或可能是拋棄式的設備自行採樣，或許會是可行技術。你將能在家中蒐集醫生需要的樣本，然後將裝置插入電腦，與醫師一同查看代謝產物和基因的數據。

光在美國本土，就有超過百家公司從事閃電般迅即、高度精準的DNA檢測，為大眾提供各種疾病早期且準確的診斷，有些甚至還能估算出我們的生理老化速率[18]。

少數幾家公司則聚焦於檢測癌症與其他疾病的遺傳特徵，而且通常可以在這些疾病被察覺之前就能偵測出來。不久後，我們將不再需要等到腫瘤長到非常大，或是亂七八糟地突變，以致擴散到一發不可收拾的境地。

過去診斷癌症得仰賴電腦演算法輔助，而演算法得經過機器學習的最優化，用數千名癌症病例的資訊訓練而成；以後，只要透過簡單的驗

血，醫生便能掃描游離DNA（circulating cell-free DNA，cfDNA）來診斷癌症。

　　未來，這些血液循環的遺傳線索不僅會透露你是否罹患癌症，還能告訴你患有哪種癌症以及如何消滅它；甚至還能告訴你原來偵測不到的腫瘤正在體內哪一處生長，因為人體某部位腫瘤的遺傳（和表觀遺傳）特徵可能與其他部位大不相同[19]。

　　所有這些都意味著我們正從根本上改變尋找、診斷與治療疾病的方式。原本有瑕疵、以症狀為優先的醫療方式即將有所轉變。我們將於症狀之前，甚至先於「感覺不適」就能發現病症。畢竟，許多疾病在出現症狀前，就已經可透過基因檢測及早發現。

　　不久的將來，主動進行個人基因檢測將有如餐後刷牙一般尋常。醫生會發現自己愈來愈少說出「真希望我們能及早發現」這句話，也許終有一天他們再也不用這麼說。

　　不過，即將來臨的基因體學時代只是一個開端。

步上正軌

　　配備智慧車用科技的汽車儀表板可謂神奇發明，它能告訴你行駛的車速、再跑多少里程就要加油，並根據道路狀況和行駛方式逐秒進行調整。它能告訴你室內、室外，和引擎的溫度，告訴你周圍有哪些車輛、自行車和行人，並警告你是否太過接近。

　　發生問題時，像是輪胎沒氣或變速器轉換不順，儀表板也會顯示。而且，一旦你分心並且開始駛離車道分隔線，它將控制方向盤，將車子拉回原路，或自動沿著高速公路行駛，而方向盤上的手只要有一點阻力

就可以告訴它那裡有人，以防萬一。

1980 年代時，車輛鮮少配備感測器。然而，到了 2017 年，每輛新車上都有近百個感測器，近年來這個數字又增加了一倍[20]。消費者購車時對車輛配備的期望愈來愈高，要有輪胎偵測器、乘客感測器、氣候感測器、夜間行人偵測器、轉向角度感測器、車輛接近警示器、環境光源感測器、雨刷水位感測器、自動遠光燈、降雨感應器、盲點偵測器、自動懸吊升降系統、語音辨識系統、自動倒車停車系統、主動式車距維持系統、自動緊急煞車系統，與自動駕駛等等。

也許有人樂於完全不用任何儀表板，全憑本身直覺和經驗來判斷行駛速度、車子何時需要加油或充電，以及車子故障時需要修理之處。可是，我們絕大多數的人永遠不會駕駛一輛絲毫無法提供量化資訊的汽車，而且我們也已透過購買決策向汽車公司表達了明確的訊息 —— 我們想要愈來愈智慧的汽車。

此乃人之常情，大家都想要更有智慧的汽車來保障安全，而且我們也希望它能一直確保我們安全。

令人驚訝的是，我們從未對自己的身體提出相同要求。這也難怪，畢竟我們對汽車的健康比對自身健康瞭解得要多。仔細想想，這未免太過荒謬。不過，情況即將有所轉變。

現今，我們已邁出相當大的一步，進入個人生物感測器時代。我們的手錶可以監測心律、測量睡眠週期，甚至可以提供關於食物攝取和運動的建議。

運動員和深具健康意識的人愈來愈常全天候配戴感測裝置，二十四小時監控自身的生命體徵和體內重要的化學物質，觀察這些數據隨著飲食、壓力、訓練，和競賽所發生的起伏變化。

幾乎任何患有糖尿病或HIV的人都能證明，如今隨著無創和微創監測技術愈來愈便利、平價且精準，血糖和血液細胞監控其實相當容易，而且愈來愈省事。

2017年，美國食品藥物管理局核准通過一款葡萄糖監測器，此款裝置2014年於歐洲首度上市，只要黏在肌膚上，便能持續讀取血糖濃度，並在手機或手錶上顯示數據。在三十個國家，針刺血糖儀已是糖尿病患者遙遠的記憶。

派翠克（Rhonda Patrick）過去是一位長壽科學家，後來成為了健康與保健專家，一直在使用連續血糖監測儀來查看哪些食物會使她體內的血糖大量激增。很多人相信，若還想活久一點的話，最好避免發生血糖激增的狀況。

她發現，至少對她而言，白米飯不好，馬鈴薯還可以。當我問她什麼食物最讓她吃驚時，她毫不猶豫地回答了。

她驚呼：「葡萄！千萬別吃葡萄。」

麻省理工學院的研究人員正在研究《星際爭霸戰》中，可讀出數千種生物標記的健康掃描器。同時，辛辛那提大學的研究人員正與美軍合作開發感測器，可透過汗水辨識出疾病、飲食變化、受傷和壓力[21]。目前有幾家公司正在研發手持式呼氣分析儀，可用來診斷癌症、傳染病與炎症疾病，他們的任務是要挽救十萬性命和減少十五億美元的醫療成本[22]。

其他還有許多公司正在設計用來追蹤生物標記的感測服，汽車工程師也正試圖將生物感測器放入汽車座椅當中，在你的心律或呼吸模式不對勁時，發送警告至儀表板或通知醫師。

隨身攜帶家庭醫師

撰寫本文時，我正配戴著一個普通大小的戒指，監測著我的心律、體溫和活動。它每天早上都會告訴我：我是否有睡好、做了多少夢，以及我在白天的靈活程度。我猜想，對蝙蝠俠或龐德這些人來說，類似的科技大概存在已久；但現在，只要花個幾百美元，任何常人都能從網路上訂購此類裝置[23]。

最近，我太太和長子一起去打了母子耳洞回家，我看了心想：沒道理這麼小的人體首飾不能用來追蹤人身上數以千計的生物標記，尤其還是刺穿皮膚的首飾。家中每個成員都應該受到追蹤監測，從祖父母、父母到子女皆是，甚至是嬰兒和家裡寵物身上都應該要有監測器，畢竟他們是最無法透露自己感受的人。

我懷疑，到頭來甚少會有人願意過著沒有這些科技的生活。以後，我們離開家時不會忘了攜帶它，就像現在不會忘記帶智慧型手機一樣。下一代裝置也許是無害的皮膚貼片，最後或許甚至會演變為皮下植入監測器。未來世代的感測器將不僅可測量和追蹤個人的血糖濃度，還可監控基本的生命體徵、血液含氧量、維生素平衡，以及數千種化學物質和荷爾蒙。

再加上可合併日常活動甚至聲音音調等相關數據的科技[24]，生物特徵統計資料將成為身體的領頭羊。若是男性比平常花費更多時間在洗手間，AI護衛將檢查你血液中的攝護腺特異抗原（prostate-specific antigen）和前列腺DNA，然後為你預約前列腺檢查。早在你或你的醫生發現症狀數年前，只要你說話時手部移動方式改變，甚至是敲打電腦鍵盤的方式有所變化[25]，都會用來協助診斷神經退化性疾病。

　　生物科技一次又一次進步，這樣的世界即將快速來臨。上一代人難以想像的人體即時監測將成為我們生活固有的經驗，正如汽車儀表板之於駕駛經驗一樣。然後，有史以來，我們將可依據數據做出每一日的健康決策[26]。

　　影響我們壽命長短的最關鍵日常決策，就是飲食。倘若吃早餐時血糖很高，你會知道喝咖啡要避免加糖；午餐時發現身體鐵含量較低，就點份菠菜沙拉來補充鐵質；下班回家時，若今天都沒到戶外曬太陽攝取維生素D，你也可以打杯冰沙來補充缺乏的營養；假使在旅行中需要某種維生素或礦物質，你不僅會知道該補充什麼，還知道該從何處取得。由AI控制、協助你網路搜尋、提醒會議的個人虛擬助理，將帶你到最近的餐廳滿足你的需求，或用無人機將所需之物遞送到你的位置。不論你需要什麼，或許真的可以從天上掉下來，直接送到你手裡。

　　生物統計數據與分析已經能夠告訴我們何時運動以及運動量應該多少。然而，隨著科技進步，這些資料將能提供更多協助，監控我們運動或缺乏運動的效應，告訴我們壓力的程度，或甚至讓我們知道飲用的液體或呼吸的空氣如何影響身體的化學反應與功能。

　　這些裝置將能提供更多建議，告訴我們如何緩解血液生物標記欠佳的情況，像是建議我們散步、冥想打坐、多喝綠茶，或更換冷氣濾網等等。這將有助於我們做出對身體與生活更好的決定。

　　我所提及的這些發展轉眼就會實現。目前有些公司正負責處理數十萬血液檢驗數據，並將這些數據與客戶的基因體進行比較，向客戶提供專屬的飲食及身體保健建議，而且還預計年年都會推出新一代技術。

　　我有幸能成為首批一窺此類科技奧祕的人，瞭解其為人類帶來的效益。我是身體追蹤者（InsideTracker）的科學顧問，該公司是一家延伸自

麻省理工學院的當地企業[27]。

在我註冊進行一般測試後，過去七年便持續追蹤數十種血液生物指標，包括維生素D和B$_{12}$、血紅素、鋅、葡萄糖、睪固酮、發炎標記、肝功能、肌肉健康指標、膽固醇，和三酸甘油酯。

未來的檢測可能每隔幾秒就進行一次，但我目前的測試則是每隔幾個月進行一次。報告會根據我個人的年齡、性別、種族，和DNA進行調整。這對我的生活影響重大，這些資訊幫助我決定坐在餐廳時要點什麼餐點，或下班回家順路去超市時該買些什麼。我還能每天接收簡訊，根據新近的檢查結果提醒身體需要什麼。

一路以來，我一直為自己的身體建立專有數據。長期下來，這些數據都有助於我辨別有利或不利的趨勢，這些趨勢對我和其他人而言，影響可能有所差異。我們自然知道基因遺傳對身體需要、耐受或拒絕的食物影響重大，但是每個人遺傳的基因都大不相同。餐桌上的飯菜，或許都能符合你、伴侶和孩子的需求，但每個人的特定需要或許截然不同。

同時，可預防的急性與創傷性死亡奪走數以百萬計的生命，生物追蹤能阻止這一切發生。2018年，身體追蹤者團隊與我共同發表經同儕審查的研究報告，顯示生物指標監控加上由電腦建議飲食可以像常用的糖尿病藥物一樣，有效降低血糖含量，同時優化其他健康的生物指標。

頸動脈日漸阻塞的跡象，在每天的日常生活中甚或定期就醫健檢都難以察覺，但是，當身體全天候受到測量監控時，幾乎不可能錯過這些線索。目前心律不整、輕度中風、空中醫療運輸期間的靜脈阻塞，以及其他許多醫療問題，常常在為時已晚的重症情況下才進行治療，但在未來就能透過生物追蹤來預防。從前，不管你有沒有懷疑自己心臟有問題，都得去看醫生才能測量心電圖。現在，無論你身在何處，只要將手

指按在手錶錶面，數百萬人在三十秒內就能自行準確測量心電圖。

　　當然，我用**手錶**一詞似乎不太嚴謹，尤其是現在的腕部穿戴裝置不僅會告訴你時間和日期，它們也是日曆、有聲書、健身追蹤器、電子郵件、通訊軟體、新聞程式、計時器、鬧鐘、氣象站、心律與體溫監測器、錄音機、相簿、音樂播放器、個人助理和電話。若這些設備可以完成上述所有工作，那麼我們毫無理由不期待它們也能避免創傷性事件的發生。

　　未來，若你心臟病發，即便只是感到手臂輕微疼痛，或是通常要到數年後透過腦部掃描才會被診斷出來的輕微中風，你都會收到警示，而且周遭親友也會收到通知。緊急情況下，你信任的好鄰居、最要好的朋友或者碰巧在附近的醫生都會收到警示提醒。救護車將派遣到府，此時，最近醫院的醫師在你抵達之前也會確切知道你送醫的原因。

　　你認識任何急診室的醫生嗎？他們最清楚額外每一分鐘的治療時間有多寶貴；不妨問問他們，額外的驗血資訊或最近的心電圖對急診病患有多大價值。或患者抵達時仍意識清楚、未遭受痛苦且大腦尚未大量失血有多難得，這些人依然能幫助醫護人員在急救過程中做出適當的緊急醫療決策。不久之後，說不定醫務人員要求下載你最新的生物追蹤數據會成為常規，以協助他們做出攸關生死的決定。

　　生物追蹤已經可以幫助我們更快發現疾病。2017年夏天發生在蘇珊娜身上的故事便是一例。這位五十二歲的女士月經週期出現極細微的變化，她的醫師合理地將其歸因於進入更年期前的轉變，於是，她下載了一個應用程式追蹤自己的月經週期。

　　三個月後，應用程式發給她一封電子郵件，提醒她，依同齡女性而言，她的數據可能「超出常規」。蘇珊娜帶著數據回去找她的醫師，

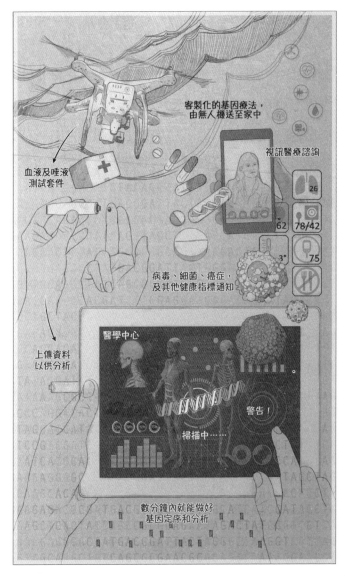

客製化的基因療法，
由無人機送至家中

視訊醫療諮詢

血液及唾液
測試套件

病毒、細菌、癌症，
及其他健康指標通知

上傳資料
以供分析

醫學中心

警告！

掃描中……

數分鐘內就能做好
基因定序和分析

延長壽命的科技：不久的將來，家家戶戶將透過穿戴式生物感測器、家用小型設備以及植入式監測器監控健康狀況。這些裝置將可提供飲食建議，偵測跌倒、感染和疾病等狀況，藉此優化我們的健康，並拯救生命。發現異常狀況時，由 AI 輔助的視訊醫師會派遣救護車或護士到府，或將藥物送至家中。

立即接受驗血與超音波檢查，結果發現她患有混合米勒氏腫瘤（mixed Müllerian tumor），這是一種惡性腫瘤，好發於六十五歲以上停經的婦女。蘇珊娜接受全子宮根除手術，在癌細胞轉移前切除腫瘤，總算逃過一劫[28]。

相較於目前開發中的應用程序，她使用的應用程序相對簡單，不但需要主動輸入數據，而且只追蹤幾個指標，但是，這個程式拯救了她的生命。有鑑於此，試想若是每天蒐集數百萬個數據點的「自動」追蹤器，能為我們提供多少益處；現在，請再試想，若我們將這些數據與一般基因定序的資料結合起來的話，效益將有多大。

別讓你的想像就此止步，生物追蹤不只能告訴你心跳何時加快、體內維生素含量過低或膽固醇正在飆升，還能讓我們知道身體何時受到攻擊，而此點將能拯救地球上的每一個人。

做最壞的打算

1918年，早在我們現代化、超迅速，且高度連結的世界交通網絡成形之前，全球爆發了大型流感，稱為西班牙流感。部分歷史學家深信這次流感起源於美國，造成的死亡人數遠超過史上爆發的任何疾病[29]。

此種流感的死亡方式相當殘酷，伴隨了黏膜出血，特別是鼻子、胃部、眼睛、耳朵、皮膚，和腸道出血[30]。當時，人類飛行時代尚在起步，且大多數人從未搭乘過汽車，H1N1病毒依舊設法找到了方法，散播至全球各地，不論是偏遠島嶼或北極的村莊，無人幸免；無論種族或國界，都難逃一死。H1N1有如新世紀黑死病一般大開殺戒，美國人當時的平均壽命從五十五歲驟降至四十歲，雖然後來平均壽命回升，但全

球各地已有超過一億人不幸喪生。

歷史有可能再度重演。而且，相較於一世紀以前，現在人類和動物的接觸更頻繁，各地往來聯繫也更密切，不難想像此種情況有多容易再度重演。

除非我們解決了對生命的最大威脅，消除一切試圖掠奪人類性命的生命形式，否則，從過去一百二十年直到未來人類壽命增長的狀況，都可能會在一個世代中消失。若流行病能迅速奪走數億人性命，抵消甚至減少了人類增長的壽命幅度，那麼，就算能延長平均壽命數十年似乎也無足輕重。雖然全球暖化是長期且重要的議題，但你也可以說，在我們有生之年，「感染」還是人類的最大威脅。

生物追蹤革命最大的禮物，也許就是確保永遠不再有流行病大爆發。以個人層面來說，即時監控體徵和人體化學物質，自然有難以言喻的好處，不但可提升個人的健康狀況，還可預防緊急情況；總體而言，即時生物追蹤有助於我們搶在全球流行病爆發前洞燭機先。

多虧了穿戴式裝置，我們在技術上已經到位，可即時監控超過一億人的體溫、脈搏，與其他生物特徵反應。目前唯一欠缺的是公認的需求和文化回應。

其實需求已經存在，而且存在已久。由蚊蟲傳播的致命茲卡病毒，在最早紀錄從中非傳播至南亞大約歷時二十年，之後又經過了約四十五年，在2013年時傳至中太平洋的法屬玻里尼西亞。

在此六十五年間，它只影響了世上小部分地區。不過，接下來的四年裡，該病毒有如野火延燒一般，從整個南美、中美洲、北美洲蔓延回整個大西洋，再擴散到歐洲。

至少，茲卡病毒的傳播方式某種程度上受到限制，它主要透過蚊蟲

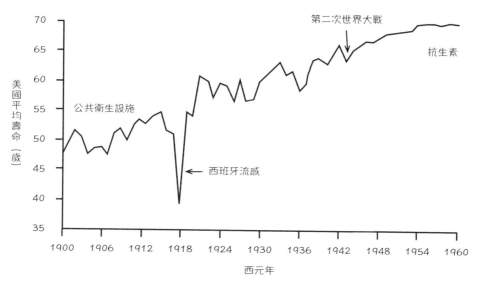

1918年流感盛行期間人類壽命變化

資料來源：S. L. Knobler, A. Mack, A. Mahmoud, and S. M. Lemon, eds., The Threat of Pandemic Influenza: Are We Ready? Workshop Summary, Institute of Medicine (Washington, DC: National Academies Press, 2005), https://doi.org/10.17226/11150, PMID: 20669448.

叮咬，但也可能是母親傳染小孩，或性伴侶相互傳染。據我們所知，它無法透過門把、食物，或飛機上的空氣循環溫度調節系統傳播。

但是，流感和其他可能致命的病毒可以。

2014年3月23日，世界衛生組織通報伊波拉病毒病例，地點就在幾內亞東南部林間的農村地區；而且，病毒從此處迅速蔓延至三個鄰國，引起了廣大的恐慌。即使是世界上最富有的國家，也有十一人因伊波拉病毒接受治療，而且暴露出它們從未有統一的應變計劃。

同年十月，美國航空45航班降落在新澤西州時，身著隔離衣的人員登上飛機，使用紅外線測溫儀感應乘客額頭，以檢測是否有發燒情況。曾在無國界醫生工作的希考克斯（Kaci Hickox）因而被關到州長克里斯蒂（Chris Christie）的「私人監獄」，這之後導致她贏得了「檢疫權

利法案」（quarantine bill of rights）的訴訟。那一次與之後幾次，致命病毒的傳播受到遏止，但人類並非總是如此幸運。

2017年，蓋茲在慕尼黑安全會議上說：「不論茲卡病毒是源於自然湊巧或出自恐怖分子之手，傳染病學家指出，此種經空氣快速傳播的病原不到一年能殺死逾三千萬人，而且全球未來十至十五年間可能會爆發大流行[31]。」

倘若真的爆發大流行，三千萬可能是非常保守的估計數字。

隨著交通網絡持續擴張且日益飛快，加上愈來愈多人以前人難以想像的速度前往世界更多處旅遊，各種病原也傳播得比過往更快。然而，只要對的人掌握有正確的數據，我們也能加快行動，特別是若我們能結合大型的「生物雲端」（biocloud）數據，與超快的基因定序資料，藉此偵測城市裡或隨著交通散播的病原，便能利用緊急旅遊限制和醫療資源，搶在致命病原爆發前先發制人。在傳染病的戰役中，分秒必爭，而且愈慢一秒採取行動，代價都是以人命來計算。

個資外洩的疑慮

然而，不是人人都準備好要迎接生物追蹤的世界，此點不難理解，對許多人而言，顯然這一步跨得太遠，甚或是好幾步之遙。

若想使這樣一個世界成真，讓數以億計的人全都接受即時的生理監測，從荷爾蒙濃度、體內化學物質、體溫到心律，以做為流行病的前哨，警告我們即將發生的公共衛生危機，必定得要有人負責掌控這些數據。問題在於，誰該握有這些資訊？單一政府？聯合政府？任何或各個政府？

還是，電腦公司或製藥公司？網路電商？或保險業者？藥局？營養保健品公司或醫療網絡？

最可能的情況是，或許是集這些企業於一身的集合體。醫療產業如今市值超越全球GNP的10％，且每年成長率達4.1％，隨著各大企業將目光轉向這個全球經濟最大且成長最快的產業，整合已然開始且將持續進行。

你會信任誰來掌握你的一舉一動？你願意讓誰聽你每一次心跳？或像某個善良的冬季神話人物一樣，在你睡著時照看著你，也知道你何時醒來？你願意讓誰透過數據知道你什麼時候難過、什麼時候超速、什麼時候發生性行為或過量飲酒？

說服大眾別擔心是毫無道理的舉動，當然有些事需要擔心，你認為信用卡被盜用很糟嗎？其實沒什麼要緊，只要聯絡銀行補發新卡就行了；可是，你的醫療紀錄是永久且更私密的。

2010至2018年間，共有超過一億一千萬人的醫療紀錄外洩[32]。英國通訊服務商Maintel資安主管卡契（Jean-Frédéric Karcher）預測，這類的事將變得更為常見。

他警告：「醫療資訊在地下網路裡，可能比信用卡資料值錢十數倍，詐欺犯可利用這些資料偽造身分，並用假身分來購買醫療儀器或藥品[33]。」

我們犧牲大量隱私換來科技服務，而且這種交換時時刻刻都在發生，每次你開立新的銀行帳戶或每簽一次信用卡帳單時，都會失去一些隱私；每次網路瀏覽器轉往新網頁時，每次在註冊課程時，每次登機時，都會失去部分隱私；尤其我們經常使用手機，更是如此。

所有人都同意付出的代價值得嗎？基本上，問題可說是見仁見智。

但是，確實有許多人難以想像沒有信用卡、網路、網路註冊、飛航旅行、手機，或智慧型手錶的生活，一思及此，他們便立刻決定這種代價還勉強可以接受。

那麼，人們願意犧牲多一點點隱私，來阻擋全球性的流行疾病嗎？令人難過的是，可能不太願意。人類有個可悲的共通點，就是不善於以個人行動來解決集體問題。促成革命性變革的訣竅就在於，尋找方法讓個人自身利益與群體共同利益一致。為了讓大眾廣為接受生物特徵追蹤，好讓我們能領先快速傳播的致命病毒，你得先提供他們見不得自己沒有的東西。

如何為這樣的世界做好準備，現在必須盡快進行對話。

我已經準備好了。

開始定期監測生物標記之前，我確實有所顧慮，擔心體內的化學訊號，會向握有數據管道的人揭露我的個資。所有數據都儲存在符合醫療規範或《聯邦健康保險法案》（HIPAA）的伺服器上，且皆已加密處理。然而，我們永遠會擔心資料被駭，有心人士也總有辦法可竊取資訊。

不過，從我開始定期監測生物標記後，收到的資訊遠比我擔憂的事更加值得。

當然，這無疑是一種個人選擇。

現在，目睹到我的生理儀表板數據，我無法想像生活中沒有它會如何，就像我想不到沒有GPS該怎麼開車一樣，還沒收到生物感測指環和血液生物標記的定期報告前，我難以決定該吃什麼，以及應該從事多少運動。我每天都殷切期盼這些健康數據若能即時處理就更棒了，而且，如果這樣還能幫助保護他人，更是好上加好。

加快腳步

攻讀博士學位期間，我從事夜班工作。當時，我的時薪約八美元，負責檢驗各種體液，包括尿液、糞便、脊髓液、血液，和夾雜毛髮、嚴重扭曲的生殖道棉棒，檢查當中是否存在致命的細菌、寄生蟲和真菌。這真是一件迷人的工作。

我可以隨意使用十九世紀科技的所有儀器，像是顯微鏡、培養皿，和無菌水。1895年的實驗室技術人員，若穿越時空到1980年代的微生物學實驗室，大概會感到賓至如歸。如今，這些器材仍是許多微生物實驗室的配置。

其他醫學領域都運用機器人、奈米技術、掃描器，和光譜儀等，在技術上取得了大幅進展，而我們還在用此種方式培育攸關生死的細胞，著實令人沮喪。

不過，這些時日以來，我不再感到沮喪，而是感覺憤怒。

因為具抗生素抗藥性的細菌持續散布，而最新研究指出，細菌也許是癌症、心臟疾病，及阿茲海默症的致病因子[34]。

然而，我直到最近才致力於解決此問題。人總是要等到自己碰到萊姆病時，才會深有所感。

我們的女兒娜塔莉十一歲時診斷出患有萊姆病。我們當時居住的新英格蘭區爆發蝨子大流行，此種蝨子帶有螺旋體門細菌伯氏疏螺旋菌（*Borrelia burgdorferi*），會引發萊姆病。

近期估計，美國每年約有三十萬人患有此種疾病。未及時接受治療的話，伯氏疏螺旋菌會藏匿於皮膚細胞與淋巴結中，導致顏面癱瘓、心臟問題、神經痛、記憶力衰減，與關節炎。此種細菌會隱藏在保護性生

物膜中，因此極難消滅。

娜塔莉被蝨子叮咬處周圍從未出現過圈狀紅疹，這是確定感染此種寄生蟲的症狀。她只是一直抱怨頭痛與背痛，這是典型的流感症狀，但旋即我們就發現那不是流感，而是比流感更糟的狀況。

她頭部無法轉動，視力喪失，她整個人都嚇壞了，我和我太太也是。我們從未感到如此無助，於是，開始上網搜尋解答，找到的可能疾病是白血病或腦部病毒感染。

波士頓兒童醫院的醫生進行了細部檢查，初步測試顯示可能是萊姆病，但是保險公司需要確認，因為第一次的檢測偶爾會出現假陽性結果。第二次檢測失敗了，使得治療過程陷入困境，必須等待更多的檢驗結果。

我向醫院索取一微升娜塔莉的脊髓液來進行測試，我的實驗室就在對面，可以進行病原體的基因定序，但醫院拒絕提供。

以她當時的症狀研判，據我所知，只有50％的生存機會。她的生命頓時縮減為像用擲硬幣決定一般，而在分秒必爭之時，醫生卻在等待實驗室結果。

又過了三天，醫院才確定她感染了萊姆病。醫生直接在娜塔莉心臟旁邊的大靜脈施行抗生素靜脈注射。將近一個月的時間，她每天都得接受這種治療。

她現在已完全康復。但是，所有相關人士都明白，娜塔莉體會尤深，我們亟需應用二十一世紀的科技來診斷傳染病。我在麻州劍橋和加州門羅公園協助匯集了一群才智出眾的專業人士，當中不乏傳染病醫師、微生物學家、遺傳學家、數學家，和軟體工程師，運用「高通量定序」（high-throughput sequencing），共同研發出數種測試，可迅速明確告

知醫生病患感染的疾病以及最有效的治療方式。

　　測試的第一步是從血液樣本、唾液、糞便，或脊髓液中萃取出核酸。由於此步驟會增加成本且降低敏感度，我們以創新方法移除了患者DNA，此法由從木乃伊檢體抽取DNA的科學家所開發，顯然又是眾多科學領域交相互惠的其中一例。

　　接下來，樣本將透過不預設目標的基因定序技術處理，意味著系統並非在尋找任何特定的感染源，而是讀取整個樣本的基因體。讀出清單後進行掃描，對照所有人類已知病原體基因資料庫，然後電腦會產出十分詳盡的報告，說明存在哪些入侵者，以及如何最能有效殺死病原。

　　這些測試和標準測試一樣精準，但可提供不限病原體，而是所有可能微生物的資訊。換言之，醫師幫患者進行檢測時，不用再去猜測要驗什麼病，或是哪個療法最有效，他們已經有了答案。

　　若是幾年前，此種檢測不僅為時緩慢，甚至毫無可能；如今，短短幾天就能完成，而且很快地，以後將只需數小時，最後也許只要幾分鐘即可。

　　但是，我們還有另一種應對此種疾病的方法，那就是全面預防所有疾病。

疫苗接種新紀元

　　過去一世紀，疫苗對於人類平均壽命和健康壽命廣大的正面效益，無需任何論理爭辯。全球兒童死亡率直線下降，大部分因為我們根除了天花等疾病。之後，我們消滅了小兒麻痺，世上健康的兒童人數因此有所成長，健康成人的人數亦是。未來五十年內，導致成人疲勞、肌肉無

力、脊柱彎曲異常，和言語障礙的小兒麻痺後遺症也將消失殆盡。

當然，只要接種疫苗可預防的疾病愈多，尤其是那些奪走老年人生命的疾病，例如流感和肺炎，未來幾年平均壽命自然會隨之增長。

群體接種疫苗，不僅可自我防護，還能保護我們之中最弱勢的兒童和老年人。水痘過去每年奪走世界各地數千人性命，其中大多數是幼兒和老人，並導致數十萬的住院病例和數百萬天的病假。現在，那些日子已不復見。

其中一個人類借疫苗之力延長壽命的光榮典範，便是肺炎鏈球菌疫苗的問世。肺炎鏈球菌是老年人主要疾病的來源，也是呼吸道感染致死最常見的原因。根據《新英格蘭醫學期刊》發表的一項研究，2000 年針對嬰兒的肺炎鏈球菌十三價結合型疫苗（Prevnar）推出後，因肺炎住院和死亡的人數全面下降。

該研究的第一作者葛里芬（Marie Griffin）解釋：「從未接種疫苗但受惠於嬰兒疫苗的老人中，我們觀察到頗具成效的保護作用，這是近年來間接保護或群體免疫（herd immunity）最顯著的其中一例[35]。」

另一項研究指出，僅在頭三年，肺炎死亡人數就減少一半；且光在美國，就避免了三萬個病例和三千人死亡[36]。

我們可以用類似的疫苗預防許多致命疾病。

然而，數十年來，疫苗改善全球數十億人生活的希望逐漸減緩，不僅因為許多科學騙局的散播，造成公眾對疫苗的不信任，還因為舊有的市場力量所致。疫苗研究的黃金時代是在二十世紀中葉，此一時期見證了一系列效果絕佳的疫苗快速發展，包含百日咳、小兒麻痺、流行性腮腺炎、麻疹、德國麻疹，和腦膜炎等。

然而，到了二十世紀下半，長期持續研發疫苗的商業模式被嚴重破

壞。測試新疫苗的成本成倍增加，大部分是由於公眾日益關注疫苗的安全性與規避風險的監理機構。

疫苗界過去「不費吹灰之力，就能產生成果」早已成為過去式，現今光是一種簡單疫苗就得用上十多年才能生產，成本超過五億美元，而且仍有可能不被核准出售。

部分功效卓越且對預防傳染病至關重要的疫苗，如葛蘭素史克藥廠的萊姆病疫苗等等，也已退出市場，因為一些毫無根據的反對聲浪使得產品「根本就不值得」繼續生產[37]。

政府並不生產疫苗，企業才是生產者。因此，當市場力量不利於此時，我們就難以獲得急需的藥品。慈善組織有時可協助彌補資金缺口，但不一而足。而且，碰上經濟不景氣，如2000年代末和2010年代初時全球經濟大衰退，許多基金會贊助的資金來源主要來自市場相關的捐贈收入，也因此無法或不願大量注資於這些拯救生命的介入措施上[38]。

好消息是，目前疫苗研發正歷經微型復興時期，自2005年至2015年間成長三倍，目前約占所有開發中生技產品的四分之一[39]。

其中最重要的當屬瘧疾疫苗，2017年瘧疾感染了兩億兩千萬人，且奪走了四十三萬五千人性命[40]。多虧有蓋茲夫婦、葛蘭素史克藥廠和適宜健康科技計畫（Program for Appropriate Technology in Health，PATH），2017年首次配發部分有效的抗瘧疾疫苗 Mosquirix，讓我們懷抱希望有朝一日能完全撲滅瘧疾寄生蟲[41]。

同時，我們也在學習如何在人體細胞、蚊蟲細胞，和細菌中快速培育疫苗，避免使用目前過時的技術，節省將病毒打入數百萬個受精雞蛋的時間和成本。一家位於波士頓的研究機構短短四個月內以約一百萬美元的成本，成功製造出類似伊波拉的拉薩熱（Lassa fever）疫苗，且目前

已進入動物試驗階段，比一般疫苗研發減少了數年與數百萬資金[42]，成果輝煌，著實令人歎為觀止。

此時此刻，研究人員正在進行最後衝刺，準備終結這場疫苗研發的漫長競賽，希望製造出能抵禦普遍到人習以為常的疾病疫苗。許多意見領袖也略帶不安地預測，不久後，我們將無需像接種年度流感疫苗一樣孤注一擲，此種疫苗這幾年僅保護了不到三成的接種者，但聊勝於無（若你或子女尚未接種流感疫苗，請盡快接受預防注射。我們何其有幸能生活在這樣一個年代，可保護自己和孩子免受潛在致命疾病侵襲）。

若能快速檢測、診斷、治療，甚至預防與老化無關但每年奪去數百萬人生命的疾病，將有助於我們持續延長人類平均壽命，縮短了壽命平均與極限之間的差距。

即便如此，器官會衰竭，身體各部位也會日漸磨損。所有其他科技都失敗時，我們該如何是好？關於此，還有另一場革命也正在發生。

人體器官培育

沿著墨爾本以西的澳洲海岸是世上最美的公路 —— 大洋路（Great Ocean Road）。然而，無論何時我行駛在這條路上，總是不經意想起人生中最驚惶的一日。那日，我接獲來電通知，我弟弟尼克騎摩托車出了意外。

他當時二十三歲，正騎著摩托車環澳。他是專業騎士，但騎經一攤油漬時，車子打滑，人飛了出去，在金屬欄杆下滑行，壓傷肋骨，脾臟破裂。

所幸，他大難不死，但為了救他一命，急診室醫生不得不切除脾

臟。脾臟掌管血液細胞生成，是免疫系統的重要器官。他此後的人生，必須小心翼翼不受到嚴重感染，而且他顯然更常生病，且得花更長的時間才能康復。此外，少了脾臟的人也是往後死於肺炎的高危險群。

有時，用不著老化或疾病的傷害，造化自然弄人。幸運的話，只是丟了脾臟，若是心臟、肝臟、腎臟，或肺臟的話，日子會更加難過。

我們用來恢復視神經與視力的細胞重編碼技術，也許有天能幫助人類恢復受損器官的功能。但是，若是碰上完全衰竭或因為腫瘤必須切除的器官，我們該怎麼辦呢？

現在，唯有一種可行方法可有效更換受損或生病的器官，而且事實聽來有些病態，但依舊是不爭的事實：當有人為所愛之人祈求獲得需要的器官時，他們所祈禱的，有一部分是致命的死亡車禍。

諷刺的是，有人也許會說這符合邏輯，負責詢問大眾是否要成為器官捐贈者的單位是美國機動車輛管理局（Department of Motor Vehicles）。

每年光是美國，就有超過三萬五千人死於機動車輛事故，使得此種死亡方式成為組織與器官移植最穩定的供應來源。若你尚未簽署器官捐贈同意書，希望您能酌情考慮。

1988年至2006年間，等待器官移植的人數成長了六倍。我寫下此話的同時，美國器官移植網就有十一萬四千兩百多人註冊等待器官移植，而每隔十分鐘等待移植名單上就會新增一人[43]。

在日本，病患面臨的情況更加艱難，當地獲得器官移植的機會遠低於西方國家。關鍵在於當地文化與立法規範。

1968年，日本外科醫師和田壽郎（Juro Wada）從一位腦死病患身上取出心臟移植，引發日本媒體情緒高漲，因為佛教徒相信人死後應保有全屍，而且日本第一位器官捐贈者在摘除心臟時是否真的已經「腦死」

也頗具爭議。日本政府立即頒布了一項嚴格的法律，在心跳停止前，禁止從屍體上摘除器官。三十年後，法規鬆綁，然而日本社會對於器官捐贈議題仍存在分歧，而理想的器官依舊難以取得。

我弟弟還罹患一種眼疾，名為圓錐角膜，會導致覆蓋在眼睛晶狀體上的角膜皺得像被手指壓過的保鮮膜。為了治療此病，他分別進行過兩次角膜移植手術，一次在二十歲時，另一次是三十歲時，將另外兩人的角膜移植到他眼裡。

兩次手術，他都經歷了六個月的角膜縫合，感覺像眼裡長了「樹的分枝」一般不好受，但至少他得以保有視力。我們家族晚餐最愛說笑的話題之一，就是尼克現在真的是透過他人的眼光看世界。儘管如此，談笑風生之間，其實我們一家人對逝世的捐贈者感念至深。

現今，我們疾步邁向自動駕駛時代，幾乎所有專家都深信此一科技與社會的典範轉移將快速減少車禍事故，因此，我們也亟需思索一個重要問題：移植用的器官該從何而來？

遺傳學家楊璐菡，和她在哈佛大學醫學院的前導師邱契（George Church）在將豬的基因編輯成人的基因時，發現了編輯哺乳動物細胞基因的方法。

他們編輯豬的基因有何目的？因為他們預想了一個世界是由豬農負責飼養專門用於器官移植的動物，為移植等待名單上的數百萬人生產器官。儘管數十年來，科學家夢寐以求希冀推廣「異種移植」（xenotransplantation），但楊璐菡真正朝此目標邁出了最大一步，她和同事證明了，他們能運用基因編輯技術消除豬的數十種反轉錄病毒基因，這些都是目前阻礙「異種移植」的因素。這並非異種移植的唯一阻礙，但確實是一大障礙，而楊璐菡在她三十二歲生日之前想出了克服障礙的

方法。

不過，這並非未來我們取得器官的唯一方式。自從2000年代初研究人員發現可修改噴墨印表機列印出三度空間堆疊的活細胞以來，世界各地的科學家一直致力於列印出活的組織。

時至今日，科學家已成功在小鼠體內植入列印的卵巢，並將列印出的動脈接合至猴子身上。其他人則致力於列印骨骼組織，用以修復斷裂的骨頭。未來幾年，列印皮膚可能會開始用於移植，緊接其後的是肝臟和腎臟，而心臟因為較為複雜，尚需幾年時間。

不久之後，人體器官移植的病態管道結束與否將無關緊要，這個管道過去也始終供不應求。將來，當我們需要某個身體部位時，可能直接列印就行，也許是使用自身的幹細胞，而且是唯有在需要的情況下才去採集和儲存；甚至用自己血液或口腔棉棒蒐集的細胞重新編碼為幹細胞。而且，因為大家無需再爭奪移植器官，我們再也不必等別人發生天大的壞事，只需等列表機完成工作即可。

想像新的生活樣貌

所有這一切是否難以想像？這完全可以理解。長久以來，我們耗費許久建立期待中的醫療照護的樣貌，還有對人類生活的期望。許多人只想在一旁碎嘴：「我才不相信那會發生」，就不再多想。

可是，我們其實比自己想的更具彈性，更能改變對生活的期望，改變對年齡實際意義的看法。

想想阿湯哥，這位《捍衛戰士》男主角年近六十大關時，肌肉發達，幾乎沒什麼皺紋的額頭上，長著一頭茂密的黑髮，依然在線上工

作。而且他不僅是演戲，還演一些通常由年輕演員擔綱的動作片。許多危險的特技表演，他都親自上陣，在小巷中高速飆騎摩托車，飛機起飛時被綁在機外，懸掛於世界最高建築頂端，從大氣層上端高空跳傘。

這些日子以來，「五十歲是新的三十歲」這個口號多輕易就從我們嘴上脫口而出？我們忘了過去曾認為的五十歲是什麼模樣，而且那不是過去的數百年的事，而是幾十年前而已。

幾十年前，我們預期的五十歲，絕不是像阿湯哥還在跳飛機，比較像是老牌影星布萊姆利（Wilford Brimley）那樣。1980年代時，布萊姆利還曾和阿湯哥一同演出了電影《黑色豪門企業》，克魯斯當時三十九歲，布萊姆利五十八歲，那時已是滿頭灰髮、蓄著海象鬍鬚的老人了。

數年前，布萊姆利出演了《魔繭》，這部電影講述了一群老年人偶然發現外星人的「青春之泉」，賦予他們青春的能量，但外表毫無改變。於是，電影裡一群老人像青少年一樣四處嬉鬧，喜劇效果極佳。

一想到上了年紀的人要演出那樣年輕氣盛的舉動，著實大膽異常。不過，該電影上映之際，布萊姆利只比現在的阿湯哥年輕五、六歲。正如《紐約客》的克勞奇（Ian Crouch）所言，湯姆克魯斯輕鬆衝破了他所謂的「布萊姆利藩籬」[44]。

年齡的藩籬被打破了，之後也會再次被突破。另一個世代的我們，將習於看到六十、七十歲的電影明星還在高速飆車、從高處跳下、腳踢得老高耍拳腳。因為六十歲將是新的四十歲，七十歲也將是新的四十歲，然後如此趨勢將持續下去。

此種情況何時會發生？現在已經開始了。若你正在閱讀這些文字，那如此說來也毫不誇張，你極有可能受惠於這場革命。你的外表將更年輕，行為也將更年輕，身心實際上也都將更年輕。你的壽命將會更長，

而額外的年歲也會過得更好。

任何技術研發都有可能走到死胡同。但是，不可能所有的方法都失敗。單獨說來，這些藥品、精準醫療、急診照護，和公共衛生上的創新都能夠拯救生命，為原本可能喪生的人增加額外的時日。但是，當我們結合所有方法，眼前望著的便是數十年更恆常、更強健的人生。

每個新發現都能創造新機會。尋求更迅速、準確的基因定序所省下的每分鐘，都有助於挽救生命。即使人類壽命的最大上限不會有太大改變，如此的創新年代也能確保我們更長久地保持健康。

不是大多數時候的多數人而已，而是我們每一個人。

第三部

前進方向

未來

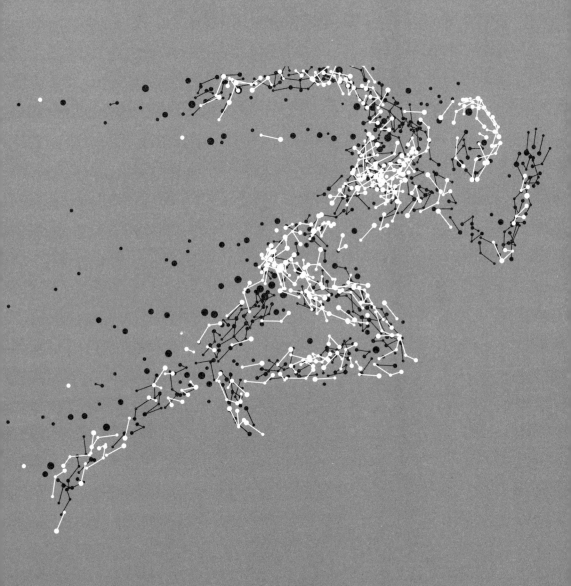

第 8 章

未來事物的面貌

讓我們來算個算術。

且讓我們用保守一點的數學來計算。假設前述這些天差地別的科技，在接下來五十年中全部一一出現，為人類帶來更長久健康的壽命。

DNA監測會在疾病發展為急性前，盡快提醒醫師；我們將比現在更早發現癌症，並開始抗癌；若你有任何感染，幾分鐘內就可診斷出是何種疾病；若你心律不整，汽車安全座椅將發出通知；呼氣分析儀將偵測出初步發展的免疫疾病；鍵盤的按鍵將及早提醒罹患帕金森氏症或多發性硬化症的可能；醫生將可獲得患者相關的更多資訊，而且早在患者抵達診所或醫院前，就可取得這些資料。醫療失誤和誤診將大幅削減。這些創新技術的任一項結果都會延長人類數十年的健康壽命。

不過，讓我們先假設，所有這些發展加總起來將可以多給我們十年時間。

一旦人們開始意識到老化並非生活中不可避免的一部分，他們會更妥善照顧自己嗎？我無疑已開始實踐，而我大多數的親朋好友似乎也

是如此。即使我們皆已率先採用生物醫學和科技介入措施，以減少本身表觀基因體的雜訊，並密切注意維持生命與健康的生物化學系統，但我注意到有個明確的趨勢，就是盡量減少熱量攝取、減少食用動物性胺基酸、更頻繁運動，以及多暴露在適溫以外的環境來促進棕色脂肪製造。

不論你的社經地位如何，這些方法都是絕大多數人可使用的保健措施，而且對人體活力的效益已經過充分的研究證明。對於飲食健康且保持活動的人來說，期望藉此增加十年的健康生活不算太不合理。但是，且讓我們先將時間減半，假設如此可增加五年壽命。

目前為止，一共增加了十五年的時間。

根據動物研究，有助於強化生存迴路使長壽基因發揮作用的分子可延長健康壽命10％至40％。不過，讓我們先保守以10％估計，這又給了我們八年時間。

現在，總共多了二十三年。

我們還要多久才能像我的學生現在進行的小鼠實驗，透過攝取藥物或基因改造人體來重置表觀基因體？我們還要多久才能利用藥物或單純接種疫苗來摧毀衰老細胞？我們還要多久才能更換部分器官、在基因改造農場的家畜中培育完整器官，或用3D列印機印出新器官？也許要再過幾十年。

但是，在大多數人不斷增長的生命裡，其中一項或所有創新技術都將得以實現。此種情況發生時，我們又能獲得多少額外的年歲？最大可能或許是幾百年，但讓我們先假設只有十年。

如此一來，現在總計是三十三年。

如今已開發國家的壽命中位數大約是八十多歲，請再加上三十三年看看。

總共是一百一十三年。這是未來人類平均壽命的保守估計，只要大家順勢所趨的話。試想，這個數字意味著全球一半以上的人將活過這個歲數。

邁向《星際爭霸戰》的世界

雖然並非所有科技進展都一定能增加壽命，也不見得人人都會注重飲食並鍛鍊身體。但是，另外必須考慮的是，只要我們壽命愈長，受惠於重大醫學進展的機會就愈大，儘管現在我們可能無法預見這些發展。更何況，現有的進步並不會消失。

這便是為何隨著我們步伐加快，朝著《星際爭霸戰》世界邁進之時，你每設法多活過一個月，就能額外獲得一週的人生。從現在起的四十年後，每多活一個月，也許會獲得兩週的生命；八十年後，也許又再多加三週。倘若你每活過一個月，就能多四星期壽命，那麼，直到本世紀末，世界或許會變得相當有意思。

這就是為何我在前面提到，卡蒙特現在或許是地球上壽命最長的人，但最終將掉出史上最老人瑞前十名。在那之後的數十年內，她將連百大名單都進不去；再之後，或許連前一百萬都沒有。試想看看，一百一十歲以上的人若取得了所有技術，他們能活到一百二十或一百三十歲嗎？或許可以。

同儕科學家經常警告我不要公然表現樂觀。一位好心的同事最近對我說：「這不太妥當。」

我問道：「哪裡不妥？」

他說：「因為大眾還沒有心理準備聽到這些數字。」

我無法苟同。

十年前，就算我只是談論製造幫助患者的藥物，許多同事也會表現輕蔑。一位科學家對我說，我們身為研究人員的工作，就「只是證明某種分子可以延長小鼠壽命，然後，社會大眾就會自行想辦法。」可悲的是，我也希望他所言不假。

今時今日，即便許多同僚不願公開承認，但他們也和我一樣抱持樂觀。我敢打賭，其中約有三分之一的人在服用二甲雙胍或NAD促進劑；當中部分的人甚至可能偶爾服用低劑量的雷帕黴素。

現在，每隔幾週就有專門針對長壽介入療法的國際會議舉辦，與會者不是一些江湖術士，而是來自全球最負盛名的大學和研究中心的知名科學家。

會議上，過去被視為異於尋常而現在最常見的，就是大家喋喋不休地討論，人類平均壽命提高十年甚至更多將如何改變世界。請注意，我們不是爭辯這種情況是否會發生，而是發生時我們該如何應對。

這些時日以來，我花愈來愈多時間相處的政治、商業，和宗教領袖也是日漸意識到此事，我們不僅是討論新進科技的發展，更著重背後的意涵與影響。但是，緩慢漸進地，這些議員、國家元首、執行長，和思想領袖，已逐漸認知老化領域進行的研究工作具有改變世界的潛力，而他們希望能做好準備。

所有這些人可能錯了，我也可能搞錯了。但是，我希望至少能活得夠久，以一辨分曉。

若我是錯的，或許因為預測過於保守。儘管錯誤預測的例子多不勝數，畢竟誰忘得了核能吸塵器和飛行汽車？然而，更常見的情況是，事情發生時，人們並未預見。所有人都會犯這種錯誤，因為我們推斷事情

時，總是線性的，更多人就有更多馬，然後產生更多馬糞；更多汽車就有更多空氣污染，然後氣候變遷更嚴重，但這不是我的推測原理。

擁抱未來

科技以倍增的速度發展時，即便是專家也可能措手不及。美國物理學家麥可森（Albert Michelson）因光速測量而獲得諾貝爾獎。1894年他在芝加哥大學發表演講，宣稱物理學往後可能難再有任何重大發現，也許只能在小數點後六位尋找未來物理學的真理[1]。

麥可森於1931年去世，當時量子力學正如火如荼地發展。蓋茲在1995年的著作《擁抱未來》中，並未提及網路，不過，約一年後他大幅修改書的內容，謙卑地承認他過去「大為低估了網路的重要性和發展速度」[2]。

《連線》雜誌創辦編輯凱利（Kevin Kelly）在未來預測上，紀錄比多數人好上許多，他有一個黃金法則：「擁抱新事物，不要嘗試與之對抗。與新事物共處，不要嘗試逃離或禁止它們[3]。」

我們經常未能正視知識會加倍成長，而科技發展會相互加乘。人類比我們自己認為的更具有創新能力。過去兩世紀以來，我們世世代代目睹了新奇技術突然出現，從蒸汽機、金屬船、無馬馬車、摩天大樓、飛機、個人電腦、網路、液晶電視、行動裝置，到基因編輯嬰兒。

起初，我們大為震驚新科技的發明，接著就開始習以為常。人類大腦持續演化時，人生唯一變化的就只有四季了。如今數百萬人致力於研發突然聚合的複雜科技，莫怪乎我們難以預料未來會發生何事。

不管我預測未來演變的步調是對是錯，除非發生戰爭或流行病，否

則人類壽命無疑將會持續增長。我與全球思想領袖討論愈多，就愈意識到其中含義多麼巨大。

是的，其中一些人也讓我深思許多遠超出最初研究範圍的事，並為此做出計劃。但是，讓我更深刻省思的人，是我在哈佛與其他大學教導的年輕學子，以及幾乎每天透過電子郵件和社群媒體接觸到的更年輕的一代。他們促使我思考自己的研究將如何影響未來的勞動市場、全球醫療體系，和人類道德領域的各個層面，且更深入意識到我們必須進行變革，才能公平、平等，且人性化地迎接人類健康壽命與平均壽命大幅延長的新世界。

醫學革命若真的發生，就算依照我們目前的線性思維思考，部分估計仍指出，現今日本出生的兒童有半數壽命將超過一百零七歲[4]；美國則是一百零四歲。許多研究人員認為，這些是過於高估的數字，但我不同意。甚至覺得這可能只是保守估計。

早在很久以前我就說過，即使只有幾項最具希望的療法和治療可以開花結果，今天任何健康活在世上的人，想一直健壯地活到一百歲，且積極活躍的程度有如現今五十歲的正常人，也並非不合理的期待。

目前已知，一百二十歲是我們有機會達到的壽命年限，但這並非專屬少數的特例。我一方面想昭告天下，另一方面也因為自己有幸能事先窺知指日可待的發明，所以才如此公開聲明我們將能目睹世上第一位活到一百五十歲的人瑞。如果細胞重編碼技術發揮最大潛力，本世紀末時，一百五十歲或許不再遙不可及。

我撰寫本文時，地球上從未有人在世超過一百二十歲，至少沒有我們言之鑿鑿的人。因此，至少得再過數十年，才能揭曉我是否所言屬實；而人類或許還需要再一百五十年的時間，才能再跨過一百五十歲的

門檻。

那麼，下一世紀呢？再接下來的世紀呢？有朝一日，人類平均壽命達到一百五十歲一點都不會是奢望。如果「老化的資訊理論」是正確的，也許人類的壽命將毫無上限；我們或許可永遠重置表觀基因體。

許多人為此感到畏懼，這完全可以理解。我們正處於思想顛覆的關口上，幾乎所有我們曾有過關於人類意義的想法都將發生徹底變化。因此，許多人會說，我們不是不能，而是不該這樣做，因為這勢必會導致人類末日。

批評聲浪

批評我畢生研究心血的人，並非無名的網路酸民。有時，他們是我的同事，有時是我個人的親密好友。

而有時，他們是我的骨肉。

我們的長子艾力克斯現年十六歲，希望從事政治或社會正義相關事業，他時常難以像我一樣樂觀看待未來。特別是人還年輕時，很難看見人類道德綿長的軌跡，更遑論終將歸向正義的軌跡了[5]。

畢竟，艾力克斯生長於一個迅速災難性暖化的世界；在一個二十多年來多半在參戰的國家；在一個受到恐怖攻擊的城市，大家參與其最珍貴傳統的波士頓馬拉松時受到炸彈攻擊。同時，艾力克斯也與其他年輕人相同，生活在一個高度連結的世界，從敘利亞到南蘇丹，一次又一次的人道危機新聞從未遠離過他們的智慧型手機。

所以，我自然能理解他的想法，或至少我試著理解。然而，最近一個晚上，我很失望地得知艾力克斯並未與我一樣樂觀看待未來。當然，

我深深自豪自己的孩子擁有如此強大的道德標準；但令人遺憾的是，艾力克斯對我研究的看法，也因悲觀的世界觀蒙上了巨大陰影。

艾力克斯那晚跟我說：「你的世代和之前所有世代的人一樣，對地球所遭受的破壞並未做過任何努力，結果現在你還想幫人延長壽命？好讓他們繼續大肆破壞這個世界嗎？」

那天晚上我深受困擾地上床就寢，並非因為長子的譴責；坦白說，我還為此感到有些得意，倘若孩子不先挑戰父親，那麼全球的父權制度將永難打破。不，我當晚之所以煩擾，及後來許多夜晚之所以輾轉難眠，主要來自我完全無法回答的問題。

很多人在意識到人類即將變得更長壽之時，很快也隨之意識到，若我們未在社會、政治和經濟上做出重大調整，此種轉變就不可能發生。他們的看法完全正確，若不破舊，就無法立新。可是，假如我對未來的看法根本與我們未來的發展方向截然不同呢？如果賦予數十億人更長壽健康的生活，反倒使人類對地球和彼此造成更大傷害，該怎麼辦？壽命增長是勢所必然，這點我十分確定。但是，如果長壽也不可避免地帶領我們走向自我毀滅，該如何是好？

如果我的努力會讓世界變得更糟怎麼辦？

許多人正是如此看待我的工作，其中不乏一些聰明絕頂且見識卓越之人。儘管如此，我仍然對於人類共同的未來樂觀以待。我無法苟同反對者的看法，但並不表示我就拒絕聽取他們的意見。事實上，我經常聆聽他們的建議，大家也都應抱持這種開放態度來溝通。因此，在本章中，我將解釋他們其中一些顧慮，這些也確實是我在許多情況下遇過的疑慮，不過，我同時也會提出關於未來不同的思維方式。

然後，你可以再自行判斷要如何看待未來。

一百年的警告

　　人類歷史最初的數十萬年中，智人數量成長緩慢，而且至少發生了一次幾近滅絕的情況。雖然我們發現許多遠古晚期和舊石器時代的年輕骸骨，但四十歲以上的個人骨骼只有少數。現代人有幸稱之為「中年」的歲數，古時鮮少有人能活到這所謂的中年[6]。

　　試回想當時，少女就已成為母親，而少年則是戰士。世代迅速輪替，只有動作最快、最聰明、最強大，且最有韌性的人才能生存下來。我們迅速演化成高級的雙足動物，並發展出分析能力，卻是以數百萬在艱困環境中掙扎的生命過早死亡做為代價。

　　我們的祖先在生物定律允許下盡可能快速繁殖，不過生育率只比死亡率高了一些，但這樣已經足夠。人類持續繁衍，並分散世界各處。直到哥倫布發現新大陸，地球才達到了五億人口，但我們只用了三百年的時間，人口數量便翻了一番。如今，隨著每個新生命加入，地球變得更加擁擠，催趕著我們飛快衝向地球所能承受的極限，甚至可能會超越地球極限。

　　多少人才會達到極限？一份研究報告檢視了六十五項不同的科學預測，總結指出，地球「承載力」最常見的預估為八十億人口[7]，而目前全球人口數正好與此相去不遠。除非發生核子大屠殺或是爆發史上最致命的流行病（任何腦袋正常的人都不會希望如此），否則全球人口的巔峰絕不僅止於此。

　　皮尤研究中心（Pew Research Center）詢問世上最大的科學家協會成員，成員中82%的人表示地球上缺乏足夠的糧食和其他資源來滿足迅速增長的人口[8]。

其中抱持此種觀點的人包含傑出的澳洲科學家芬納（Frank Fenner），他曾擔任全球根除天花認證委員會主席，協助終結世上最致命的疾病之一；芬納也獲得殊榮，在1980年向世界衛生組織宣布根除天花。天花感染導致三分之一的患者死亡，芬納在幫助數百萬人防制致命病毒後，原該有充分理由多少抱持一點樂觀態度，相信人類能團結起來拯救自己。

他曾計劃過著平靜的退休生活[9]，但是腦袋停不下來。他不斷嘗試找出並解決重大問題。退休後的二十年間，他一直撰寫文章，討論人類面臨的其他威脅，其中許多威脅是當初聯手制止天花的世衛領袖視而不見的。

他最後一次提出警告是在2010年去世前幾個月，當時，他告訴《澳洲人報》，人口爆炸和「毫無節制的消費」已經注定了人類物種的命運。他說，人類將在未來一百年內消失，「地球人口已經太多了[10]。」

過去我們也曾聽過此番言論。十九世紀初，隨著全球人口衝破十億大關，英國學者馬爾薩斯（Thomas Malthus）便提出警告，糧食生產增加勢必會帶來人口成長，導致愈來愈多窮人更易面臨飢餓和疾病的威脅。

從已開發國家來看，我們似乎已大幅避免了馬爾薩斯災難的發生，農業進步讓我們得以搶先在災難發生前取得先機。不過，以全球各地來看，馬爾薩斯的警告似乎有點預言性質。現代的飢餓人口與馬爾薩斯時代的地球人口大致相同[11]。

人口爆炸

1968年，隨著全球人口逼近三十五億，史丹佛大學教授埃利希

（Paul Ehrlich），和他的妻子，也是史丹佛大學保育生物中心（Center for Conservation Biology）副主任安妮（Anne Ehrlich），在其暢銷書《人口爆炸》（*The Population Bomb*）中再次敲響馬爾薩斯警鐘。

小時候，此書在家父書架上占有相當重要的位置，就在一個小男孩的視線高度上。封面令人感到不安，是一個圓潤、面帶微笑的嬰兒坐在引信點燃的炸彈裡，讓我做了好幾晚的噩夢。

不過，書裡的內容比封面更讓人害怕。埃利希在書中描述了他「醒悟」到即將發生的恐怖事實，是他在新德里乘坐計程車時獲得的啟示。他寫道：「街道上似乎人滿為患，人們在吃東西，人們在洗衣，人們在睡覺，人們相互拜訪、爭論和喊叫，人們伸手進計程車窗乞討，人們大小便，人們在公車上前胸貼後背，人們趕著動物。人、人、人、都是人[12]。」

埃利希寫道，每過新的一年，全球糧食生產「就又落後蓬勃發展的人口成長一些，人們上床睡覺還感覺有點餓，不論此種趨勢會否暫時或局部逆轉，如今看來，最終仍不可避免地走向一個合理的結果，就是爆發大饑荒[13]。」

令人震驚的是，自《人口爆炸》首次出版以來，數十年間確實有數百萬人死於飢餓，但程度並不像埃利希預言的那般嚴重，通常也不是由於糧食生產不足，多半是因為政治危機和軍事衝突造成的饑荒。然而，當孩子挨餓時，饑荒為何會發生早已不是他們或家人在意的重點了。

儘管馬爾薩斯和埃利希的可怕預言並未實現，但兩人如此專注於糧食生產與人口的關係，或許反倒低估了更危險且長期的風險，真正會導致數億人喪生的或許不是大饑荒，而是造成人類滅絕的地球反撲。

2016 年 11 月，已故的物理學家霍金預測，人類在「我們脆弱的星球」上還剩不到一千年的時間。經過數月沉思，他將自己的估計下調

了90％。霍金回應芬納的警告，認為人類只有一百年的時間來找尋新居地。他說：「我們的地球空間日益不足。」

這下可好，距離太陽系最近的類地球行星與我們相距四點二光年，除非我們在曲速（warp speed）飛行或蟲洞傳輸技術上有重大突破，否則得花上一萬年才能抵達目的地。

問題不僅出在人口，還在於消費。而且，不僅是關於消耗，而是浪費。食物進，廢水出；化石燃料進，碳排放出；石化產品進，塑膠廢棄物出。平均而言，美國人消耗的食物量是生存所需的三倍以上，而消耗的水量則更高出了兩百五十倍[14]。

反過來，美國人每天產生兩公斤的垃圾，其中回收或堆肥的數量僅有三分之一[15]。由於汽車、飛機、大房子，和耗電的乾衣機等物品[16]，美國人每年平均的碳排放量是全球平均的五倍。即便是過著最儉樸生活的美國修道院僧侶，他們的碳排放量仍然是全球平均的兩倍[17]。

不只美國人如此大量消費與浪費，世界上其他數億人也是如此，有時候消耗和浪費的數量還更多[18]；另外還有數十億人也正朝著同一方向前進。根據非營利性組織全球足跡網絡（Global Footprint Network）估計，假如全世界每人都像美國人一樣消耗資源一年，地球得用四年的時間才能再生我們用掉的資源，並吸收製造的廢棄物[19]。這是不永續的範例；我們不斷使用、使用、再使用，幾乎沒有為自然界提供任何有價值的貢獻。

愈來愈多發出百年警告的科學家一致認同一個可怕的環境現實：即便我們採用「極度嚴格且不切實際好高騖遠的減排策略」[20]，或許仍舊無法阻止全球升溫超過2°C。那是許多科學家深信會造成人類巨變的「臨界點」[21]。芬納所言或許不假，一切可能真的「為時已晚」。

我們尚未達到2℃的臨界點，儘管如此，後果已經十分驚人。人為的氣候變遷正持續破壞全球食物網，據估計，如今有六分之一的物種正瀕臨絕種。不斷上升的氣溫已經「吞噬了海洋中的珊瑚」[22]，其中的受害者也包括了澳洲大堡礁。

大堡礁面積相當於加州大小，擁有地球上最豐富多樣的生態體系，如此的澳洲自然奇景現在有超過90％都面臨白化危機，這意味著它欠缺了生存所需的藻類。2018年，澳洲政府發布了一份報告，公開承認科學家多年來一直在談的事實，珊瑚礁目前正朝向「崩解」[23]。同年，澳洲研究人員指出，全球暖化首度出現了哺乳動物受害者，一種名為珊瑚裸尾鼠（Bramble Cay melomys）的長尾袋鼬，由於棲地島海平面上升，生態系統受到破壞，導致珊瑚裸尾鼠滅絕。

此時此刻，毫無爭議的一點，南極和格陵蘭島的冰蓋融化正加速海平面上升。美國國家海洋與大氣總署（National Oceanic and Atmospheric Association）及其他機構皆警告，這將在未來幾年加劇沿海地區的洪災，威脅到紐約、邁阿密、費城、休士頓、羅德岱堡、加爾維斯敦、波士頓、里約熱內盧、阿姆斯特丹、孟買、大阪、廣州和上海等城市。海平面上升將會衝擊生活在這些地區的十多億人口[24]。

與此同時，我們也面臨更頻繁、更嚴峻的颶風、洪水，和乾旱。據世界衛生組織估計，每年直接因氣候變遷而喪生的人數已高達十五萬，而且未來幾年中，這數字可能會增加至少一倍[25]。

所有這些迫切的警告，還只是奠基於「人類平均壽命大約七十五到八十歲」的世界。因此，即使是對未來環境最悲觀的主張，其實也低估了問題的嚴重性。然而，根本沒有任何模式能預測，如果人的壽命延長，會讓人口增加多少。世界將只會益加擁擠、環境破壞、更多的消費

與浪費。隨著人類壽命延長,這些危機將只會加劇惡化。

而這還可能只是我們部分的困境。

百歲政治家

若世上存有一個持續不斷的動力讓我們的世界變得更友善、寬和、兼容並蓄且更公正,那便是因為人類無法久存於世。畢竟,正如經濟學家薩繆爾森(Paul Samuelson)經常指出的,社會、法律和科學革命的進展「每次都伴隨著一場葬禮」(one funeral at a time)。

量子物理學家普朗克(Max Planck)同樣深知此理。

普朗克1947年離世前不久寫道:「新的科學真理之所以獲勝,靠的並非是說服並讓對手領悟,而是因為對方最終死了,而新世代崛起熟悉了新的真理[26]。」

畢生之中,我目睹了幾場不同的革命發生,從歐洲柏林圍牆倒塌、美國LGBTQ權利提升,到澳洲和紐西蘭政府立法加強國家槍枝管制,我相當樂於見證這些進步。

社會大眾有能力可以改變對事物的看法,同理心和常識經常可以撼動一個國家。當涉及諸如民權、動物權利、病患及特殊需求人士待遇,以及死亡尊嚴等議題時,理念的確足以左右我們的選票。但是,最有助於新的價值觀在民主世界蓬勃發展的,往往是那些堅決擁護舊價值的人的殞沒。

一次又一次的死亡,讓世界擺脫了必須擺脫的觀念。事實證明,一個生命接著一個生命,讓世界有機會變得更好。哎呀,我們也並非總是能把事情做對,這通常是一段緩慢不均的進程。二十分鐘的世代時間

已足以讓細菌快速演化，應對新的挑戰；然而，即使有二十年的世代時間，人類的文化和思想發展仍得花數十年才有所進步，有時還會退步。

近年來，國家主義已經從憤怒的邊緣團體搖身一變成為全球強大的政治浪潮背後的力量。沒有任何因素可解釋這些浪潮為何而起，但是，經濟學家昂德（Harun Onder）與其他學者進行了人口觀察發現，國家主義論點往往較易引起老人的共鳴[27]。因此，反全球主義浪潮很可能會伴隨我們一段時間。

聯合國 2015 年的報告指出：「事實上，世界各國老年人口的數量和比例都在成長。」歐洲和北美目前老齡化比例已是全球最高。根據同一份報告預測，到 2030 年，兩地六十歲以上人口的比例將超過四分之一，而且，此比例在未來數十年將持續增長。同樣地，這個估計根據的又是對壽命增加低得離譜的預測[28]。

老選民支持老政客。現今的政治人物即便七老八十似乎也堅決不退。2018 年競選連任的美國參議員中，有半數以上超過六十五歲。美國民主黨領袖裴洛西（Nancy Pelosi）當年七十八歲，另外兩位頗具聲望的參議員范士丹（Dianne Feinstein）和葛拉斯里（Chuck Grassley）當時八十五歲。美國國會議員的年齡平均比其選民大了二十歲。

美國前參議員塞蒙德（Strom Thurmond）2003 年去世時，享年一百歲，於參議院在任四十八年。塞蒙德是國會裡的百歲人瑞，這件事絕非罪過，我們都希望自己的領導人經驗豐富且充滿智慧，只要他們不要食古不化。然而，可悲的是，儘管塞蒙德長期支持種族隔離且反對公民權利，包括基本的投票權在內，還是能保住席位。

九十九歲時，他投票贊成派遣軍隊進入伊拉克，反對讓藥品價格更實惠的立法，並幫助扼殺了一項法案，該法案希望將性取向、性別和

身障納入仇恨犯罪的立法範圍之內[29]。過世之後，這位素來注重「家庭價值」的政治人物被發現二十二歲時與家中非裔美籍的少女管家育有一女，根據南卡羅來納州法規，這幾乎可說是法定強姦罪。儘管他知道這個孩子的存在，但卻從未公開承認過[30]。塞蒙德僅退休了六個月，但那些太年輕而無法投票的人的餘生，卻得承受他投票的後果。

我們經常容忍老人的偏執，把一切歸因於都是「生長環境」的緣故。不過，或許也因為我們心知肚明自己可以不用再忍耐太久。但是，試想在某個世界裡，六十多歲的人可以投票的時間不再只是多了二十、三十年，而是六十、七十年。試想一下像塞蒙德這樣的人，在國會服務了一個世紀，而不是半世紀。若你不在美國，也許可用國內的政治圈來聯想會比較容易，試想你所鄙視的政客比史上任何領袖掌權更久。現在，請再試想，在民主程度較低的國家中，那些專制的領導人將能執政多久，以及他們將會用長久的權力做出些什麼。

從政治上來看，這對我們的世界意味了什麼？倘若那股善良、寬和、包容，和正義的堅定動力突然不再存在，世界將會是什麼模樣？

而且，潛在問題還不只於此。

社會沒福利

鮮少有人能擺脫 1930 年代經濟大蕭條所造成的創傷。但是，對當時正好處於最後數十年晚年的人來說，衝擊格外深刻。股市崩盤，銀行倒閉，使得美國數百萬老年人的畢生積蓄付諸流水。失業人口眾多，而少數提供工作的雇主又不願雇用年長的員工。貧窮猖獗，約有近半數的老年人窮困潦倒[31]。

這些人是教會執事、社區支柱、教師、農民，和工廠工人，他們是祖母和祖父，而他們的絕望震驚了整個國家，促使美國在1935年加入了其他二十個已建立社會保險計畫的國家行列。

實施社會保障制度不僅道德上合情合理，從數學上來看也很合於邏輯。那時，能夠活到二十一歲的男性中，只有一半以上可達到六十五歲，這也是大多數人開始獲得社會安全補助的年齡。那些年滿六十五歲的人大約還有十三年的壽命[32]。而且，那時許多年輕人投入就業市場並支付社會保障，正好足以支撐上一輩短期的退休生活。當時六十五歲以上的美國人僅占約7%。

第二次世界大戰後，經濟再度起飛，當時是四十一名工人支付保費養一名受益人，此數據來自該體系首位受益人開始接受補助時的紀錄。美國社會保障制度第一位受益人是來自佛蒙特州的法務祕書富樂（Ida May Fuller），她在社會保障制度下工作了三年，總共支付了二十四點七五美元。富樂活到高齡一百歲，1975年去世時，她收到的補助金額共兩萬兩千八百八十九美元。那時，美國老年人的貧困率已減低至15%，此後也持續下降，這主要都歸功於社會保險制度[33]。

如今，二十一歲的美國人約有四分之三可活到六十五歲，加上監理美國社會保險安全網的法律有所修正，促使許多人提前退休並開始領取養老金。此外，近年來也增加了許多新的保障。當然，還有現代人壽命也更長，大多數人到六十五歲時，都還有大約二十年的時間好活[34]。而且，幾乎全部社會保險末日預言家都指出，勞工與受益人現今比例為失衡的三比一，社會保險恐難持續維持運作。

這並不表示社會保障制度就注定會失敗。我們可以進行合理的調整，維持其未來數十年的償付能力。至此你可能會懷疑，但是所有最常

見的調整建議都是基於同一個假設，也就是我們未來的壽命僅會有適度增長。美國鮮少有政策制定者會考慮到六十五歲也許只是許多人人生的中點，其他一百七十個同樣有社會保險制度的國家就更不用說了。

可以確定的是，即便有人曾考慮到這一點，我相信就算不是絕大多數的政治人物，但多數政治家也會選擇採取鴕鳥政策。詹森（Lyndon Johnson）在1964年美國總統大選中擊敗高華德（Barry Goldwater），很大程度是因為高華德對社會保險的敵對態度。

但是，到了1980年代，美國兩黨的政治人物都開始將社會保障制度稱為美國政治的「第三軌」（third rail），意思是「你敢碰觸這個議題，就等著玩完」[35]。當時，獲得社會保障補助的美國人占15％；時至今日，人數增加至約20％ [36]。六十五歲以上的人現今占投票人口的20％，到2060年時，將增長至60％ [37]。此外，他們去投票的機率也是十八至二十九歲人口的兩倍左右[38]。

美國退休人員協會（American Association of Retired Persons, AARP）之所以抵制社會保險的任何變動，存在相當合理的論據。

對於從事對身體影響較低職業或熱愛本身工作的人來說，多等幾年再退休似乎不算太糟；但是，對那些花了四十五年從事繁重勞力工作、在生產線，或在肉品加工廠辛苦幹活的人來說呢？期望他們延後退休時間是否公平？就算長壽藥物和健康療法能幫助他們維持身體健康更長一段時間，但這並不構成理由去迫使那些大多數時間都在賣力工作的人重返工作崗位。

這些提問並沒有簡單的解答；然而，若過去歷史可當作一種預示，我們從人類行為中也確實經常看到如此，那麼，政客將會坐視這場災難從緩慢發展到迅速擴展，然後他們依然會坐以待斃。

許多國家的社會保險制度提供給受益人的福利相對優渥，尤其西歐國家更是如此，而且不論左派或右派人士都欣然接受。近年來，由於政府不堪赤字，加上無法履行對年老勞工的長遠承諾，這些社會保障面臨緊縮的壓力[39]，引發各種補助相互爭奪資源，教育對上醫療，醫療對上年金，而年金對上身障補助。

隨著整個體系繼續緊縮，這些爭鬥只會加劇。畢竟現行體制是1900年代中期所設計的，若不進行革命性的改革，緊縮的壓力勢難避免，因為退休人員的行列很快就會充斥異常長壽的白叟之人。

我至少每兩個月就會接到一名政治家的電話，詢問生物學、醫學，或健康防護領域的最新動態。到後來，我們幾乎總在討論人類壽命愈來愈長之後，經濟將會如何發展。我告訴他們，像這樣一個世界，人在傳統退休時間後仍繼續在世上生活超過四十年，根本沒有任何可以套用的經濟模式。我們毫無數據或任何資料能得知大批人健康生活到一百歲時的工作模式、退休安排、消費習慣、醫療保健需求、儲蓄和投資。

我們目前正與倫敦大學世界著名的經濟學家史考特（Andrew Scott）和牛津大學的埃里森（Martin Ellison）合作，開發可預測未來前景的模型。當中有許多變因，但並非所有變因都是正向的。人們會繼續工作嗎？在自動化顛覆了勞動市場的世界裡，大家會從事什麼樣的工作？他們的退休時間會有半世紀之久或更長嗎？部分經濟學家認為，隨著國家漸趨老齡化，經濟成長會隨之放緩，部分是因為大家的退休支出減少。若我們漫長的人生裡有一半的時間不用工作，只節省度日，情況又會如何呢？

大家會存更多錢嗎？做更多投資？還是退休後很快感到無聊，然後開啟新事業？或是申請學術休假，數十年後錢用完了才回來工作？人

們會因變得更健康而減少醫療保健花費嗎？還是，因為壽命更長，所以得花更多錢在醫療上？或是，大家會及早投入更多的時間和金錢在教育上？

任何人聲稱知道這些問題的答案都是騙子，任何說這些問題不重要的人都是傻瓜。未來將有何發展，我們一無所知；此刻，我們正盲目地進入世界歷史上經濟最動盪的可能狀況。

可是，這還不是最壞的情況。

貧富差距愈擴愈大

若你是1970年代美國中上層階級的一員，那麼你不僅享有更加富裕的生活，壽命也更長。位於經濟上層的人，其平均壽命比生活在下層的人長一點二歲。

2000年代初，此一差距又急遽擴大。中上收入的人平均壽命多六年；到2018年，鴻溝繼續擴展，美國最富有的10％的人比最貧窮的10％的人多活了十三年[40]。

此種差距的影響不容小覷。光是壽命更長，富人就會愈變愈富有。然後，因為富有，他們又活得更久，有額外的時間來管理家族企業，自然也有更多時間讓家族資產加倍成長。

這些財富可不僅僅投資於企業，也為富人提供了世界一流的醫生（在美國似乎是平均使用約五名醫生）、營養師、私人健身教練、瑜伽老師，以及最新的醫學療法，像是幹細胞注射、荷爾蒙，和長壽藥物等。這意味著他們可繼續保持健康，更加長壽，進而讓他們在一生當中積累更多財富。若一個家族夠幸運的話，財富累積的良性循環將持續生

生不息。

富人不僅投資自己的健康，還投資政治，美國稅法歷經一系列修法絕大部分原因在此，富人因而得以大幅減稅。

多數國家會在人身故時課稅，以限制世代相傳的財富積累。但是，有一個鮮為人知的事實，美國的遺產稅最初並非為了限制多代財富而設立；政府課徵遺產稅是為了資助戰爭[41]。1797年，美國徵收聯邦稅來創建海軍，以抵禦法國入侵；1862年，設立遺產稅來資助南北戰爭；1916年的遺產稅類似現今遺產稅，在當時用來支付第一次世界大戰的費用。

近年來，支付戰爭費用的重擔已轉嫁到了所有人身上。由於賦稅漏洞，遺產稅以「死亡稅」（death tax）的名義巧妙包裝，美國富有家庭繳納的稅額下降了五倍，讓現代人「發死人財」的成本降到了最低[42]。

所有這些意味著，富人的子孫將過得高枕無憂。除非稅法上修遺產稅額，否則他們將過得好上加好，不但繼承更多財產，也比其他人活得更長久。

切記一點，目前還未有任何國家將老化視為疾病。然而，任何疾病的治療藥品若未經政府監理部門認可，保險公司都不會承保，即便該藥物能造福人類或整個國家都一樣。若無政府許可，那麼，除非你已經患有特定疾病，像是因為患有糖尿病可服用二甲雙胍，否則長壽藥物就會是一項奢侈品，你得自掏腰包購買。

除非老化被訂定為一種病況，否則許多醫療科技的進展最初應該只有富人才負擔得起；真正個人化的醫療保健也是同理，最先進的生物追蹤、基因定序，和表觀基因體分析等技術，一開始想必也只有少數人才能享有。最終，使用這些技術的價格會下降。但是，若政府不加緊採取行動，超級富豪與其他人之間將出現天大差距。

想像一個富人和窮人的世界，那與我們自黑暗時期以來所經歷的一切不同：在這個世界裡，出生於特定地位的人可憑藉無與倫比的財富，比經濟條件較差的人多活三十年，這群出生條件較差的人無法購買任何療法幫他們延長健康壽命、擁有更長的工作年限，或賺取更優渥的投資報酬。

我們已經微微跨出第一步，邁向1997年電影《千鈞一髮》所預言的未來世界。電影裡的社會，用來幫助人類生育的技術原意是為了消除基因的「不利條件」，但唯有有錢人才有能力為下一代選擇優良的基因。

未來幾十年，除非存在安全問題或全球對未知情況有所反彈，否則我們很可能會看到世界各地基因編輯能力持續進步，且大眾接受度也會日漸提高，準父母可選擇要限制下一代的疾病感受性（disease susceptibility）、生理特徵，甚至是智力或運動能力。

那些希望讓孩子「贏在起跑點上」的人將有能力做到此事，正如《千鈞一髮》裡的醫生告訴兩位準爸媽的一樣。而且若能找出長壽基因的話，他們或許也能給孩子最好的人生終點。更何況，無論基因經過改造的人如何占盡優勢，他們都還能運用自身的經濟能力，取得長壽藥物、進行器官移植，和使用我們想都沒想過的療法，讓自己獲得更多的優勢。

我們真的必須採取行動確保未來世界的平等，否則我們將陷入危機，超級富豪將能確保他們的後代，或甚至陪伴他們的寵物，活得比某些窮人的孩子更久。

那將形成一個貧富區隔的世界，劃分富人和窮人不再只是經濟條件的差異，而是定義人類生命的根本方式。這樣的世界將允許富人繁榮發展，而窮人將被遺忘拋棄。

然而……

儘管延長人類壽命可能會讓世界上部分最棘手的問題惡化，也確實可能在今後數十年為我們帶來新的麻煩，但我仍樂觀以對，相信這場革命將能讓世界變得更好。

畢竟，我們過去也面臨過同樣情況。

垂危的時代

為了瞭解未來，最有幫助的方式就是回顧過去。因此，若我們想更深入瞭解即將邁入的垂危世界，最好的開始，就是先回溯另一個垂危的時代。

在一個充斥著經典地標的城市，從倫敦塔、特拉法加廣場、白金漢宮，到大笨鐘，許多人從未仔細注意過坎農街鐵路橋，甚至連倫敦人都甚少想到此地，這也十分合理。

沒有關於它的歌曲；就我所知，也沒有哪個作者曾以它生鏽的鐵軌做為故事背景；出現在城市風景畫裡時，它也幾乎總是偶然的配角。

這著實是一件難以入眼的物件，只是一個不吸引人、極端實用的綠漆鋼筋混凝土構造。若你要從南華克橋上更迷人、燈火輝煌的人行道上向東眺望泰晤士河，儘管它就在眼前，完全錯過也全然可以諒解，畢竟右側就是知名建築師皮亞諾（Renzo Piano）的傑作碎片大廈，而再往後橫跨河流，佇立於下游其他宏偉景點其中的，就是舉世聞名的倫敦橋。

1866年，坎農街鐵路橋落成，當時倫敦有近三百萬人口。接下來幾年，更多人來到倫敦，多半從國外乘船抵達相當於倫敦的埃利斯島（Ellis Island）的坎農街車站。隨著倫敦日漸擁擠，許多人從此處搭乘火

車，穿過那座簡陋的橋，到達市裡其他地方。

在那些年裡，倫敦似乎顯然再也無法承受更多人潮，遑論還有來自世界各地的人湧入，以及在已經人滿為患的城市中出生的人口，我簡直難以想像有人看著這些蜂擁而至的外來人口時，心裡的想法為何。

即便是人口移居美洲和澳洲殖民地也未能阻止人口爆炸。1800年時，倫敦約有近百萬人居住；到了1860年代，這個數字多了兩倍，對大英帝國的首都帶來可怕的後果。

倫敦市中心尤其有如人間煉獄。街道上的污泥和馬糞時常深及腳踝，四處都是亂扔的報紙、碎玻璃、雪茄菸頭，和腐爛的食物。碼頭工人、工廠工人、洗衣女工及其家人全擠在地面滿是污垢的小木屋裡。夏季，空氣中漫著厚厚的煤灰，冬季也是瀰漫著充滿煤灰的濃霧。每一次呼吸，倫敦人的肺部裡就充滿了硫、木材、金屬、土壤，和灰塵等誘變的、酸性包覆的微粒。

下水道系統的主要功用，在於將人體廢物帶出倫敦市中心的富裕社區，果真不負所託將廢棄物送入泰晤士河裡，污水從此處向東流經道格斯島，流向較貧困的地區，那裡的人們汲取河水洗滌和飲用[43,44]。

在如此惡劣髒亂的條件下，毫不意外地，霍亂以毀滅性的速度傳播。十九世紀爆發了三次大規模疫情，分別在1831年、1848年和1853年，奪走了三萬多人的生命；三次大流行之間幾年，陸續仍有小規模疫情發生，造成數千人喪生。

後來為人所知的終極浩劫（Final Catastrophe），幾乎只集中在倫敦西區蘇活區的居民身上，該處一口受到污染的水井，是該區一千多人的用水來源。寬街（Broad Street）水泵保存至今，位於現在的布勞維克大街上，周圍遍布酒吧、飯店和高級服飾店，水泵的花崗岩底座常被毫無

戒心的遊客當成椅子；除了附近建築物上的梯形牌匾以外，絲毫未見任何有關該地遭受苦難的線索。

1866年7月7日至14日，霍亂爆發的第一週，二十人死於腹瀉、噁心、嘔吐和脫水。當第二波病情出現時，醫生才意識到他們面對的是另一場疫情。到了7月21日，又有三百多人死亡。從那之後，情況每況愈下。7月21日至8月6日之間，每天都有近百人死亡。而且，直到11月，死亡人數皆持續攀升。

疾病就是解藥

1866年9月21日，疫情爆發中心以南六英里處，過去擔任家庭幫傭的妮爾（Sarah Neal）生下了她的第四個孩子，她和丈夫威爾斯（Joseph Wells）稱他為「伯弟」（Bertie）。但是，這個男孩最終會選擇用他的名字赫伯特喬治（Herbert George）的縮寫做為稱呼。

在充斥絕望與穢臭的核心地帶，在人口膨脹重壓下瀕臨瓦解的城市裡，在一無所望的中心，烏托邦未來主義之父威爾斯（H. G. Wells）誕生了。

現今威爾斯以反烏托邦小說《時光機器》見聞於世，但他在《未來事物的面貌》（*The Shape of Things to Come*）等故事中，大膽預言了「未來歷史」，其中包括了基因工程、雷射、飛機、有聲書，和電視[45]。他還預測科學家和工程師將帶領我們脫離一場又一場的戰爭，走向一個沒有暴力、貧窮、飢餓，和疾病的世界[46]。

《星際爭霸戰》主要創作人羅登貝瑞（Gene Roddenberry）想像未來地球是一個探索「終極邊界」的烏托邦基地，從許多方面來說，是以威

爾斯的小說做為藍圖[47]。

我們如何從如此痛苦的世界,變成可能實現烏托邦夢想的世界?

結果,事實證明,疾病就是解藥。

坎農街橋完成的同年,倫敦遭受了終極浩劫的詛咒,但同時又何其有幸迎接了威爾斯這樣的天才誕生。這正是最好的證明,讓我們看見昨日的倫敦如何成為今日的倫敦,人口與進步本質上的關聯,以及烏托邦夢想如何得以實現。十九世紀,倫敦人口激增,迫使這座城市面臨最嚴峻的挑戰,當時根本別無選擇,只有一個選項:適應或滅亡[48]。

所以,正是這樣的十九世紀末期,為倫敦帶來了世上第一次由政府興建的國民住宅,以附有管線系統的廉價公寓代替了髒污的棚戶。這些公寓在1900年《工人階級住宅法》(*Housing of the Working Classes Act*)通過後還有電力可使用。

同一時期,公共教育機構的數量和質量也大幅提升,包括強制要求五至十二歲的兒童入學,雖瑕不掩瑜,但讓愈來愈多兒童遠離倫敦街道危險且剝削的生活狀況。

然而,其中最重要的改革也許是在公共衛生領域。這場改革始於1854年,當時根深柢固的醫學觀點認為霍亂是由瘴氣或「壞空氣」引起,史諾(John Snow)醫生大力反對。史諾訪問了居民,三角交叉檢核問題,換下了寬街水泵把手,這場大流行旋即結束。

政府官員之所以迅速更換了水泵把手,部分原因在於糞口傳染(fecal-oral route)恐怖至極,讓人想都不敢想。最後,在多事的1866年,史諾的主要對手法爾(William Farr)在調查另一起霍亂疫情時,意識到史諾是對的。這場公共衛生前哨戰的解決方案,讓世界上最大帝國的首都在供水和下水道系統上都得到了改善。

這些創新方案很快就在世界各地複製，可說是人類史上最偉大的全球衛生成就之一。乾淨的水和運作得宜的公衛系統，已遠遠超越任何生活方式的改變或醫療介入措施，帶領全世界走向更長壽、健康的生活。

人口不是問題

一切改革的先導 —— 倫敦便是最佳證據。過去一百五十年來，英國人的壽命增長了一倍以上，絕大部分得歸功於因應十九世紀初倫敦人口爆炸所做出的創新改革。十九世紀初的國會議員柯貝特（William Cobbett）曾鄙夷地戲稱倫敦為大粉瘤（Great Wen），將這座擁擠的城市比作腫脹、充滿膿汁的皮脂腺囊。

同時，這場改革運動從瘴氣理論轉向細菌理論，是從根本上改變了我們如何抵抗各種其他疾病的觀念，為巴斯德（Louis Pasteur）在發酵、巴斯德式殺菌法，與疫苗接種上的突破奠基。

改變激起的漣漪各式各樣，而且可用數億人的生活來衡量，這麼說毫不誇張。若非那段時期獲得的進步，那麼，今天數十億人將不會存在於世上，你可能會在，我可能會在，但是我倆都存在的機會十分渺茫。事實證明，倫敦的人口到底不是問題。

問題不在於居住在此的**人數**，而在於他們在此地的**生活方式**。

今天的倫敦有九百萬居民，並且人數仍持續上升，這座城市現在的人口是 1866 年的三倍，但死亡、疾病和絕望卻遠少於當年。

確實，若你向 1860 年代的倫敦人描述今日的倫敦，應該沒人會反對，今日的倫敦已遠超出他們最樂觀的烏托邦夢想。

不要誤會我的意思，對於人類在世時間是現在兩倍或更長的世界，

老倫敦的故事自然無法消除人們對未來無限且合理的擔憂。這個城市絕
不完美，任何在倫敦租過一房一廳公寓的人最明白這點。

　　但是，今時今日，我們清楚看到這座城市繁榮發展，不是因為人口
眾多，而是因為城市本身。今天的倫敦是英國首都與國內人口最稠密的
都市，擁有數不清的博物館、飯店、俱樂部，和各式文化；倫敦是好幾
個英超足球俱樂部、世上最具聲望的網球公開賽，以及全球兩大頂尖板
球隊的所在地；倫敦坐擁全球數一數二大的證券交易所、快速發展的科
技業及許多世界最大型的一流律師事務所；倫敦擁有數十所高等教育機
構和數十萬的大學學子。

　　而且，倫敦還有世界上夙負盛名的國家科學協會 —— 英國皇家學
會。

　　英國皇家學會成立於啟蒙時代期間的 1600 年代，來自澳洲的催化者
暨植物學家班克斯爵士曾擔任學會會長，牛頓、赫胥黎（Thomas Henry
Huxley）等傳奇人物也曾任會長。學會的盾形徽章下有句輕狂的拉丁語
座右銘「Nuiius in Verba」，也可做為不錯的人生格言，意思是「不隨從
他人之言」（Take nobody's word for it）。

　　本章截至目前，我點出了一個問題，也是許多偉大科學家都同意的
事實，那就是根據當前極端保守的人口成長預測，假設未來數十年人類
生命僅略微延長，我們的地球也早已超出了其承受能力；而人類身為一
個物種，隨著我們傾向的生活方式，只會加劇問題的嚴重性。而且，毫
無疑問地，健康和壽命的增長也可能會讓整體社會面臨的一些問題更加
惡化。

　　但是，還有另一種看待未來的方式，即生命力延長和人口增加是難
以避免的趨勢，但並非世界末日。在這個未來，即將發生的變化將是我

們的救贖。

可是，請千萬不要只隨從我之言。

毫無極限的物種

憶起荷蘭業餘科學家雷文霍克時，大家幾乎總是把他稱之為微生物之父。但是，雷文霍克幾乎涉足各式各樣的重大問題，其中包括一個可能對世界產生巨大影響的問題。

1679年，他試圖向英國皇家學會表達這個看不見的微生物世界多麼繁複多樣時，便著手計算地球上可以生存的人口數，不過，他隨後很快補充這只是很粗略的估算[49]。雷文霍克利用了當時的荷蘭約一百萬的人口，相當簡略估算了地球的大小和陸地總面積，得出的結論是地球可承載一百三十四億人口。

對於使用現今稱為「餐巾紙背面」（back-of-the-napkin）數學快速粗估的人來說，這算是一個不差的猜測。雷文霍克估計的數字固然很高，但現代科學家利用更多數據來探索同一問題，他的預測仍落在當代許多估計範圍之內。

聯合國環境規劃署有一份報告詳述了關於地球承載能力估計的六十五項科學研究，發現其中三十三項研究推估地球可承載的最大人口數為八十億或更少。沒錯，根據這些估計，我們目前已達到或即將達到我們的星球可容納的最高人次[50]。

然而，幾乎同等數量的另外三十二項估計結果是，該數字超過八十億以上。其中十八項研究表明地球的承載力至少為一百六十億；少數估計指出，我們的星球有潛力可容納超過一千億人口。

顯而易見，有人的數據肯定是相去萬里。

可想而知，這些估計之所以各有所別，大都取決於人口限制條件定義上的差異。部分研究人員僅考慮了最基本的要素；他們和雷文霍克沒兩樣，推測每平方英里的最大人口數，再乘以地球上約兩千五百萬平方英里的可居地，僅此而已。

更可靠的算法則納入了基本的限制因素，例如食物和水。畢竟，成千上萬的人只要不餓死或渴死，我們根本就毋須在意能否把所有人都放進一平方英里的土地，畢竟在馬尼拉、孟買，和蒙魯日（Montrouge）等人口異常稠密的都市早就擠進這麼多人了。

地球整體承載力的詳細計算考量了限制因素間的相互作用，以及人類開發全球環境所產生的影響。倘若人口持續成長加劇了氣候變遷原本危急的困境，進一步破壞維持人類生存的森林和生物多樣性，那麼，擁有充足的土地和水也不夠。

但是，無論嘗試估算地球承載力的研究採用何種方法、得出何種結果，都承認一個不容否認的事實，那就是地球絕對有其極限。誠如我在哈佛大學的同事、榮獲普立茲獎的生物學家威爾森（Edward O. Wilson）在其著作《生物圈的未來》中寫道：「無論我們做或不做任何事，地球支持人類物種的能力都已接近極限[51]。」那是他在 2002 年寫的一段話，當時全球人口只有六十三億。接下來的十五年中，地球又增加了十五億人口。

科學家通常最自豪於自己拒絕相信任何「應該是顯而易見」的事物。驅動我們工作的是證據，而非顯而易見的道理。因此，關於地球絕對存在極限如此壓倒性的看法，至少像任何科學思想一樣，也應當進行一番爭辯。

我必須指出一點，鮮少有地球承載力模型考量到人類的創造力。正如先前討論，比起可預見的未來，我們更容易未預見事情發生。因此，我們在推斷未來時，會傾向直接以現行方式來預測。然而，不幸的是，依我之見，這在科學上是錯誤的，因為如此一來，便消除了方程式中一項重要因素。

什麼是「自然」？

對未來的正面看法不如負面流行。

馬里蘭大學環境科學家埃利斯（Erle C. Ellis）因為拒絕認同善意但不盡完美的估算，並爭辯地球可承受人數在科學上並沒有可預見的限制，而招致諸多批判。這當然是科學家在挑戰根深柢固的想法時，會發生的事。但是，埃利斯的立場堅定不移，甚至在《紐約時報》撰寫專欄，當中他批評其他人認為我們有能力確知地球承載力的觀點為「無稽之談」[52]。

他寫道：「人類必須生活在地球的自然環境範圍內，此種想法否定了我們過去所有整體歷史所呈現出的實際現實，甚至很可能是未來的現實……地球承載人類的能力，更多是來自我們的社會體系和科技，而非任何環境限制[53]。」

埃利斯認為，假使真的存在某種「自然」限制，那麼，早在人類祖先還在採集狩獵、並仰賴複雜的汲水系統和農業技術來維持與增加人口時，人類的數量可能早在數萬年前就已突破限制。從那時起，人類物種的發展，憑藉的就是「自然界」與「運用技術適應環境的能力」共同產生的恩典。

埃利斯說：「人類是利基創造者，我們改造生態系統來維持自身生存，這就是我們的做法，也是一直以來的做法。」

以此思維來看，維持我們生命的適應方式鮮少是「自然的」。供水系統並非自然，農業不是自然，電不是自然，學校、醫院，以及道路和衣服都不自然。我們早已跨越了所有象徵與字面意義的橋梁。

最近我在從波士頓飛往東京的班機上，向坐在旁邊的男士介紹了一下自己，我們聊了聊彼此的工作。當我告訴他，我正努力延長人類壽命時，他撇了撇嘴。

他說：「我不確定這是好事，聽來有點違反自然。」

我示意他環顧一下四周，並說：「我們正坐在可調整的椅子上，以每小時六百英里的速度飛越北極上空七英里處；在夜間呼吸加壓的空氣，喝琴湯尼，發短訊給伴侶，並觀看隨選電影，當中任何一件事是自然的嗎？」

您不必坐飛機就能離開自然界。不妨環視四周，你眼前的情況是「自然的」嗎？

曾經，多數人預期生活中如同霍布斯（Thomas Hobbes）1651年所寫的「沒有藝術、文字，和社會」（no arts; no letters; no society），而且最糟糕的是，還存在著持續不斷的恐懼與暴力死亡的危險，但我們很久以前就離開這樣的世界了。

若那樣的世界稱為自然，那麼，我對過自然的生活毫無興趣，我敢打賭你也不希望如此度日。

所以，自然是什麼？我們當然同意，驅使我們追求更好生活、努力減少恐懼、危險，和暴力的動力是自然的。使我們能生存於地球的大多數適應措施，包括奇妙的生存迴路及其創造的長壽基因，都是自然天擇

的產物，淘汰了數十億年來未能在困境裡低調沉寂的生物。

但是，更多的適應方法是我們過去五十萬年中累積的各種技能。黑猩猩用木棍試探白蟻巢穴，鳥類砸石頭來打破軟體動物的殼，或者猴子在日本的火山溫泉裡泡澡，這些才是自然。

人類恰好是一個擅長獲取及傳遞所學技能的物種。過去兩百年間，我們發明了名為科學方法的過程，且善加利用，加速了學習發展。以此思維來看，文化與技術都是「自然的」，讓我們養活更多人、減少疾病、還有促進健康長壽的創新技術也是自然的。汽車、飛機、筆記型電腦、手機、與我們同住的貓狗、睡覺的床，和照顧病人的醫院等，對於很久以前數量早就已超越霍布斯著稱的「孤獨、貧窮、骯髒、野蠻，和困乏」境況所能支持的生物而言，所有這些都是自然的。

在我看來，唯一看來不自然的事就是，接受改善人類生活可為與不可為的限制，而這點其實在我們物種的歷史中從未發生過。人類一直不斷努力突破已知的界限，其實是生物本能驅使我們如此。

延長生命只是此一過程的延伸。確實，如此將會帶來後果、挑戰和風險，其中之一就是人口增加。可是，可能性並非必然性，人類這種生物，會自然地被迫創新來克服萬難。

因此，問題不在於地球上自然與非自然的恩賜能否維繫八十億、一百六十億或兩百億人口的存亡，關於這點仍有爭論；問題在於，人類能否繼續研發創新，讓我們在面對人口成長的挑戰時，依然保持領先，且確實使地球成為所有生物的美好家園。

我們辦得到嗎？

絕對可以，過去一世紀就是最好的證明。

人口會過剩嗎？

七萬四千年前，人類物種幾近瀕臨滅絕之後；直到西元1900年，我們擴展遷徙至地球上所有可居住的地區，並與至少兩種其他人種或亞種繁衍後代，人口每年仍僅以極小比例增長。到了1930年，由於環境衛生改善和母嬰死亡率下降，我們的物種每年以1％的速度成長。1970年時，由於全球免疫接種和糧食生產進步，每年人口成長率達到2％。

2％聽來似乎不多，但加總得很快。我們的人口從十億成長到二十億花費了一百二十多年；但是，1927年達到此目標後，只又花了三十三年，人口就增加了十億，之後才花了十四年又增加了下個十億。

這就是為何在二十一世紀第二個十年結束時，地球上已有超過七十七億人口，每年每平方公里就多加一個人[54]。退一步來看，若將過去一萬年的人口規模繪製成圖表，人類從非常稀有的生物到成為主導的物種，圖表看來會像是垂直上升的折線圖。從表面上看，炸彈內的那個嬰兒似乎頗有道理。

然而，過去幾十年以來，人口成長率持續穩定下降，主要是因為女性在經濟和社會上擁有較好的機會，當然也包括了基本人權，所以，現代婦女選擇少生一點小孩。1960年代後期，地球上每名婦女平均有五個以上的孩子。但是，從那時起，平均數迅速下降，人口增長的速度也隨之減緩。

人口年增率從1970年左右的2％，直線下降到現今約1％。部分研究人員認為，2100年時，人口成長率可能會減少至0.1％。屆時，若果真如此，聯合國人口統計學家預計全球總人口將達到平穩，2100年時人口將達到近一百一十億，然後停滯一段時間，再從此往下減少[55]。

正如先前已經討論過的，此番預測是假設大多數人平均將會活得更久，但仍會在八十多歲時死亡。可是，情況不太可能會是如此。根據我的經驗，許多人容易太過高估死亡對人口成長的影響。死亡確實有助於控制人口，但程度並不大。

蓋茲在他2018年的影片〈拯救生命會導致人口過剩嗎？〉（Does Saving More Lives Lead to Overpopulation?）[56]中，強而有力地說明為何改善人類健康是值得的投資，而且不會導致人口過剩。

關於影片的提問，簡短的答案是：不會。

若我們有能力讓現今全球**所有死亡的人**不死，每天地球將增加約十五萬人，每年就會增加五千五百萬人，聽來似乎很多，但實際不到一個百分點。按照這個速度，每十八年將有十億人口加入我們的行列，這仍然比最近數十億人口出現的速度要慢上許多，而且很容易被全球家庭人數的減少抵消。

人口仍然在增加，但並非如許多人初次聽到減緩老化這件事時，所擔心的那種指數型的成長。

回想一下，這些數字是假設我們此刻立即終結了所有死亡後，將會面對的情況。不過，雖然我對長壽的前景相當樂觀，但也不至於過度樂觀，而且，任何我認識的著名科學家的態度也是如此。

對當今大多數人來說，活到一百歲是合理的期待；如果發展中的技術得以實現，那麼活到一百二十歲是我們預期的可能，許多人有機會達到這個歲數；假如表觀遺傳重編碼能夠發揮作用，或有人提出另一種說服細胞回到年輕的方法，那麼，現在和我們一起生活在地球上的某人甚至有可能活到一百五十歲。總歸一句，生物學上並沒有上限，沒有任何的生物定律規定我們一定得在特定年齡死亡。

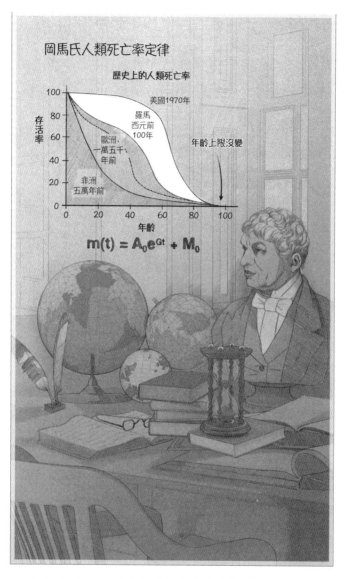

岡馬氏人類死亡率定律

歷史上的人類死亡率

美國1970年

羅馬
西元前
100年

歐洲，
一萬五千
年前

非洲
五萬年前

年齡上限沒變

存活率

100
80
60
40
20
0

0   20   40   60   80   100
年齡

$$m(t) = A_0 e^{Gt} + M_0$$

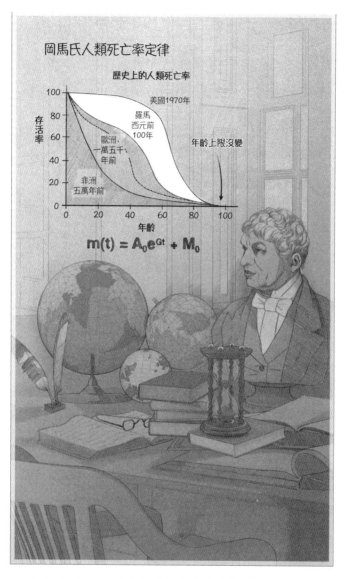

人類死亡率定律：自學的數學天才岡培茲在十九世紀時，因為是猶太人而被禁止
進入倫敦的大學就讀，但他於1819年當選為英國皇家學會會員。他的姻親蒙特菲
奧里爵士和羅斯柴爾德在1824年創立了安聯人壽，並任命岡培茲擔任精算師。岡
培茲以有條有理的公式取代了死亡率表，追蹤死亡率隨年齡增加呈指數型成長的
趨勢。儘管此「定律」對保險公司而言至關重要，但並不表示老化就是人生現實。

只不過，這些里程碑將會一一緩慢實現。即便死亡在未來數十年內會不斷被延後，但是，有很長一段時間，死亡依然會是我們生活的一部分。

不過，此種變化將與數十年來一直在下降的出生率相互抵消。因此，總體而言，人口也許會繼續增加，但成長速度會更緩慢，而且完全不會有如我們上世紀所經歷的爆炸性增長。

未來可預見的是更為溫和的人口成長，與其擔心，不如欣然接受。切莫忘記上世紀發生的一切，人類物種不僅幸免於人口成倍增長的災難，而且還蓬勃發展。

是的，蓬勃發展。沒人能忽略我們對地球所造成的巨大破壞，更不用說我們加諸於彼此的惡行。我們理應聚焦於這些失敗，因為這是唯一從錯誤中學習的方法。

但是，過度關注負面結果也會影響我們看待當今和未來世界情況的方式，或許這便是為何當全球性的市場研究數據公司You-Gov調查九個已開發國家的人時詢問：「綜合所有情況，你認為世界變得愈來愈好、愈差，或不好不壞？」只有18%的人認為情況正愈變愈好。

等一下，那是澳洲有18%的人，也是該調查中最樂觀的西方國家。在美國，同樣的問題，只有6%的人有信心世界的情況正在好轉。

重點是，訪調人員並不是詢問受訪者的個人生活好壞，他們問的是「這個世界」會變好或變壞？而且，受訪的是位於世上最富裕國家的民眾[57]。當然，這些人或許有理由認為自己的個人生活水準（直到最近都由源於奴役與殖民主義的經濟利益所支持）近年來有所下降。然而，這群人同樣也擁有大量資源可得知世界各地的資訊。所以，坦白說，他們應該沒那麼無知。

悲觀的特權

然而，在世界上許多其他國家，對未來的看法似乎沒有如此慘淡。

英國研究公司易普索莫里（Ipsos MORI），2014年在人口數約占全球五分之一的中國進行調查，80％的受訪者認為年輕人的生活將會比自己的生活更好。同項調查還發現，巴西、俄羅斯、印度，和土耳其也抱持同樣程度的樂觀，所有的調查國家生活水準都持續不斷提升[58]。沒錯，當中也包括了消費增加，但也包含了出生率降低、貧窮率下降、更易取得乾淨的水和電力、更穩定的食物來源與住所，以及更易獲得醫療照護服務。

結果證明，悲觀情緒通常意味著優渥的特權。然而，從全球角度來看，我們顯然很難證明世界是一個日益悲慘的地方，因為情況根本並非如此。

過去兩百年來，人類歷經史上人口最爆炸性成長的時期，我們的世界從原本除了君主與皇親貴族外，幾乎所有人都飢寒交迫，搖身一變成為一個全球社會。如今赤貧的比例低於10％，並且正迅速下降。

同時，儘管一世紀之內地球人口增加了數十億，但我們仍設法提高所有人的受教機會。1800年時，全球識字率為12％；到1900年時，上升至21％；時至今日，全球識字率高達85％。現在，我們生活的世界裡，五分之四的人都有閱讀能力，其中大多數人幾乎可即時獲取全球各地的所有知識。

上個世紀人口之所以增長如此快速有一個重要原因，兒童死亡率從1900年超過36％，下降到2000年不到8％[59]。若所有孩童中有三分之一仍然活不過五歲，任何一個正派的人都不可能相信世界會更好。

　　人口境況的改善是因人口膨脹而發生，還是無論如何都會發生？我認為是前者，不過，答案為何其實無關緊要。這兩件事同時發生了。截至目前，其實並未有任何證據表明，人口規模與人類苦難的增加有關聯，更遑論會加劇人類的苦難。事實恰恰相反，現今是史上人口最密集的時候，然而，對更多人來說，生活也是過得更好。

　　哈佛大學心理學家平克（Steven Pinker）在其著作《再啟蒙的年代：為理性、科學、人文主義和進步辯護》中指出：「多數人都認為生比死好，健康比生病好，糧食比飢餓好，富裕比貧窮好，和平比戰爭好，安全比危險好，自由比暴政好，平權比偏執和歧視好，識字比文盲好[60]。」比起一百多年前，那時地球上的人比現在少很多，人類的壽命也更短，但我們現在擁有所有平克提及的事物，而且不虞匱乏。

　　因此，當我思及地球人口更稠密的前景時，比較容易的方式是去想像絕大部分的人會過得比以往更好。科學迫使我以這種方式去夢想。

　　可是，為何如此？即便我們有更多人且更長壽，為什麼仍然可以生活得更好？

　　原因不勝枚舉，包括來自各年齡層的人力資本網絡所帶來的益處。但是，若要我只用一個詞來解釋，那個詞就是：「老者」。

人生長跑

　　2014年6月，加州聖地牙哥天清氣朗，數千名跑者排隊參加馬拉松比賽。其中一名女性，多數人可能會猜她年約七十歲左右。光是這點，就足以讓她在成群二十、三十或四十多歲的跑者中脫穎而出。

　　只除了一件事，哈莉葉湯普森（Harriette Thompson）不是七十多

歲，而是九十一歲。那天，她以九十多歲的高齡打破了美國馬拉松的官方紀錄，完賽時間快了近兩小時。

第二年再次參加同一場比賽時，她的速度慢了一點，但刷新了馬拉松最年長女性完賽的紀錄。她越過終點線時，群眾歡呼著：「加油！哈莉葉！」五彩繽紛的紙花如細雨般在她周圍紛飛落下[61]。

湯普森透過跑步為白血病和淋巴瘤學會募集了超過十萬美元的捐款，她充滿活力，胸襟寬大，是一位非常特別的人。但是，她的身體狀況並不特別。將來，看到九十歲以上的馬拉松運動員踏在起跑點上，夾雜在相對年輕的人群裡時，沒人會再多看兩眼。事實是旁人很難猜得出這名老將的年齡。

其他各生活層面亦是如此。在教室裡，九十歲的教師將站在重啟新事業的七十歲學生面前，就像家父一樣；在家中，曾曾祖父母將與曾曾孫激烈地玩耍；在企業裡，雇主將敬重年長的員工，且爭相雇用，這種情況其實在以經驗為重的職場已經出現了。

而且，也該是時候了。

傳統文化中，老年人常被視為智慧的來源。早在書寫文字出現前，還有在數位科技出現的更久以前，長者無疑是我們唯一的知識泉源。然而，十五世紀時，金匠古騰堡發明了活字印刷術，導致後來的印刷革命，此種情況便迅速且顯著地發生轉變。

隨後，十九世紀和二十世紀時發生「教育革命」，識字率持續上升，使人可以獲得資訊。長者不再是掌握長久資訊的唯一來源，老人不再被視為是社會運作的重要資產，反而被當成是負擔。

諾貝爾獎桂冠詩人希尼（Seamus Heaney）在其詩作〈追隨者〉（The Follower）中曾描述我們與年邁父母的複雜關係，表面上是關於有厚實

肩膀的父親，希尼做為一個孩子，尾隨在父親身後「跌跌撞撞」。本詩的結尾是：「可是，今日／是父親不停失足／在我身後，且不會消失。」

希尼傷感的詩呼應了《生活》雜誌1959年發表的文章〈老年：個人危機與美國問題〉（Old Age: Personal Crisis, U.S. Problem）當中的情緒[62]。

作者寫道：「老年的問題從未如此巨大，或如此欠缺解決辦法。自1900年以來，醫療服務提升，人類壽命平均增加二十年。現今的老年人口是1900年的五倍……老年問題幾乎是一夕之間發生，像是當男人退休後，或當一個女人的丈夫過世以後。」

當我在老國王公路（Old King's Highway）上的鱈角（Cape Cod）書店裡看到這本霉濕的雜誌時，最先驚歎於性別平權自1959年以來長足的進展，但後來卻又震驚於對於即將面臨的老人潮災難，其實我們的憂心忡忡無異於過去。我們對老年人該如何安排？他們會覆沒我們的醫院嗎？若他們想繼續工作，該怎麼辦？

高年級的貢獻

以現在許多人看待老人的方式，此種轉變在就業年齡歧視氾濫的職場中，尤其難以感受到影響。人資主管幾乎不掩飾自己的偏見。他們認為年長的員工更容易生病、工作效率緩慢，而且無法運用新技術。

絕對沒有一項是真的，特別是對於位居管理和領導階層的人而言更是如此。

過去，科技曾經難以上手；但是，受過良好教育的老年人現在使用科技的頻率並不低於六十五歲以下的人。別忘了，這些人可是將火箭發射到月球、發明了超音速客機，和個人電腦的世代。

華頓人力資源中心（Wharton Center for Human Resources）主任卡佩利（Peter Cappelli）著手研究圍繞著老年員工常見的刻板印象，他反映：「隨著年齡增長，各方面工作表現都會愈來愈優異。我遠以為結果會是各種情況交雜，但事實並非如此。老年員工的卓越表現，與職場對他們的歧視一同並列看來，完全說不過去[63]。」

2012年至2017年間，美國龍頭企業新上任的執行長平均年齡從四十五歲提高至五十歲。老年人工作的體力確實不如二十歲時，但是，說到管理能力與領導力，卻恰恰相反。回想一下一些企業領袖的範例：蘋果執行長庫克（Tim Cook）現年五十八歲；微軟共同創辦人蓋茲現年六十三歲；努伊（Indra Noori）現年六十三歲，最近卸任百事可樂執行長，現為亞馬遜董事會成員。投資公司波克夏海瑟威（Berkshire Hathaway）執行長巴菲特（Warren Buffett）現年八十七歲。這些人可都算不上「技術恐懼者」。

公司基於偏誤的刻板印象導致自己損失優秀員工，這已經夠糟糕了；但是，不論在國內或國際上，情況都是如此，數以百萬的人因而在職涯的黃金歲月被邊緣化，而這一切都源於現代對就業年齡偏頗的舊觀念，甭說這種觀念很快就要過時了。多虧1967年的《就業年齡歧視法》，美國四十歲以上的人受法律保護，禁止就業上的年齡歧視。但在歐洲，大多數人被迫在六十五歲左右退休，其中也包括了教學才剛開始得心應手的大學教授。於是，最優秀的人才移居美國，以便繼續創新。

這是歐洲的損失，完全就是在開倒車。

若你是一家大公司的交通主管，準備花費數十萬美元為車隊添購新卡車，你會想購買一種已知可行駛約十五萬英里的可靠型號，還是使用壽命是該型號兩倍的其他車輛？所有其他條件相同的情況下，當然會選

擇壽命更長的卡車，因為那無疑是正確的投資。

可是，說到人時，我們不會傾向以此方式思考，畢竟感覺太過不近人情，人類又不是生產線組裝的商品；但是，人是一項投資。世界上每個社會都押注在各個公民身上（主要透過教育和培訓），而這筆投資將在人民一生的納稅期間獲得回報。

事實上，這些投資已經為我們的社會帶來了巨大的額外報酬，政府每在教育上投資一美元，國內生產總值平均就會成長約二十美元[64]。這還是在我們因老年相關疾病和死亡而失去多年生產力時的報償，試想一下，若能延長人類生命中的黃金工作時間，將可為我們帶來多大報酬。

目前在美國和歐洲，年紀介於五十至七十四歲之間的人，約有一半有行動不便的困擾，約三分之一患有高血壓，十分之一以上的人正在與心臟病或糖尿病搏鬥，超過二十分之一的人忍受著癌症或肺部疾病的病痛[65]。許多人一次對抗多種疾病。即便如此，他們在大多數的心理工作、寫作和字彙能力，及領導能力上仍遠勝於年輕人。

人類的健康生活延長時，此項投資自然會成倍增長。人在職場工作的時間愈久，社會獲得的報酬就愈大。這不代表大家必須一直工作下去。從我的角度來看，一旦回饋完社會在你身上的投資，而且衣食無虞的話，沒道理你不能隨心所欲去完成自己想做的事情。然而，隨著我們持續演化為健康更持久的物種，關於誰「屬於」職場的舊觀念將迅速產生轉變。

年輕人會被排擠嗎？

許多人會擔心，若無人退休的話，年輕人的工作將受到「排擠」。

我並不苟同。一個國家之所以停滯不前，是因為無法創新且未善用人力資本，而非因為缺乏足夠的工作機會。這也解釋了為何退休年齡較早的國內生產總值較低。荷蘭、瑞典、英國和挪威的退休年齡是六十六至六十八歲，而在摩爾多瓦（Moldova）、匈牙利、拉脫維亞、俄羅斯，和烏克蘭，退休年齡是六十至六十二歲[66]。我對年輕一代沒什麼意見，畢竟我每天都在培育與訓練他們，但我也很清楚科學和科技日益複雜，數十年經驗累積的智慧可讓年輕人獲益匪淺。

翻閱舊雜誌時，不難發現前幾代人的恐懼不安。大家的憂慮總是一樣，擔心人太多，資源太少 —— 擔心人太多，工作太少。

1963年出版的另一期《生活》雜誌裡，刊登了一篇文章說自動化「取代了男性」，這已經使數十萬人失去工作，而且更多人將因此失業[67]。

然後，文章中也引用了當時相關的最新研究：「未來二十年內，可妥當完成原創思維工作的機器將不只用在實驗室內，也可供企業使用，且工作品質絕對能達到期待，有如多數該『用腦袋』工作的中階人員一樣好。」

此一預告式的文章總結：「雖然我們很快就要耗盡使用人類的方法，但與此同時，諷刺的是，我們生產人類的速度卻比以往更快。」

這些恐懼從未實現，即使此一現狀碰上另一次強烈衝擊也是如此。1950年，美國女性勞動參與率約為33％；到了世紀之交，這個數字幾乎翻了一番。在此數十年，數千萬婦女投入職場就業，但這並沒有導致數千萬名男性失業。

勞動市場不是一塊數量有限的大餅，每個人都能在當中占有一席之地。事實上，無論男女，提升老年人的勞動參與度，對於社會保險計畫的破產問題，或許是最佳解藥。

想要維持社會保障機制的償付能力，此一挑戰的答案不是強迫大眾延長工作時間，而是賦予他們這個選項。一想到額外數十年的活力將帶來的報酬、尊重和優勢，以及可藉機透過有意義的工作繼續尋找人生目標，相信許多人都會願意接受。

以目前現狀來看，許多美國人計劃在傳統退休年齡之後繼續工作，至少以兼職形式工作，這並非因為他們必須如此，而是因為他們希望如此[68]。隨著人們日益認知到，持續工作至所謂的暮年，並不意味著工作時會感到疲倦或困惑、受到不佳的待遇，或必須抽出時間一直去看醫生，有意願繼續就業生活的人數肯定會增加。就業年齡相關的歧視將會減少，尤其是我們一開始在職場上就將難辨「老小」。

若你是一位政治家，正心想著如何為所有人提供有意義且具產值的工作，不妨參考我居住的波士頓市。自從1724年開設第一所美國大學和1790年成立第一家美國專利辦公室以來，此座城市一直是許多發明的起源地，包含了電話、刮鬍刀、雷達、微波爐、網路、臉書、基因定序，和基因編輯。

光2016年，波士頓就產生了一千八百六十九家新創企業，麻州也有七千多項專利註冊，相當於加州平均每人專利數的兩倍[69]。波士頓究竟為美國及全球創造了多少財富和就業機會不得而知，但在2016年，單單是一百二十二家機器人產業新創公司，就雇用了四千七百多名員工，為該州帶來了超過十六億美元的收入[70]。

想替任何年齡層、具生產力的人，或甚至為了技術水準較低的人創造工作，最佳方法就是建立並吸引雇用技術純熟人員的公司。如果你希望擁有一個人民繁榮、他人歆羨的國家，請勿為了節省經費或替年輕人留空間，而降低退休年齡或減少老年人的醫療照護。反之，你該做的工

作是保持人口的健康與生產力，並破除教育和創新的所有障礙。

我盡可能地時時提醒自己有多幸運，得以在波士頓生活，並從事喜歡的工作。只要身心感覺健康，我永遠都不想退休。當我設想八十歲的自己時，看到的景象與五十歲的我感覺並無太大不同（若重編碼技術有效的話，或許連外表都毫無差異）。

我想像自己走進在哈佛的實驗室，就像我現在多數週間早晨一樣，不斷被來自各處、精力充沛、樂觀進取的研究人員轟炸，這些人致力於研究，希望能有改善數十億人生活的科學發現。我當然也非常樂於應用自己六十、七十年的經驗，來領導及指導其他科學家的工作。

還有個千真萬確的狀況，當人們選擇繼續工作八十、九十，或一百年時，人類的財務運作方式將發生翻天覆地的改變。現在約有數兆美元被藏在虛擬或許多甚至是真的床墊底下，因為有些人太畏懼畢生積蓄用盡之時，自己已經年老體衰無法重返工作。然而，無論幾歲，只要需要或想要時，隨時都能就業，提供了我們光在幾年前都難以想像的自由。將積蓄花用於實現夢想、研發創新、創業，或再進修等等，再也不是風險，而只是對長遠充實的人生所進行的投資。

而且，此種投資會再透過其他方式產生報酬。

釋出人力大軍

蔻曼（Dana Goldman）聽到了所有反對者的聲音。

這位南加大經濟學家比許多人都更瞭解，過去數十年來，醫療費用不斷急遽增加，不僅在他的祖國美國如此，全球各地皆是。他早就預料到，「人類壽命延長」意味著許多病患備受折磨的時間也會更長，增加

的費用也會隨之而來。而且，他十分明白，諸如社會安全等提供一般福利的機制，未來將面對永無止境的償付夢魘。面對數十億人可能將更高壽，眼前似乎有一場經濟危機的完美風暴即將來襲。

然而，幾年前，寇曼開始意識到**延長生命**和**延長健康生命**之間存在著差異。以目前而言，老化帶來了雙重經濟打擊，因為生病的成人不但無法賺錢與貢獻社會，同時也開始花費大量社會成本來維持生命。

但是，如果老年人可以工作更久呢？如果他們使用更少的醫療資源呢？如果他們能透過志工服務、輔導或其他形式的服務繼續回饋社會呢？也許，只是也許，那些健康歲月的價值有助於減輕經濟打擊嗎？

所以，寇曼開始進行估算研究。

寇曼就像任何優秀的經濟學家一樣，在計算延緩老化的效益上既嚴謹又保守。他和同事提出了四種不同方案：一種簡單預測現狀條件下的收支，另外兩種估算延緩特定疾病的效益，另一種計算了因延緩老化而減輕所有症狀的經濟效益。針對四種情況，研究人員進行了五十次模擬，並取出平均結果。

寇曼瀏覽數據時，結果不言自明：減少任何一種疾病負擔，甚或幾種疾病負擔，並不會產生太大的經濟效益。他的研究團隊在《醫學觀點》（*Perspectives in Medicine*）中指出：「在一種疾病上取得進展，意味著最終仍會有另一種疾病取而代之。但是，研究證據顯示，若能延緩老化，所有致命和導致身障疾病的風險將同時降低[71]。」

鄭重聲明，那正是我一直提及的，隨著我們減緩或逆轉老化，所有的疾病負擔會發生的情況，結果將是目前的醫療體系升級。費用曾經高達數十萬美元的療法可能會遭到淘汰，取而代之的是最終只花幾分美元就能製造的藥丸；人們將在家中與至親安享天年，而不是待在醫療中心

累積巨額帳單，只為了治療無非「就是老了」的問題；未來，想到我們曾經花費數兆美元，只為了替行將就木的垂死之人勉強維持幾週生命，會讓人感到深惡痛絕。

結束個別疾病的長期抗戰，將帶給我們巨大的「和平獎勵」[72]。蔻曼估計，未來五十年中，光在美國，延緩老化的潛在經濟利益總計就將超過七兆美元。而這還是保守估計，只是幫助一些無疾病或無殘疾的老人減緩老化，適度提高其中比例而已。蔻曼的研究團隊寫道，不論代價多少，延緩老化的效益「都將迅速增長」：「並將傳遞給未來所有世代」，因為一旦知道了如何治療衰老，這種知識就不會消失。

即便僅是將其中一點小利再投資於研究，我們也將進入科學發現的新黃金年代。隨著我們釋出一支陣容龐大且人才濟濟的軍隊，科學發現將突飛猛進，不僅將繼續致力於延長人類生命，還將幫助我們克服目前面臨的諸多挑戰，例如全球暖化、傳染病增加、轉向潔淨能源、增加優質的受教機會、確保糧食安全並防止人類滅絕。如果一年得花費數十兆美元——對抗老化相關疾病，我們將無法有效因應這些挑戰。

即便現在我們將大量的智慧資本投注在打地鼠般的醫學上，全球仍有數以千計的實驗室，擁有數百萬名研究人員。這聽來似乎很多，但是，研究人員在全世界僅占總人口的0.1％[73]。以醫院和診所一次治療一種疾病所占用的物質和智慧資本來說，假若我們能釋出其中一小部分，科學將以多快的速度發展？

若我們得以提供女性懷孕和育兒更長的機會窗口，這支大軍或許還能額外增加數十億婦女的力量。根據我實驗室的動物研究顯示，女性生育力的窗口可延長長達十年。這是相當令人興奮的前景，因為在美國，43％的婦女會離開職場一段時間，幾乎都是因為肩負了撫養孩子的重

擔，而許多人從此未曾重返職場。

　　然而，隨著女性壽命及生育能力延長，工作中斷的後果可說相對較為輕微。到了本世紀末，幾乎可以肯定的是，我們大概會哀傷地回顧目前所生活的世界，因為當中許多人被迫在育兒和事業成功之間做選擇，特別是婦女更是如此。

　　現在，讓我們在這支大軍裡再加入另一群男女綜合的知識力量，這群人之所以現在被邊緣化，正是由於年齡歧視、社會關於「適時退休」的固有觀念，以及疾病剝奪了其身體健康與智慧，使他們無力像從前一樣工作。

　　許多七十、八十歲的人將如同我父親一樣，重新進入職場去做自己一直想做的事，賺取比以往更多的收入，或當志工服務社區和幫助照顧孫子女。從預防老化疾病省下來的昂貴醫藥費，可用來提供幾年的再培訓獎學金，讓七十歲以上的老人可以重返校園，或者也許他們原本有希望從事的行業，但因為做錯決定或生活阻礙而未能完成，也能利用這筆錢來開啟新事業。

　　若勞動市場裡加入七十歲以上的活躍員工，試想一下，有多少經驗可以分享，有多少制度知識可以仰賴，有多少英明領導將會浮現。增強人類生命力將提供大量的經濟與智慧資源，現在看來似乎難以克服的問題，屆時將顯得截然不同。

　　千真萬確，尤其如果我們都以最佳狀態參與其中的話更是如此。

最大優點

　　1970年代初，兩名心理學家決定對「善心的撒瑪利亞人寓言」進行

研究。

你可能還記得，聖經裡的故事圍繞著幫助有需要的人此番道德義務，而心理學家認為，那些記得寓言的人將更可能停下腳步幫助有困難的人。因此，他們雇用了一名演員假裝很痛苦，然後把這個咳得直不起身的年輕人，帶到普林斯頓神學院綠廳附樓（Green Hall Annex）門口的小巷裡。

同時，心理學家募集了四十名神學院學生在附樓進行演講。不過，首先，這群學生會被要求順路造訪校園裡的另一棟建物。

一旦抵達該處，部分神學院學生會被告知可以「慢慢前往」附樓；其他人則會被告知「馬上離開」才能及時抵達會場；最後一群人則會被告知「盡速趕到」附樓，才能準時抵達。

「超匆忙」小組中只有10％的人停下來幫助該男子。老天爺啊，這些人可都是神學院學生，他們卻對需要幫助的弟兄視而不見。其中一人甚至直接越過那名有困難的男子，前去了原本的目的地。

但是，在「不匆忙」組中，超過60％的人停下來提供幫助。從實驗得知，個人是否會做出富有同情心的選擇，無關乎個人道德或宗教學識，而是與他是否感到匆忙有關[74]。

這自然不是什麼新發現。早在基督第一次講述善心的撒瑪利亞人寓言時，當時的古羅馬哲學家塞內卡（Seneca）就乞求他的追隨者停下腳步聞一聞玫瑰花香，他寫道：「對於那些忘記過去、忽視現在、懼怕未來的人而言，生命既短暫又充滿焦慮[75]。」

對於不珍惜生命的人來說，他感歎道，時間「相當廉價……實際上毫無價值，這些人不懂時間多麼可貴」。

這或許是我們致力於延長人類生命力時，最少顧及的社會益處，但

可能反倒是最大的優點。「也許」當我們不再憂心忡忡人生苦短，我們會放慢腳步、喘口氣，並且成為堅持良善的撒瑪利亞人。

在此，我想強調「也許」一詞。我先自行道破好了，此番論點與其說是科學，其實是推測。但是，普林斯頓小樣本的實驗不但追蹤也進行許多其他研究，實驗證明，人有更多時間時，就會更加人性化。只是，所有研究都告訴我們，人類行為方式的決定，都是基於我們多了幾分鐘甚或幾小時空閒時間的情況。

那麼，如果我們有的是更多年呢？會發生什麼事？還是更多十年？或更多世紀呢？

也許即便有兩三百年，我們也不會有所改變。畢竟，在浩瀚無垠的宇宙中，三百年並不長。我人生的頭五十年眨眼一般地就過去了，我懷疑，就算是一千年，也不過是僅僅二十次眨眼，人同樣會感到短暫。

因此，一切又回歸到一個問題：當真擁有更多年生命時，我們希望如何度過？我們會循著險惡的道路前進，終致反烏托邦的厄運嗎？還是，人類會團結齊力，共同創造一個遠超出我們烏托邦夢想的世界？

現在做的每個決定，都將影響我們創造的未來。認知到這一點至關重要。為了避免氣候變遷、嚴重的經濟重擔，及未來社會動盪引發的全球危機，預防疾病與殘疾或許是我們能力所及最具影響力的事。我們一定要做出正確的抉擇。

因為在我們物種的歷史裡，已經別無其他的結果選擇。

第 9 章

前行之路

　　萊特兄弟成功飛行後僅過了五年，1908年，威爾斯出版了一本名為《空中戰爭》（*A War in the Air*）的小說，內容講述德國開啟了一場空戰，對抗英國、法國，與美國。

　　說威爾斯熱愛預言，或許是太過輕描淡寫。

　　1914年，國際法學會（Institute of International Law）試圖禁止從飛行器投擲炸彈¹，不但功敗垂成，且為時已晚。1917年，德國的「戈塔」（Gotha）巨型轟炸機開始對英國進行空襲。

　　同年，倫敦以西一百八十英里處，一名名為亞瑟的嬰兒出生，他長大後成為二十世紀公認的科幻小說大師。隨著他聲名逐漸遠播，亞瑟克拉克（Arthur C. Clarke）日益認為預測未來是一項「令人氣餒且危險的職業」。此言或許不假，但克拉克對此相當得心應手，他預測了許多事物的出現，包含了衛星、家用電腦、電子郵件、網路、Google、網路串流電視、Skype，和智慧手錶等。

　　克拉克對科學家很有意見，他認為三十多歲的物理學家已經老而無

用；而在其他科學領域，四十歲的科學家大概已經開始「衰老」（senile decay）；年過五十歲的科學家「除了擔任董事會成員外，一無是處，而且應該不惜一切代價把他們擋在實驗室外」。

克拉克晚年時，接受了一系列採訪。由於他罹患小兒麻痺後遺症，不再公開演講，所以，其中大多數都是預錄後再進行編輯的訪問。某次採訪中，他透露了自己為無望的科學家想了一個用處：「當一位傑出而年邁的科學家指出某件事可能發生時，他幾乎肯定是正確的；但當他說某件事不可能時，他極可能是錯的[2]。」

未來其實很近

我是現年五十歲的科學家，有人可能會稱我為傑出人士，而我的學生必定不希望我進入實驗室。因此，儘管我無法肯定自己的預測準不準確，但至少我還頗有做預測的資格。

偶爾會有美國國會議員要我推測未來的科技突破以及其相關的好壞用途。幾年前，我提出生物科學界影響國家安全的五大重要未來進展，儘管無法透露當時的意見，但相信多數人聽到時，會以為我談的是科幻小說。當時我估計最佳情況是，這些突破將在2030年前實現，結果，其中兩點進展在六個月內就成為了科學事實。

我不曉得首位活過一百二十五歲的人何時會出現，但不論是男是女，此人絕對像許多先驅一樣會是個異數；之後短短幾年內，另一人將加入他或她的行列；然後，幾十人加入，接著幾百人加入；到後來，此事甚至不值一提，長壽變得日漸尋常。

二十二世紀的某個時間點，世上或許會出現第一批一百五十歲的百

歲人瑞。若你認為還差得遠，試想部分研究人員認為，今天出生的所有美國兒童中，將有半數可以慶祝2120年的除夕，這些可不是異數，而是半數[3]。

認為所有這一切絕不可能的人肯定對科學一無所知，抑或只是不願承認。無論如何，他們幾乎都是錯的。而且，由於事情發展如此之快，許多人甚至有機會活到見證自己的錯誤。

沒有任何生物定律指出人類生命是有上限的；也未有任何科學發現規定人類平均的死亡年齡為八十歲；上帝賦予的使命也從未強制我們得在八十歲後死去，在創世記第三十五章第二十八節中，以撒據稱共活了「一百八十歲」[4]。

由於前述提及的技術，假以時日，人類壽命更長久健康終究會成為現實。儘管路徑大致明確，但我們仍然無法確知實現此事的方法以及這一天何時會到來。許多證據都深入且廣泛地證明了 AMPK 活化劑、TOR 抑制劑，和去乙醯酶活化劑相關的效用。

除了目前已知的二甲雙胍、NAD 促進劑、雷帕黴素，和老化裂解素外，每一天世界各地有愈來愈多優秀研究者加入全球的抗老大戰，試圖找出所有疾病之母 ——「老化」的解藥，相對地，我們發現更有效的分子或基因療法的機會也愈來愈高。

上述方法尚未包括有望進一步延長人類壽命並增強健康的其他創新技術，例如：老化裂解素和細胞重編碼。除此之外，真正的個人化照護也能使我們的身體保持運作、預防疾病，並提前解決可能會惡化的問題。更不用說，現在大家都可運用極為簡單的方法，來啟動長壽基因，為我們提供更久遠的健康生活。

若人類的生命力在未來世界裡無可避免地將大幅延長，那麼你希望

這個世界是什麼模樣？

若未來富人壽命比窮人長得多，而且因此一年比一年有錢，你能接受嗎？若未來的世界愈來愈不宜人居，但日益增加的人口卻貪得無厭地瓜分最後一點剩餘資源，你想生活其中嗎？

若答案是肯定的，你完全可以置身事外。以現狀看來，無論我們能否延長人類壽命，最終都會走到這一步。你大可冷眼旁觀看著世界一步步走向毀滅。

不過，還有另一個可能未來。在這個未來，常駐的青春成為引領我們前行的火炬，通往共榮、永續，和人類道德的偉大將來；在這個未來，龐大的資源從逐一對抗疾病的醫學工業設施中釋放出來，因而創造出無限的契機，讓我們可因應其他挑戰；在這個未來，長期生活在地球上的人，因本身具備的知識和技能而備受推崇；在這個未來，善心撒瑪利亞主義在全球蔚為風潮。

同時，這個未來，也是我們必須為之奮鬥的將來，因為無人能保證結果如何。

為了實現這樣的未來，我們還需要多一些努力。

立即投資對抗老化

我是一位持續不斷的創業家，是創新的門徒，也是十分感念的受益者，感謝其他人願意投資於我及我為解決難題而組成的團隊。

但是，我也認知到一點，涉及醫療照護時，自由市場無法神奇地產生良好的科學或公平的結果。對於任何研究工作，公共和私人資金的平衡至關重要，有助於創造有利條件，可激發無限的科學探索，對早期發

現進行投資，並維護一定程度的共同持有權，以此加以確保新發現的知識能盡可能應用在最多人身上。

近年來，此種平衡變得更不穩定。從2017年起，美國聯邦政府自第二次世界大戰以來，首度不再是國內基礎科學研究的主要資金來源。

美國聯邦自1880年代開始為科學研究提供補助，美國國家衛生研究院前身、當時的海事醫務署（Marine Hospital Service）受國會委任，負責檢查抵達美國的船客，是否出現如霍亂等傳染病的臨床症狀[5]。1901年，一項例行的追加撥款法案（supplemental appropriations act），為一棟新建築提供三萬五千美元的經費，成為日後成立國家衛生研究院的立法依據。

由於國會不信此筆經費會被善用，因此便確保經費每年都得經由國會酌情決定，至今依舊如此。希望國會會一直相信國家衛生研究院的經費是物有所值，畢竟該筆款項為美國國內科學家提供數百項競爭性補助。沒有國家衛生研究院贊助的話，如今我們仰賴的大多數藥物和醫療科技都不會出現，更遑論數以千計尚待發掘的新藥了。

至少目前為止，聯邦政府在醫院和大學的醫學研究總經費中占比相當大，可確保研發活動不會單純受到利潤主導。這點相當重要，如此一來，在出現商業應用的機會前，或在有投資者願意贊助讓研究倖存於創新的「死亡幽谷」之前的更久一段時間，像我這樣的科學家在過去幾十年裡才能持續運用想像力和直覺進行研究。

顯然，政府在此生態系中舉足輕重。但是，現今世界中，所有研究經費的競爭都比以往更加激烈，研究衰老的優秀科學家為了自身研究，也不得不尋求更多私人贊助；改變世界的研究當然不便宜，而且若由希望短期獲得成果的公司資助時，更不可能是免費。這便是為何我們必須

扭轉醫學研究公共基金下降的趨勢，從2003年到2018年，公共基金的贊助比例按實際美元計算，下降了11％[6]。

對於從事老化研究的人員而言，情況尤其困難。「老化生物學」相關研究基金在美國醫學研究總預算中所占比例不到1％[7]。隨著人口老化和醫療費用持續攀升，政府為何不擴大資助老化研究，讓社會大眾能維持更長久的健康與生活？

原因在於，世上絕大多數國家在考量醫學研究的公民投資時，疾病的定義與研究贊助即使不全然相關，但也絕對有影響。

若你是一位科學家，想出了新穎的方法可減緩癌症發展；抑或你是一位研究人員，發明了能夠終結阿茲海默症的辦法，那麼，美國國家衛生研究院和各地類似的機構將不吝為你提供幫助。

美國國家衛生研究院不只是位於馬里蘭州貝塞斯達（Bethesda）的成堆建物，它還負責統籌分配本身超過80％的預算，提供近五萬筆競爭型經費，給兩千五百多所大學及研究機構裡約三十萬名的研究人員。少了這筆補助，醫學研究可能會戛然而止。

且讓我們深入探究美國國家衛生研究院的預算，看看目前研究中的兩百八十五種疾病哪一種最受關注[8]。

- 心臟病影響11.7％的人口，獲得了十八億美元的經費。
- 癌症影響9.4％的人，獲得了六十三億美元的經費。
- 阿茲海默症最多影響3％的人，獲得了十九億美元補助[9]。

肥胖影響了30％的人口，且會減少壽命十多年，分配到多少經費呢？不到十億美元。

別誤會我的意思，這些經費每一筆都用得其所，尤其與政府砸大錢的方式相比，像是一架F-22猛禽（Raptor）戰機費用就超過三億三千五百萬美元。但是，從更大範圍來看，不妨想想美國消費者一年花在咖啡上的錢就超過了三千億美元[10]。

當然，我得說句公道話，沒有咖啡的人生大概也不值得活了。但是，若你是一位研究人員，希望能減緩或逆轉老化疾病來讓生活更加美好，那麼，問題可就有些棘手了，因為根本沒那麼多公共基金投資在老化科學上。

2018年，美國國會撥款四十億美元用於老化研究，但若深入研究一下預算文件，便會發現這筆錢幾乎全用在研究阿茲海默症、荷爾蒙補充療法的臨床試驗，以及研究老年人生活。「老化研究」的資金其實只有不到3％用於老化生物學研究。

五十歲以上的人有93％因老化而失能，但在2018年，美國國家衛生研究院投資於老化的經費，還不到癌症研究花費的十分之一[11]。

其中一位特別關注預算集中於單一疾病的科學家是海佛列克。他率先發現培養皿中的人類細胞在達到海佛列克極限後，分裂能力有限，且終致衰老。

海佛列克於2016年指出：「解決阿茲海默症引起的死亡，將使人類平均壽命增加約十九天[12]。」他還建議，美國國家衛生研究院附設的國家老化研究所（National Institute on Aging），名稱應該乾脆改為國家阿茲海默症研究所。

他說：「我並不認為我們應該中止阿茲海默症研究，絕非如此；但是，研究阿茲海默症甚或找出其解決辦法，都無法讓我們得知老化的基本生物學原理。」

　　然而，相較於多數其他先進國家微乎其微的投資，美國在老化研究上相對較少的投資已可說是相當大方了。情況之所以如此，無疑是社會的既定看法所導致的直接結果，因為老化被我們視為是人生必經歷程，而非是實際導致90%人口死亡的疾病。

　　老化是一種疾病。此事如此顯而易見，以至於我必須一再重申這件事感覺好像有點荒謬。儘管如此，我仍會繼續強調「老化是一種疾病」，它不僅是一種病，還是所有人類疾病之母。

　　矛盾的是，世上沒有任何公家贊助機構將老化歸類為疾病。為何如此？原因就在於，若我們有幸活在世上夠久，所有人都難逃此劫。因此，為人類延長生命力的研究，現在可用的公共基金仍舊少到微不足道，最大筆的補助依然用於支持目前已知的疾病研究計畫。此時此刻，正當我寫下這些文字的同時，老化仍不被承認是一種疾病，在任何國家都是如此。

　　希望加快創新以找到及開發健康長壽的藥物與技術，方法不勝枚舉，但最容易也最簡單的方法就是將老化定義為疾病。其餘情況無需改變，老化研究人員將與世上其他疾病的研究員公平競爭，由以科學益處為主的補助提案來決定資助哪些研究工作，私人贊助投資將如過往一般持續推動創新和競爭。

　　像我這樣專精於開發創新療法治療、阻止，與逆轉老化的實驗室，將不再罕見，全球各大健康科學大學中，都將會有一間或多間類似的實驗室。

　　而且，應該有不計其數的科學家等著加入這支抗老大軍。我和其他老化研究人員如今身旁圍繞著一群熱切、經驗豐富，且聰明絕頂的年輕人才，他們想望的無非是能在這場抗老戰爭中貢獻一己之力。對於我

和同樣實驗室的負責人來說，這有如一個虛擬的買方市場，想從事老化研究的人如此之多，卻沒有這麼多可提供工作的實驗室，這意味著儘管有許多滿懷熱誠的才智之士想解決老化問題，卻得去從事其他的專業工作，而這一切即將改變。

無論在民間或官方，第一個將老化定義為疾病的國家，未來的發展方向都將產生轉變。不論哪個國家，只要首先注資大量公共基金來擴大老化領域快速成長的民間投資，都將以同樣方式繁榮發展。最先受惠的將是該地的公民，醫生可在病患衰弱到無法治療之前，放心地開給患者二甲雙胍等藥物；工作機會將日益增加；科學家和藥商將湧向該國；產業將蓬勃發展；國家預算將獲得可觀的投資報酬；而領導人的名字將名留青史。

專利持有人、大學和企業，將握有多到讓人不知所措的大量資金。

澳洲的行動

我必須引以為傲地說，澳洲目前正在領先世界各國，率先將老化訂定為可治療的疾病。

我最近去了一趟坎培拉，與衛生部長杭特（Greg Hunt）及醫療藥物管理局（Therapeutic Drug Authority）副祕書長斯克里特（John Skerritt）教授會面，在場還有近十五名澳洲頂尖老化研究人員。我因此意識到，在我的祖國研發抗老藥物或許遠比在美國容易許多。

當美國還在期望獲得治癒或減輕一種疾病時，在澳洲，只要一項藥物能「影響、抑制，或改變個人的生理過程」，就可能獲得批准。而在老化領域，我們深知如何做到這一點！

新加坡和美國目前正在認真考慮改變監理規範。不論哪個國家率先做出改變，那都將是歷史性的重大決定，而他們本身也將受惠最深。

航太產業之所以幾乎全由美國一手主導其來有自。

2017年美國出口的產品價值超過一千三百一十億美元，排名第二至第四的三個國家出口總值加起來都不及於此。「率先飛行」（First in Flight）不僅是美國北卡羅來納州車牌上的美好標語，此一聲明也凸顯了領先群倫的重要性。美國人始終保有祖先的開拓精神，認為凡事皆有可能。

萊特兄弟在吉特赫克小鎮駕駛第一架飛機至今已超過了一世紀，縱然美國一度差點在飛行競賽中輸給法國和英國，但依舊保持領先，擁有世上最強大的空軍，首先登陸月球，且在把人類送上火星的政府與民間計畫發展上遙遙領先。

儘管如此，沒有哪項計畫會比成為率先宣布老化為疾病的國家，對人類歷史更深具影響。

即使是最低限度的情況下，政府都是既得利益者，有責任確保用來保護人類生命的創新技術被明智地使用且符合全體利益。現在正是時候討論這些未來科技的道德議題，以及個人隱私將如何受到影響，否則一旦瓶中精靈被釋放出來，就再也難以收回了。例如，用於檢測特定病原體的基因技術也可用來搜尋特定類型的人；當現代科技有能力可打造更強壯、長壽的人類時，父母會選擇給孩子「最好的開始」嗎[13]？聯合國是否會禁止公民和軍人的基因改良？

為了創造一個值得生活的未來，光靠贊助延長和保護人類生命的研究，然後禁止其濫用，這些做法遠遠不夠。我們還必須確保所有人共同受益。

接受治療的權利

牙醫似乎百無聊賴，她凝視著我的口腔並說：「你的牙齒沒事，只是正常的磨損。我會派口腔衛生師來為你清洗，我們會處理。」

感覺她的手指還沒離開我嘴裡，就已轉身走人了。

我開口：「醫師，能否請你抽出一點時間，向我解釋何謂正常的磨損？」

她說：「你年紀大了，所以顯現在牙齒上，你的兩顆門牙已經磨損了，這完全是正常情況，若你是青少年的話，我們大概會修復它，但是……」

我說：「既然如此，我想要修好它們。」

最後，在我告訴她自己以何為生，並解釋我還想用上我的牙齒更久一段時間之後，牙醫終於讓步了；除此之外，我還向她保證，即使保險不願給付，我也樂意自費接受治療。

她抗拒的態度可以理解。長久以來，當牙醫檢查四十至五十多歲患者的口腔時，眼裡一直看著的就是已半毀的牙齒。但是，如今情況已大不相同。就像所有其他身體部位一樣，我們的牙齒現在也必須持續運作更長的時間。

我看牙醫的經歷其實正是許多中年人在醫療體系各層面所遭受的待遇縮影。醫生面對一位五十歲病人時，他們的目標是「減輕病情」，而非確保患者在未來數十年內保持健康快樂。現在年過四十的人中，誰沒聽過醫生說：「你畢竟不是二十歲了，不是嗎？」

醫學服務主要受到兩大因素左右：年齡和經濟能力。前者甚至經常限制了醫生願意討論的治療選項，就因他們認為人的生理機能本來就會

減緩，年紀到了就得開始應付一些疼痛，並逐漸經歷身體各部位和功能的退化；後者則更進一步限制了前述的討論，因為無論一個療程有多大機會可以改善患者生活，但若他們負擔不起，提出來就毫無意義、甚至可說是殘酷無情。

我們的醫療體系確實建立在年齡歧視的基礎之上。年輕時，我們無法得到使我們在年長時保持健康的治療；年老時，我們又得不到經常用於年輕人的治療方式。

這一切都必須改變。醫療照護品質不應以年齡或收入為準。九十歲和三十歲的人都應受到同等熱誠的協助與對待。未來保險公司、政府還有我們，都不必再花費數兆美元治療慢性病，因此將有足夠經費能支付這些費用[14]。無論出生證明上的日期為何，人人都有權獲得可提高生活品質的待遇和治療。隨著我們逐漸邁向一個出生年份不再直接代表個人健康情況的世界，管理大眾可接受哪些醫療照護的假設、規則和定律，必須隨之調整。

無論壽命長短，讓全體人類公平獲得醫療服務，此種想法聽在許多人耳裡似乎相當嚇人，因為聽來似乎昂貴不堪。從現況看來，這種反應可以理解，畢竟目前全球的社會醫療計畫，都因治療成本日益增加而不堪負荷，特別是用於那些極為病重、年邁的人的治療，而且（若可能的話）僅能讓他們再多活幾年。

未來的醫療照護毋須如此。目前，我們絕大多數的醫療照護花費都用來對抗疾病。但是，若能治療老化，我們對付的將是所有疾病的最大動因。有效的長壽藥物相較於其可預防的疾病治療成本，完全是花小錢省大錢。

2005年，蔻曼和位於聖塔莫尼卡蘭德公司（RAND）的同事據此進

行了統計分析。他們估計了科學新發現為社會增加的價值，和延長一年人類壽命的社會成本[15]。

據估計，創新藥物預防糖尿病省下的成本是十四萬七千兩百美元，癌症治療省下的成本是四十九萬八千八百美元，心律調節器節省了一百四十萬美元；然而，將健康年限延長十年的「抗老化合物」成本僅八千七百九十美元。蔻曼的數據支持了一個理當是常識的觀點，那就是想解決醫療危機，沒有比解決老化更便宜的方法了。

可是，如果這些抗老藥物無法使人保持健康呢？如果它們只能像許多癌症化療藥物那樣，只是延長壽命而非提高生活品質呢？社會各界應該探討我們是否應該批准無法使人保持健康的長壽藥物；若核准的話，也許將有更多病重與殘疾的老年人，而且，據蔻曼指出，三十年後的醫療照護支出將增加70%。

所幸，科學證據顯示此種噩夢將不會發生。當擁有安全有效的藥物可延緩衰老時，這些藥物也將延長我們的健康年限。剩下要做的便是醫療保健，但費用相當便宜；急診藥物也許較昂貴，但鮮少需要；此外，我們也能以更高的效率和成效來追蹤、治療和預防傳染病。情況就類似於從需要加油、換皮帶、調整，和定期維護的汽油車，切換到偶爾會通知你加滿擋風玻璃清潔液的電動汽車一樣。

我曾在澳洲、英國，和美國三地居住過，這三個國家在歷史、語言、文化，和貿易上關係交織錯綜。我發現有趣的點是，三個國家的人在某些方面相當雷同，在某些方面卻又迥然各異[16]。最大的差別在於，澳洲人和英國人多半很少認為自己的做事方式是最好的；但是，美國人時常相信他們的做事方式肯定是最好的。

我並非批評美國事情做得不好，或認為它不該在國內與全球政策等

諸多領域繼續開闢自己的道路，但我一直深感困惑，為何美國人會抗拒研究在他處實際有效的方法。

在科學中，我們稱此為實驗，這是促使文明前進的原因。進行的實驗愈多，我們掌握資訊也愈多。而且，有些實驗確實大有用處。

澳洲的範本

有鑑於從前作為監獄的殖民地歷史，澳洲是世上宗教最少的國家之一，但在提供公民服務方面，它有如聖經新約的「山巔之城」（a city upon a hill）[17]。儘管如此，澳洲與美國一樣依然存在各種問題，例如：交通混亂、生活成本高昂，以及旨在挽救生命，但時常剝奪生活樂趣的嚴格規定。

不過，有一項讓澳洲人愈來愈自豪的統計數據：一項無論個人社會地位、教育程度，或收入為何，所有公民都能受到保護的五十年實驗。由於嚴格的法律規範和高額罰款，澳洲車禍和吸菸致死的人數為全球最低，甚至早在這些立法通過前，就已出現了更大變化。

1970年代中，澳洲創建了有史以來的第一個全民醫療保險制度，國內人口的平均壽命因此開始飆升。與2010年代的美國類似，下一屆政府試圖限制此種先進改革的幅度，但最終徒勞無功。

一位備受爭議的右翼政客畢夏普（Bronwyn Bishop）協助建立了獨立機關澳洲聯邦衛生暨老年事務部（Australian Federal Department of Health and Ageing），該部從2002年成立至2013年結束，預算共約三百六十億澳元，主要專注於促進老年健康、疾病預防，以及老人服務與照護。

在此期間，澳洲持續向上邁進，利用本身財富來促進國內勞動力的

健康與生產力，然後再利用整體提升的健康與生產力，進而創造更多財富，可謂是最高道德秩序的良性循環。

1970年至2018年間，澳洲男性壽命增長十二年，他們平均的健康壽命為七十三歲，相較於全球平均高出了十年，這得歸功於健康狀態失能的人比例大幅減少[18]。

澳洲的老年人相較於其他國家的老人，比較不老態龍鍾，較少成為社會負擔，而且生產力更高。如果你造訪澳洲，觀察當地健康、活躍的老人，和美國肥胖、糖尿病，和行動不便等病痛纏身的老人，兩者差異相當鮮明。

家父原以為他將一腳踏進棺材裡；結果，他最常踏入的是音樂會或崇山峻嶺。他一週有多個晚上與友人在外用餐；他善於應用電腦和新型高科技產品，還是澳洲首批率先採用家用語音助理智慧音箱的人；他並不討厭國際旅行，所以，我們經常與他見面；他重返了工作崗位；相較於我祖母在他這把年紀時，他如今的身心狀態至少年輕了三十歲有餘。

他健康狀況如此之好，或可歸因於所攝取的分子，他未來幾年的健康狀況將會是參考指標，而經由雙盲安慰劑對照試驗提出的科學證據也將會出現；當然，除此之外，他也獲得了其他幫助，像是經常運動、優質的醫療服務，和相信疾病預防而非只是晚期治療的體系。

他是新一代七十、八十歲澳洲人的光榮典範，他們不僅壽命更長，且生活品質也遠比前面幾代人都還要好。2018年，澳洲在全球人力資本指數（Human Capital Index）中排名第七，僅次於新加坡、韓國、日本、香港、芬蘭，和愛爾蘭。該指數衡量一國人民終身累積的知識、技能和健康狀況，美國排名第二十四，而中國排名第二十五。

澳洲的發展軌跡蒸蒸日上，而且如日方升。

其他歐洲國家看到澳洲的方法行之有效後，也採用了類似的醫療保健制度。如今，澳洲與英國、瑞典、荷蘭、比利時、芬蘭、義大利、愛爾蘭、紐西蘭、馬爾他、挪威，和斯洛維尼亞都簽訂了互惠協議，表示這些國家的公民可在澳洲獲得與本國相同的醫療服務，反之亦然。試想若整個世界都是如此的話，將會如何。

同時，部分國家則居於落後，其中一個國家甚至正在開倒車。

美國開倒車

美國人耽溺於高熱量飲食和鴉片類毒品上癮，加上國內醫療體制不佳，有三分之一的人完全無法接受良好的醫療服務，使得最近美國人平均壽命自1960年代初以來首度呈現下降趨勢，而且可能很快就會超過1918年西班牙流感爆發時降低的幅度。儘管美國將17%的GDP用於醫療服務，這幾乎是澳洲兩倍的經費，但此種情況仍正在持續發生。

我並非想貶低自己居住的國家，我們一家人在美國一直都很受到照顧。但是，我感到非常沮喪。從我抵達這個將人類送上月球的國家開始，一路走來有許多機會能以低成本幫助更多人，我卻一再看著這些機會白白浪費，讓我深感震驚。

長久以來，在拯救生命的醫學研究領域中，美國都是政府與民間投資的領頭羊。在現今日益高度連結的世界裡，想追蹤各種藥物開發的源頭頗有難度，可是，估計所有藥物中有57%是由美國開發出來的。其他國家應該感謝美國發現並研發了大多數有助於延長壽命的藥物，尤其是那些未在醫學研究上投注巨資的國家。

在公平的世界裡，美國公民資助並促進了如此多突破性的醫學進

展，自然應當是其中的最大受益者，但他們卻不是。

可是，澳洲人是，英國人是，瑞典、荷蘭、愛爾蘭，和斯洛維尼亞的人民都是，他們在壽命和健康上都因此受益，因為他們擁有全民健保的醫療資源，而美國15%的註冊民主黨人和半數共和黨人對此感到畏懼[19]。美國平均壽命僅比澳洲短了四年[20]，但這掩蓋了一項事實，即美國最窮地區的公民壽命，甚至比此數字再短上十年[21]。

一如澳洲人的例子證明，當每個人的壽命都更長久健康時，每個人都會過得更好。那麼，為何這不是美國的討論議題呢？大家為何不帶著抗議標誌群情激憤地前往國會，要求投資更多的經費、爭取藥物普及以及地球上最健康的壽命呢？

隨著其他國家的人享有更長遠健康的生活，也許美國人會覺醒並感覺到與他國的差距，然而對此，我深表懷疑。美國醫療體系在世界衛生組織排名第三十七位，屈居於多明尼加、摩洛哥，和哥斯大黎加之下，且只比斯洛維尼亞高一位[22]，儘管如此，我們還是時常聽到美國政客大言不慚地吹噓美國擁有全球最棒的醫療體系，而且數百萬的人也願意買帳[23]。

相對於不論年齡和經濟能力都能接受治療的普世權利，另一種選擇是一個貧富差距的世界，富人益發受惠於原本已經更久更健康的生命，而窮人則在短暫的生命中忍受病痛折磨。對於富人和窮人來說，這樣的想法都相當可怕。

我因為工作得以接觸世上一些極為富有的人士，他們對於瞭解更長壽健康的祕密十分感興趣。說來也是合情合理，截至目前，我還沒見過誰會希望此種分歧實現，畢竟情況一直發展下去，可說是為革命埋下了種子，而統治階級在叛亂當中鮮少會落得好下場。

正如美國創投基金負責人和「超大遊艇」所有人哈諾爾（Nick Hanauer）2014年在〈致我親愛的億萬富翁友人〉（My Fellow Zillionaires）備忘錄中所寫：「積累如此巨大的財富最終卻不招致群情激憤，人類史上毫無前例。你們向我展示了一個極度不平等的社會，我就帶給你一個警察國家，或一場革命。歷史上從無反例，全然沒有……我們將無法預料此種情況何時會發生，而且後果絕對相當慘痛，對所有人都是，但對我們尤其如此[24]。」

哈諾爾的警告出現在大多數人注意到長壽基因之前，且早在大多人尚未思索過大幅提升的壽命和健康年限對貧富差距的影響之前。

使用延壽科技的普世權利，或許無法解決每個與貧富不均相關的問題，但卻是一個關鍵的開始。

我們應該有權選擇自己生命的盡頭

按照宇宙的標準，銀河系這個區域並非生命演化的可怕荒地。畢竟我們身居此處。而且，像銀河系這樣的螺旋狀星系外緣，似乎存在著數個大有機會可維持人類生命的行星[25]，機會甚至遠勝於宇宙中含有最豐富恆星系統的「矮星」銀河。

然而，根據天文學家達亞爾（Pratika Dayal）的看法，生命最可能形成並繁衍的地方是，較稀有且富含金屬的巨大橢圓星系。橢圓星系大小為銀河系的兩倍且通常更大，擁有多達十倍數量的恆星，可居住的行星也許高達一萬倍[26]。

順道一提，若你誤以為搞砸了這顆行星後，我們大可移居新行星，不妨想一想目前已知最近且適宜人居的系外行星（exoplanet）與地球的

直線距離為十二光年遠。聽來或許很近，但是，除非發現太空蟲洞或以近乎光速的輕型飛船航行，否則我們至少得花上一萬年才能把一些人送抵目的地[27]（我會說，這又是瞭解如何延長人類壽命的另一個好理由）。

最接近地球的巨型橢圓星系是馬菲一號（Maffei 1），距離約一千萬光年。我們可以假設，來自馬菲一號的探險者若設法來訪地球，那麼，他們的社會絕對已極為先進。我猜想他們約莫會提出一些問題，因為他們也會想瞭解我們的科技進展如何。

首先，我相信，他們會對簡單的事物感到好奇，像是我們知道圓周率 π 到小數點後百萬位嗎？光速是多少？質量和能量其實是同一件事嗎？量子糾纏？宇宙年齡？演化？

接著，他們會問一些更困難的問題，例如：我們是否學會了妥善運用地球上的可用資源？我想，只要不提及鉛管、核彈，和菲比小精靈（Furbys），我們大概可以安全過關；那麼，我們的所作所為是否永續呢？……「嗯，此題跳過。」

然後，他們或許會想知道我們造訪過其他哪些世界。我們會說：「我們派了十二個人到月球。」；他們會問：「那是哪裡？」我們將指向夜空中的白色大球體，然後他們會表示：「原來如此。」

他們會問：「只有你們物種的人嗎？」我們會點頭稱是，然後他們將用身上的一百四十六隻眼睛翻白眼。

在那之後，他們會想瞭解我們的壽命多長；我們是否已經找到方法超越演化所賦予的生命？我們會說：「那個，直到幾年前，我們才知道這是值得研究的事。」他們會提供一些過於熱情的鼓勵，就像成人對正在學習吃固體食物的嬰兒一樣。

下一個問題將相當嚴酷，他們會問：「你們如何死亡？」而我們屆

時的答案將顯現出人類文明真正的先進程度。

目前來看，若以家母的去世為例，我們大多數人經歷的死亡方式殘暴不仁。我們經歷了一段漫長的衰退期，縱使想出了方法延長了那段時期的痛苦、悲傷、困惑，和憂懼，但如此也只是讓自己經歷更多的痛苦、悲傷、困惑，和憂懼罷了。而這段時期，周圍的親朋好友承受著悠長而深切的悲慟、犧牲，和不安；因此，當我們終於離世，深愛我們的人經常有如釋重負之感。

疾病自然是死亡最普遍的方式，也許在人屆壯年時就會找上你。五十歲時得心臟病，五十五歲罹癌，六十歲時中風，六十五歲時罹患早發性阿茲海默症。我們時常在葬禮上聽到，某人「英年早逝」；抑或，疾病殺不死你，但是一次又一次擊敗病魔，這些爭戰也是長達數十年的苦痛磨難。

關於人類如何死亡的問題，這些不啻都是糟糕答案。如同致力於延長人類生命力一般，我們該為之奮鬥的答案應是：「當我們做好準備之時，迅速且無痛地離開人世。」

所幸，長壽科學顯示，我們讓齧齒動物存活的時間愈長，牠們死亡的速度就愈快。牠們依然死於相同的疾病，但是，也許是因為年歲極高，且無論如何牠們都已處於垂死狀態，所以，往往遭受的是數天而非數月的折磨，然後一命嗚呼哀哉。

可是，這不該是我們走向人生盡頭的唯一方式。

尊嚴的盡頭

「醫生協助自殺」（Physician-assisted suicide）、「尊嚴死亡」（Death

with dignity）、「選擇性安樂死」（Elective euthanasia），不論名稱為何，現今的法律和習俗迫使人在身受一種或多個痛苦之時，還必須長途跋涉才能平靜地結束生命，我們必須終止這種零碎的立法與風俗。

這些都是著名的生態學家古道爾（David Goodall）2018年所面臨的種種障礙，當時他一百零四歲，在澳洲，醫生協助自殺是非法的，但在瑞士合法且安全，所以他被迫離開家鄉前往瑞士一家診所。然而，沒人應該要抉擇自己究竟是要死於異國他鄉，還是讓人生在世最後一項行動成為犯罪。

因此，任何一個心智健全且年齡大於四十歲的人，都不該被剝奪依照自身意願結束生命的權利；四十歲時，人大概已經償還最初社會提供我們教育的投資成本。而且，無論多大年紀，任何經診斷為末期或患有痛苦的慢性病的人，都應享有相同權利。

規則是必需的，當然也該有輔導和一段等候期。隨心所欲地結束生命，而不去努力克服各種煩擾，本不該是件容易事；若果真如此輕易，我和其他許多人或許根本撐不過青春期；但是，對於希望能控制自己臨終的理性成年人，我們不該在他們身上施加罪惡感和羞恥感。

你想活到幾歲？

幾乎每天，而且一天通常許多次，有人會告訴我他們對活到百歲毫無興趣，更別說多活幾十年。

他們說：「若我活到一百歲，請開槍殺了我。」

他們說：「我認為七十五年的健康聽來剛好。」

其中一位頗具聲望的科學家曾對我說：「我就是難以想像，自己和

丈夫必須比現在共同生活更久一段時間。」

沒關係。

聽到永生的想法，大家的確有點興趣缺缺。最近，我進行了一場演講，聽眾約一百人，年齡橫跨二十至九十歲左右，算是在地方社區很不錯的橫斷族群。該機構的主要贊助人遲到了，所以我不得不先充個場，於是，我抓起了麥克風進行一個小小的實驗。

我問大家：「在場各位希望能活在世上多久？」

三分之一的人舉手表示活到八十歲就很開心了；我跟這群人說，他們全都應該向現場年過八十的人致歉，全場因此發出了笑聲。

另外三分之一的人表示自己想活到一百二十歲。我說：「這是個好目標，而且未嘗不可。」

約有四分之一的人希望能活到一百五十歲，我告訴他們：「現在這也不再是不可實現的夢想。」

只有少數人希望能「永生不死」。

結果類似於哈佛最近一次的老化科學家晚宴。鮮少有與會者說，他們想極力追求永生。

我與數百人討論過這個話題。大多數希望永生不死的人都不懼怕死亡，他們只是熱愛生活、熱愛家人，和熱愛自己的事業。他們期望看到未來會如何。

我自然也不喜歡死亡，但我可以毫無保留地說，並不是因為我怕死。有次，我妻珊卓與我在機上碰到了一點亂流，她緊緊抓住我的手臂，但我的心跳絲毫未受到影響。我經常旅行，多次經歷過飛機機械故障，所以，我很清楚面對死亡的可能時該如何反應。

若飛機墜機，我會死亡。釋放對死亡的恐懼，是我做過最棒的事之

一。

說到此，有件事變得很有意思，當我做這個小調查，然後告訴觀眾無論他們活到幾歲都能長保健康，說自己想永遠活下去的人數會大幅增加，幾乎人人都想要永生。

事實證明，**多數人並不害怕失去生命，他們怕的是失去人性**。

他們應當畏懼。我妻子的祖父七十多歲去世前，已久病多年。臨終時，他已經處於植物人狀態好幾年了，真是不幸的遭遇，但因為體內裝有心律調節器，所以每當他的身體試圖尋死時，心臟都會受到電擊又起死回生。

請注意，不是恢復健康，只是恢復生命，兩者天差地別。

依我之見，延長人類壽命卻無法確保身體健康，誠可謂罪孽深重，此點關鍵重大。如果我們無法同時延長健康年限，那麼人類壽命增加與否根本無關緊要。因此，若想幫助人們增多時日，就有絕對的道德義務同時延長大家的健康。

我與大多數人一樣，並不想要無限的人生，只希望在世時能少點病痛且擁有更多的愛。

據我認識，大多數從事老化研究的人，對抗衰老並非為了終結死亡，而是為了更長久的健康生活，並賦予更多人機會，讓他們能以更佳條件面對死亡；或者，更確切地說，依照自己的條件，在準備好的時候，輕鬆痛快地離開。

大家可以拒絕能延長健康生活的療法，或是接受介入措施，然後在時機恰當時選擇離開；無論誰決定歸還所被賦予的一切，只要他們不願意，都不該繼續存留在地球上。而我們現在就必須開始推動文化、道德，和法律等各方面的規範架構，以允許這種情況發生。

以創新解決消費問題

據環境作家暨環保運動人士蒙彼爾特（George Monbiot）與其他人的觀察，社會大眾談到未來地球的健康時，往往過度關注地球的人口數，卻無視一件事：「消費」對資源與生態系統造成的壓力，是人口增長的「兩倍」[28]。極左派的蒙彼爾特對每件事的看法並非全都正確，但在此事上，他絕對是對的。我們的問題並不在於人口，而在消費。

人類的消費量，就算遠少於大多數已開發國家，依然可以健康快樂生活；但是，我們無法確知大家能否做得到。正因如此，那些認同地球絕對有人口供養極限的科學家中，部分慷慨估計地球承載力的科學家認為，隨著我們提高數十億人的生活水準，人類物種也許甚至能使用更少資源生產更多物資。

同時，較悲觀的預測者通常假設全球存在著「公地悲劇」（tragedy of the commons），我們將有如吃到飽一般濫用自然資源，毫無節制地自我消耗，終致滅亡。常理有言，江山易改，本性難移。因此，我們前進的未來方向絕大部分將取決於政治和科技。

至少在一個方面，或說「物品要素」（stuff factor）方面，科技已在推動巨大且正面的轉變。全球「去物質化」（dematerialization）的過程已使用數位產品和人員服務取代了數十億噸商品。如今，串流音樂服務取代大量擺放唱片和光碟的櫃子；曾經久久才用一次車的人，現在打開手機應用程式就能尋找共乘服務；曾經用於存放患者病歷的醫院翼樓，已被連接雲端的平板電腦取代。

正如作家平克所指出，我們過去用於製造「物品」的大量時間、精力和金錢，現在「轉往用於提供更清潔的空氣、更安全的汽車，和研發

『孤兒病』（orphan disease，即罕見疾病）藥物」[29]。同時，各種「重體驗不重商品」的潮流，正在改變大眾儲蓄和消費的習慣，也讓我們的地下室得以少囤一些垃圾。

巨無霸豪宅（McMansion）的趨勢延燒了一世紀之後，2015年開始，人們延續百年前的居住方式，從鄉村遷往較小且共享的城市空間。新成屋面積顯著下降，小公寓的需求不斷增長[30]。正如WeWork在全球的成功範例所證明，當今年輕人不僅能接受較小的工作和居住區域或共享的社區空間，例如：辦公室、廚房、健身房、洗衣間，和休息室，他們對此的需求也愈來愈高[31]。

物品的緩慢消亡並非消費的終點。我們一如既往沉淪於浪費食物、水和能源。聯合國警告，以目前情況而言，我們污染水源的速度遠超過自然界可回收和淨化的速度。而且，即便有數百萬人正在挨餓或營養不良，我們每年依舊扔掉全世界一半的可用食品，數量超過十億噸[32]。

據聯合國估計，按照目前人口增長和經濟流動的速率，到2050年時，一年就需要將近三個地球的資源，才足以維持我們的生活方式。然而，聯合國卻用少得驚人的時間來討論消費問題，更遑論要達成國際協議來確保全球各個社會的消費都恰如其分，不超過當代科技條件下地球所能生產的資源。

最後一部分至關重大，正如科技正幫助我們戒除「物品成癮」的狀況，在解決其他消費問題上，它也絕對扮演了關鍵角色。因為當地球上其他國家的人民在消耗更多資源之時，世上沒有一個自由國家有辦法單方面強迫其公民減少消費。法律可鼓勵企業減低財物的消耗，但我們也必須讓降低消費這件事變得引人入勝且方便容易，才能促使個人減少消費。

基改作物的必要

因此，我們必須投資種植更多健康食物並更有效運輸的研究，而且，請別誤會，這也包括了接受基因改造作物，基改作物的設計具備了野生植物沒有的特性，例如：抗蟲害、耐乾旱、製造更多維生素 A，和更有效率地運用陽光將二氧化碳轉化為糖分，這些都是我們未來食物中必不可少的部分。有了更高效的植物，光是美國中西部種植的作物，就足以多養活兩億人 [33]。

這些農作物素來因為「非天然」而備受批評，儘管許多抱持此觀點的人並不曉得，大多我們以為的「天然」食物其實都已經過大量的基因改造。

雜貨店的玉米外表與野生玉米截然不同。過去九千年來，人類培育一種細長如手指的禾本科植物，名為大芻草（teosinte），用以演化出更粗大的玉米穗軸和更多排飽滿、柔軟、香甜的玉米粒，此種改造過程大幅改變了植物的基因體 [34]。

至於我們常吃的蘋果，外表類似於其較小的野生祖先；還好我們找到了其中一種幾乎快從地球上消失的祖先種，不過，這其實對我們的飲食並無太大損失，因為現代蘋果的最大基因來源，是酸度極高的歐洲野蘋果（*Malus sylvestris*），幾乎無法食用 [35]。

2016 年，美國國家科學院在一份基改作物的全面報告中指出，若全球暖化危及傳統農產品，實驗室改造的植物對於供養地球持續增長的人口至關重要。而且，過去幾十年來無數的報告，似乎尚無法緩和大眾持續不斷的疑慮，該報告作者又再度重申了科學院立場，聲明基改作物對人類飲食和環境都安全無虞。

抱持懷疑無可厚非，但是，經過數千次研究，相關證據毫無辯駁餘地。若你相信氣候變遷是威脅，就不能說基改作物是，畢竟基改作物安全無虞的證據，相較於氣候變遷正在發生的證據更強得多。

另外，世界衛生組織、美國科學促進會和美國醫學會也堅稱，正如世界衛生組織所言：「目前未有情況顯示，一般大眾食用基改食品會影響人體健康。」更甚者，為了養活世上數十億已在挨餓的人口，以及未來幾年將加入地球的數十億人口，這些基改食物至關重要。

若我們現在及未來希望有足夠的糧食能提供給全世界，現在就得採用安全的新科技。

根據聯合國兒童基金會研究，若貧窮家庭可在完全安全的農作物飲食中攝取更多維生素A，每年可避免多達兩百萬兒童死亡[36]。維生素A補充品的效果並不理想。2015年至2016年間，兒童死亡率最高的五個國家中，維生素A補充的涵蓋範圍減少超過一半。

一百多位諾貝爾得主簽署了公開信，呼籲各國政府批准基改作物。他們問道：「世上得有多少窮人死亡，我們才願意將這視為『違反人道罪』（crime against humanity）？」我們有能力為其他十億人提供更多營養的食物。由於氣候變遷，我們或許別無選擇。

為了減少人類對地球的影響，我們迫切需要找到方法來滿足全球對於蛋白質的需求，同時避免養殖肉品所帶來的巨大環境成本。如今出現了創新技術利用植物製造「豆血紅蛋白」（leghemoglobin），加上部分老派瘋狂的科學，可製造出幾近真肉的產品，同時能減少99％的用水、93％的土地，和90％的溫室氣體排放。此種技術目前正蓬勃發展，而且也必須持續繁榮發展；如此一來，我們才有辦法同時滿足對美味蛋白質的食欲，又避免進一步破壞地球。

基因編輯大革命

本世紀最偉大的科技進步無疑是發現精確、可編碼的「基因編輯」技術。如同大多數革命性技術一般，其中也有數十位優秀人員參與了研發過程[37]。但是，當時任職於瑞典分子感染醫學實驗室（Laboratory for Molecular Infection Medicine）的夏彭提耶（Emmanuelle Charpentier）和加州大學柏克萊分校的道納（Jennifer Doudna）因其了不起的發現最負盛名。她們發現細菌的Cas9蛋白酵素由RNA帶路領航，可以非常精準地裁切細胞核裡的DNA[38]。

隔年，麻省理工學院的張鋒和哈佛大學的邱契，證明了該系統可用於編輯人類細胞的DNA，他們也因此聲名大噪，並獲得了一些非常有價值的專利[39]。此發現的消息迅速傳至我的實驗室。當時看來，這消息似乎太過美好而顯得不真實，可是，卻是千真萬確的。

此技術俗稱CRISPR，全稱為「規律間隔成簇短回文重複序列」（clustered regularly interspaced short palindromic repeats），是細菌內Cas9裁切的天然DNA標靶。Cas9和現在來自其他細菌的數十種DNA編輯酵素，可精準改變植物基因，且無需使用任何外加的DNA。它們可創造出等同自然變化的改變。使用CRISPR比用輻射轟炸種子（此法尚未遭到禁用）更「天然」。

這就是為何歐盟法院在2018年做出的裁決如此出人意料且令美國感到不安。歐盟法院裁定將會支持捍衛小型農業利益的法國農民聯盟（Confédération Paysanne）與連同的其他八個團體，禁止CRISPR改造的食品[40]。

此裁決可謂公然反對科學，禁止原本有助於減輕環境負擔、促進窮

人健康並讓歐洲更妥善應對全球暖化的健康食物；此外，如此的裁定也讓開發中國家戒慎恐懼，原本有機會改善大眾生活和土地，卻因此不願接受CRISPR改造作物。

裁決書主文清楚地表明，此決定並非為了保護消費者免受基改食物的危害，而是有鑑於全球貿易戰的考量，為了防止美國專利產品進入歐盟市場。

美國農業部長帕度（Sonny Perdue）在回應中明確表示：「政府政策應鼓勵科學創新，並設法防止不必要的阻礙或不合理地污衊新技術。不幸的是，本週歐盟法院的裁決重挫了科技發展，因為其依據為歐盟管理基改生物倒退過時的立法規範，狹隘地看待較新的基因體編輯技術[41]。」

國家自然應當幫助生計受威脅的當地農民，但是總還有其他方法可以做到這一點。使用「危險科學」的標籤來合理化貿易限制，最終受到傷害的會是地球上的每一個人，尤其是那些最需要新科技的人民。

此外，我們也需要解決新鮮飲用水不足的問題。位於最乾旱美中地區的拉斯維加斯是相當缺水的城市，但它證明了結合保育與創新，有效的水資源回收不僅大有可為，並且也有利可圖；從2000年至2016年，大都市拉斯維加斯增加了五十萬人，但其總用水量卻減少了三分之一。

我們時常慢了許多步才開始採用新技術，但當我們終於這麼做時，新技術往往能為我們解決最困難的挑戰。

1962年時，科學家何倫亞客（Nick Holonyak Jr.）首創具實用價值的發光二極體，奇異公司（General Electric）稱其為「魔術師」（the magic one）。接著，開發LED家用燈泡又花了半個多世紀，當時也有許多美國消費者態度抗拒，即使其他國家都與時俱進地推動了LED革命，他們仍寧可讓白熾燈泡慢慢逐步淘汰。

最終，政府透過租稅誘因和立法限制愛迪生燈泡的使用，終於迫使大眾採用LED照明。現今的LED燈能源消耗量比白熾燈低了75％，而且使用壽命是白熾燈的五十倍，這表示在一般家庭中，LED燈可使用近二十年之久。

LED在美國的普及應用將可節省相當於四十四座大型發電廠的年輸出量，每年節省約三百億美元[42]。同樣地，這筆錢可使國家衛生研究院的預算增加一倍，幫助四萬名科學家致力於拯救生命的藥物。人類創造力並非零和遊戲。

倘若我們選擇繼續自我消耗至自取滅亡，那麼更長壽、健康的生活根本毫無益處。有些行動勢在必行：無論我們能否延長人類壽命，人類存亡都取決於減少消費和更多創新，以及在人類發展與自然世界的恩典之間取得平衡。

這聽來似乎是一項艱巨任務，事實上，任務確實艱難。但是，我深信大家可以齊心協力、昂首闊步共同達成使命。

從許多方面來看，我們都已經開始有所努力。

例如，2018年在全球氣候行動峰會（Global Climate Action Summit）上，二十七個城市宣布達到了排放頂峰（peak emission），是頂峰而不是平穩。這些城市的碳排放量全都急遽下降，其中也包含了洛杉磯。過去該地曾是臭名昭彰的霧霾城市，如今碳排放在一年內就減少了11％[43]。

如今，北美、南美、歐洲，和亞洲城市的人口確實比以往都還來得多，但在這些地區，每個人對環境的影響都正在減低。我們正迅速從使用石油轉向天然氣、太陽能，和電力。

猶記初訪曼谷時，我感到呼吸窘迫；現在，曼谷許多時候都能望見藍天。我1995年初抵波士頓時，港口噴濺的水說不定會讓你進醫院或

甚至進墳墓；現在，大眾可以無憂無慮地在當中游泳[44]。雪梨港、萊茵河，和大湖區也是相同情況。

開倒車甚至原地踏步都不是解決當前危機的可行辦法；前進的唯一道路就是善用人力資本和創造力。

其中一個最佳範例就是南澳的一個小鎮。2016年，該省最後一座煤電廠關閉後，投資人在貧瘠的沿岸地區建造了日落農場（Sundrop Farms），然後雇用了一百七十五名剛失業的人[45]。該農場利用太陽和海水的免費能源，每年製造總量相當於一百八十座奧運標準游泳池的淡水，這在過去可能要消耗掉一百萬加侖的柴油；如今，每年有三萬三千磅新鮮有機番茄，從往日進口煤炭的港口出口。

日落農場體現的正是熊彼得（Joseph Alois Schumpeter）所說的「創造性破壞風暴」（gale of creative destruction）。欲迎接長壽和繁榮的時代來臨，我們需要此類型的技術典範轉移。為此，我們需要更多願景遠大的科學家、工程師和投資者；需要更明智的立法規範，以加快而非阻礙拯救地球的科技應用。如此一來，我們將可調撥當前浪費的資金和人力資本，而這些騰出的資金必須重新投資於人員和技術，而不是毫無意義的「物品」，以確保人類和地球能一起共存共榮。

重新思索工作方式

賓州大學是研讀神學和經典著作的名校，早在1765年就開辦了醫學院。華頓（Joseph Wharton）身為費城人，自然非常以當地的大學為傲。但這位百萬實業家也認為賓大缺少了一個不可或缺的學院。

正式創辦世上第一所商學院——華頓商學院（Wharton School）前

幾個月，1880年12月6日，華頓寫信給友人和同事：「有鑑於現在仰賴蒸汽和鋼鐵的工業，我們再也無法只依靠學徒制來培養未來的商業菁英，必須藉由機構來傳授未來商業生涯會面臨的挑戰[46]。」

然而，華頓幾乎無法預測當時略見端倪的「挑戰」程度 —— 歐洲新興的勞工運動旋即席捲全球，隨之而來的是工人權利的革命性轉變。

這些變化之中，有個勞動史上從未存在過的東西 —— 週末。我們把每週工作五天視為理所當然，但其實這是近期才有的創新制度。1800年代末以前，週末是不存在的概念，甚至連這個用語都沒有[47]；日常工作時間的法律規範、廢除童工、醫療福利，以及衛生安全法規也是如此。所有這些都是為了回應勞工的需求和要求，也響應了華頓等企業主的最佳利益。

目前，熊彼得式的全球變革將有如工業革命一般重塑世界，且留下深遠影響。全球各地的商學院都該為學生做好準備，以應對即將發生的變化；同理，勞權倡導團體也應如此。退休之於個人年齡的關聯性很快就會過時，退休金的結構也像社會保障制度一樣需要重新評估。

技術休假（Skillbatical）或許會以政府補助的形式出現，讓工作十年的勞工可獲得一年帶薪休假，正如二十世紀許多創新的勞動制度一樣，到頭來這也許會變成約定俗成的文化，或甚至納入法律規範之內。如此一來，厭倦了「更努力工作」的人，將可透過雇主或政府補助重返校園進修或參加職訓計畫，以獲得「更聰明工作」的機會，這也是美國及歐洲部分國家正在討論的無條件全民基本收入（universal basic income）的一種變形。

同時，那些對工作滿意且有安全感的人可以享受所謂的「小退休」（miniretirement），放自己一年的假，去旅遊、學習語言或樂器、當志

工,或養精蓄銳並重新審視自己目前的生活方式。

此種計畫並非是特別異想天開;學術休假在高等教育中相當常見。然而,對於只想到現今世界運作方式的人來說,思及此似乎是荒謬至極,誰要來支付此種福利的費用?若一家公司在員工服務數十年後,沒有依照傳統退休計畫,最後致贈金錶以示感謝,將如何長期留用員工?

在我們消除不斷飆升的保險費和三層式年金制度,而騰出資源並決定重新分配的方式時,無論誰先加入這場討論,都將取得先機。然而,商學院教授卻鮮少想到此種即將來臨的變化,而華頓商學院等名校也少有關於該主題的課程。

與此同時,勞工領袖還身陷一場可理解但終究徒勞無功的爭戰,還在為過去那種工作四十、五十年、短時間退休後就離世的勞工爭取退休福利。只是,當年齡不過是個數字時,幾乎沒有人會再為了工作方式大動干戈。

不過,這個時代即將到來,而且,比大多數人和機構所意識到的還要來得快。

我們得準備好與曾孫見面

「曾孫出生時,我肯定會很開心自己已不在人世。」

我經常聽到這樣的話,大多數情況下,似乎是來自退休或即將退休的人。這群人認為自己的生命將在未來幾十年中結束,他們當然也希望在那段期間能保持健康,而且可以的話,或許再享受額外幾年的好日子,但他們不認為自己在世的時間會比這更長。對他們而言,本世紀中葉彷彿下個千禧年,他們做夢都不會想到。

這正是當今世界最大的問題，大家都想著未來就留給別人煩惱。

某種程度上，大家之所以抱持著如此思維，源於我們與過去的關係。我們當中鮮少有人有機會認識自己的曾祖父母，許多人甚至連他們的名字都不知道，我們與曾祖父母的關係非常抽象。因此，絕大多數的人一想到自己的曾孫，也只不過是一種模糊、抽象的概念。

因為愛自己的孩子，所以我們自然會在乎他們將要生活的世界會如何。但是，老化和死亡的傳統觀念告訴我們，我們離世數十年後，他們也將消失在地球上。我們當然也關心孫子、孫女，但是，當他們來到世上時，我們多半也離人生盡頭不遠了，關於他們的未來，我們似乎也無能為力。

這正是我最想改變大家的觀念。我希望每個人都能期望自己不僅會見到孫子，而且還會見到曾孫和曾曾孫。幾代人一起生活，一起工作，共同決策。我們此生將對影響未來的過往決定負責。我們將不得不直視家人、朋友和鄰居，說明我們在他們出現之前的生活方式。

最重要的是，我們看待老化和勢必延長的生命力的方式將改變世界。這將迫使我們面對當前正在克服的挑戰；投資不僅現在有益於我們的研究，還可嘉惠一世紀以後的人；擔心兩百年後地球的生態系統和氣候；做出必要的改變，確保中產階級不陷入貧困，而富人無法享受日益豪奢的生活；確保新領袖擁有公平正當的機會可取代舊領袖；考量世界現有及未來幾世紀的資源，在消費和浪費之間取得平衡。

眼前的道路並不好走，挑戰相當艱巨。我們將不得不「碰觸政治的第三軌」，也就是社會保障議題，投身其中做出改變，調整我們對工作和退休的期待、個人權益與退休時機；我們將無法只是等待偏執的長者離世，而是不得不面對他們，努力軟化他們的心，並改變他們的想法；

我們無法只是坐看人類世以高於自然率數千倍的速度走向消亡，而是必須大幅減緩破壞的速度，或可以的話，徹底阻止一切發生。

為了建設下一個世紀，我們未來必須清楚理解每個人的居處、生活方式，以及生活規則；我們將必須確保妥善運用人類延長的生命，為社會和經濟帶來巨大利益。

我們將必須更富有同理心、同情心、更寬容且公正。

親愛的朋友們，我們將必須更具人道精神。

結語

我是這樣抗老的

請容我為你導覽在下位於麻州波士頓哈佛醫學院的實驗室。

你會在新研究大樓（New Research Building）的遺傳學系（Genetics Department）找到我們，世上的頂尖生物學家在此薈萃一堂。

塞璞柯（Connie Cepko）在此處於培養皿中培育哺乳動物眼睛，並研究恢復視力的基因療法。走廊底端是作家暨科學家雷奇（David Reich）的無菌室，他正在為兩萬年前的牙齒進行基因定序，發現我們的祖先喜歡與其他人類亞種繁衍生育。

除了這些奇才之外，樓下是邱契正在列印整個人類基因體，並試圖還原長毛象。馬路對面，紹斯塔克自榮獲諾貝爾獎的研究後，繼續致力於揭露四十億年前生命起源的祕密，他時不時也會過來找我。

沒錯，電梯裡的談話總是很棒。

我的實驗室在九樓。走進辦公室時，第一個看見的人是德斯特法諾（Susan DeStefano），過去十四年裡，若不是她，我們的實驗室和我的生活大概會亂七八糟。德斯特法諾是一位虔誠的基督徒，她堅信創世記的原義，認為我們透過幫助病人和有需要之人來履行上帝的囑託；我們各

自對上帝和科學的看法毫無衝突，都希望讓世界更美好。

德斯特法諾門口左側，是實驗室經理拉吉曼（Luis Rajman）的辦公室，他是細胞和分子生物學博士，在龍頭生技公司百健（Biogen Idec）管理基因轉殖小鼠設施。我們初次見面時，他正管理一家高級裱框公司，他所掌管的畫作比我的房子還值錢，甚至可能比我所有鄰居的房子都值錢。因此，由他來負責亟需注重細節的工作，可謂不二人選。

背對拉吉曼坐著的是薩維克（Karolina Chwalek），她擁有再生醫學的博士學位，也是我們的幕僚長。她是一位嚴格但公正的經理，確保我們這個三十、四十名科學家組成的團隊能獲得經費贊助，而且也確保我們一直維持在值得贊助的狀態。

韋拉（Daniel Vera）坐在拉吉曼旁邊，通常至少盯著一個螢幕，不過，經常是好幾個螢幕。他是實驗室的數據專家，協助成立了佛羅里達州立大學的基因體學中心。他向我展示ICE小鼠表觀遺傳變化的全基因體分析（whole-genome analysis）的那天，我畢生難忘，這也讓老化的資訊理論更具說服力。

走廊底端，經過我們發表後裱框掛在牆上的研究論文影本後，你會看到門上方有個標示寫著「行動中心」（Operations Room），這是為了向邱吉爾（Winston Churchill）的中央司令部致意。走進裡頭，你會看見實驗室，以及人員不斷輪替的世界級頂尖團隊。最近我在實驗室散步時（這也是我最愛做的事之一），眼裡的風景就是這些人物。

在我實驗室左邊的是墨西哥裔的細胞生物學家皮卡多卡薩斯（Israel Pichardo-Casas）和烏克蘭裔的物理學家巴德尼克（Bogdan Budnik），他們在不編碼的「垃圾DNA」中發現了五千多個新的人類基因。這些小基因製造可流經血液的小蛋白，其中任何一種都有機會可以治癒癌症、治療

糖尿病，或者成為使年老小鼠重振青春的因子。

然後是同名為邁克的一家：博可斯基、蘇華茲（Schultz），和庫尼（Cooney）。博可斯基在我們逆轉血管老化的研究中發揮了關鍵作用，使年老小鼠的壽命成長兩倍[1]。他是創造出科學史上壽命最長的小鼠，五年，的記錄保持人。

他指導的學生蘇華茲正在研究引發老化相關炎症的分子事件，並試圖尋找抑制此種反應的方法，以消除因年齡加劇罹患疾病的關鍵因素。他和博可斯基正嘗試使用基因療法「感染」具有長壽基因的年老小鼠，希望打破他們自己的小鼠壽命紀錄。

庫尼正與美國太空總署合作，試圖將來自韌性超強、有八隻腳的小動物，也就是緩步動物（tardigrade）的DNA修復基因引進人體細胞，希望藉此為太空人提供保護，避免其受到宇宙輻射影響，當然還有可以延緩老化。

來自世界的人才

再來還有來自葡萄牙的阿莫林（João Amorim）；他正在研究白藜蘆醇和各種乙醯酶活化劑，以瞭解它們如何活化體內的SIRT1。他只改變了小鼠SIRT1基因裡一個鹼基對，使其具有抗白藜蘆醇和其他乙醯酶活化劑的特性。他正在測試白藜蘆醇的健康長壽益處，是否對那隻突變小鼠仍然有效；若白藜蘆醇無法發揮作用，那麼關於白藜蘆醇的作用究竟是透過直接活化SIRT1酵素，或以其他像是活化AMPK等機制的爭論，就能從此獲得解答。截至目前，從結果看來，SIRT1活化的假設似乎大有希望。

　　另外有來自韓國的楊在賢（Jae-Hyun Yang）；過去六年，他一直在挑弄細胞和動物的染色體，以瞭解ICE小鼠提早衰老的方式與原因。他和阿莫林率先證明了ICE小鼠的表觀遺傳時鐘速度更快。在他旁邊的是其中一位來自中國的優秀學生呂垣澄，他發現了功能強大的表觀遺傳重編碼系統，可透過一種基因改造的病毒傳遞給年老動物。

　　田曉（Xiao Tian）才完成的研究，就是使用該病毒來保護人體神經細胞免受化療傷害。正常的神經要麼死亡，要不縮成一團，但是經過重新編碼的細胞完全健康，而且細長漂亮的細胞突起延伸至培養皿整個底盤。

　　部分實驗結果尚不明確，有些差異甚遠，我們計劃幾年內在有眼疾的患者中測試我們的病毒。

　　最近加入我們的研究生葛里芬（Patrick Griffin）想瞭解若激發DNA受損反應但不實際造成DNA損傷，是否足以引起哺乳動物的老化現象。為了測試此一假設，他設計了一種方式，利用不會切DNA的Cas9/CRISPR技術，將DNA受損訊號蛋白結合到基因體特定位置。若我們的理論正確，他的方法應該仍會引發老化。

　　羅斯（Jaime Ross）設計了「NICE小鼠」，僅讓小鼠的神經元經歷加快的表觀基因體雜訊變化，她想知道大腦是否有能力控制身體其他部位的老化，以及這些小鼠的生理運作是否會更像八十歲老人；果真如此的話，牠們將是更適合的實驗模型，用以幫助人類大腦老化或甚至阿茲海默症的研究。

　　索恩（Joel Sohn）與二十世紀一些最偉大的生物學家合作，花了三十年的時間從事漁業，捕撈並出口海洋生物，現在正在海洋中尋找永生的祕密。他目前研究的是刺胞動物（cnidarians），此種透明海洋動物

的身體非常神奇，例如：牠們可以再生新的身體部位，或從足部生出新的幼體。那天，對索恩來說，算是不錯的一天，他斷頭的海葵重新長出了一個頭，而且他那永生的水母也正緩緩地自我複製出小水母。這些再生過程也許如同我們使視神經重新生長的過程，也許這些生物具備等同夏儂觀察者的生理機制，可存取年輕時的表觀遺傳資訊。

先前負責年老小鼠馬拉松研究的達斯（Abhirup Das），目前正在研究硫化氫和NMN等前驅物對傷口癒合的影響。負責管理我們在澳洲新南威爾斯大學實驗室的吳林西（Lindsay Wu），正在研究可活化G6PD酵素的分子，G6PD經證明可延長多種動物的壽命；但不幸的是，具有G6PD變異的人高達三億，是所有突變中最常見的類型。他還恢復了年老母鼠的生育能力，方法是餵食年老母鼠NMN，並保護其卵子免受DNA損傷。

此外，還有牙科學生巴伐利恩（Roxanne Bavarian），他研究去乙醯酶對口服毒性和癌症的作用；來自芬蘭的塞萊斯涅米（Kaisa Selesniemi）是全球首屈一指從卵巢培育幹細胞和逆轉女性不育症的專家。

來自印度的阿蘭（Mohammed Parvez Alam）正從實驗室通風櫃中製造新的化學物質；雷納迪（Conrad Rinaldi）正在測試最新一批化學物質能否恢復老年人肌膚細胞的活力。

來自義大利的卡波泰利（Giuseppe Coppotelli）正在檢驗我們新發現的人類長壽基因，其中包括一種名為Copine2的基因，是帕金森氏症和阿茲海默症患者體內發生突變的基因。

來自澳洲的凱恩（Alice Kane）則從事小鼠研究，以建立小鼠的衰弱時鐘，藉此預測老鼠的壽命，她目前正協助我們觀察並理解性別差異。我們實驗室的資深生物化學家李君（Jun Li）正在研究為何人類DNA修

復能力會隨年齡增長而下降，並發現了NMN可逆轉此一過程[2]。

這些只是那天剛好在實驗室裡的人，其他還有許多正在努力改變世界的人。

這些人個個聰明絕頂，他們大可致力於解答宇宙的任何問題，但是，他們卻選擇來到哈佛大學研究老化。其中有些人與大多數科學家一樣個性內向，有些則是謹小慎微且行事保守，我正努力想使他們改變。然而，無論是誰，沒人不相信長壽的人類生活即將到來。

其他抗老實驗室

而這只是其中之一的實驗室。哈佛大學醫學院格林生物老化研究中心還有另外三所實驗室，全都致力於幫助人類延長壽命與健康。

揚克納（Bruce Yankner）的實驗室目前聚焦於研究老化對人類大腦的影響；海吉斯（Marcia Haigis）的實驗室則正在研究粒線體在老化和疾病中所扮演的角色，並發現了去乙醯酶突變對癌症的影響：瓦格斯（Amy Wagers）的實驗室最早證明了年輕小鼠的血液可使年老小鼠恢復青春，反之亦然，此發現促使了一些人注射年輕捐贈者的血液至體內以抗老回春。我和瓦格斯目前正合作尋找血液中發揮作用的因子，以研發出不那麼令人發毛的新型先進藥物來治療老年相關疾病。

另一所格林研究中心位於河對岸的麻省理工學院，葛蘭特、阿蒙（Angelika Amon）和蔡立慧，都在此致力於研究關於減緩、阻止，和逆轉老化的根本問題。美國其他城市裡，藍道（Thomas Rando）、布魯納（Anne Brunet）、魏斯柯瑞（Tony Wyss-Coray）、布萊克本、巴席萊、米勒等人都負責管理各大型實驗室或研究中心，致力於改變世人對老化的

看法。舊金山北部有一整棟建築，名為巴克老化研究所，也全心全意投入於理解和對抗衰老的研究。相關的例子不勝枚舉。

而這些還只是其中幾個實驗室而已，全球各地現在有十幾個獨立的研究中心正努力解決相同問題；而且，如今世上每所重要大學裡，至少都有一位致力於老化研究的科學家。其中多數實驗室的經費大半來自其他疾病的研究贊助，但他們逐漸將研究方向轉向理解老化，原因正是因為只要解決了老化，不論接受贊助研究的是何種疾病，都能一併解決。畢竟，考量現今環境，老化在世人眼裡多半仍不可避免，且鮮少有人以疾病視之，因此，對於致力於抗老的研究者而言，想爭取大量的研究資金，可說是機會渺茫。

同時，民間企業正針對藥物發現與研發、基因分析、生物追蹤和疾病檢測，帶頭發展以神經網絡為主的計畫，以大幅延長人類壽命。每天也有愈來愈多人開始研究簡單的方法，以促進本身的長壽與健康，人類健康長壽之日的輪廓也日漸清晰。

十、二十年前，即便是最樂觀的科學家，也才剛開始想像一個老化並非必然的世界，當時世上只有少數研究人員專門致力於減緩、阻止或逆轉老化。因此，當人們禮貌聆聽我解釋工作，然後看我的眼光彷彿我是精神錯亂時，我完全可以體諒。但是，時至今日，我難以理解為何有人看著如此龐大又傑出的研究團體，卻不相信人類老化的巨變即將來臨，而且轉眼將至。

我同情那些說「這辦不到」的人。在我眼裡，他們是同一種人，他們會說疫苗無效，人類無法飛行。但是，思及長壽研究能帶給世界的好處，我實在沒多少耐心，或更直白地說，我根本毫無耐性去應付那些說「我們不該對抗老化」的人。

非關信念

　　有人會試圖說服你，認為我的實驗室和世界各地實驗室的人所進行的是有違自然甚或道德的活動，改變人生而為人的意義。此種說法主要根植於其對於人性的觀點，這種看法委婉地說是主觀，但更準確來說，或可稱之為狂熱。

　　美國總統生物倫理委員會（President's Council on Bioethics）2003年時向白宮提交了一份報告，標題為《非關療法：生物科技與追求幸福》（*Beyond Therapy: Biotechnology and the Pursuit of Happines*）。在我看來，前述觀點或許是此報告背後的驅力，該報告不祥警告抗老研究，因為這有悖「人類本質」（human grain），且違反了所謂出生、結婚和死亡的有序循環。

　　該委員會提問，若人們結婚時，知道自己的婚姻將持續八十或一百多年，那大家會願意立誓一輩子至死不渝、「直到死亡將我們分開」嗎？還是說，以現今的人類壽命，一段只要維持五十年的婚姻，大家會比較願意立誓[3]。對此，我比較好奇的是，是多不幸的婚姻會讓人們甚至提出這樣的問題？我非常樂意與妻子珊卓再一同共度五十年的人生。

　　委員會提出，老化是「調節人生歷程的一段過程，讓我們感覺時間的推移」；委員會成員警告，若少了這段過程，我們的「生命週期可能會因此錯亂」[4]。

　　我們所謂的自然生命週期，其實就是絕大多數祖先還沒活到足以長白髮或出現皺紋的年齡，然後就成為肉食動物的食物，而且這還是十分普通的死亡方式。若你決定如此，恭請自便。

　　委員會又問道：「若人類偏離自然生命的輪廓與約束（生命的衰弱

與有限），我們是否會欺騙自己，看不見人生更宏大的視野，甚至可能失去生活所有連貫和持續的意義[5]？」

拜託，我的老天，倘若我們真的認為衰弱是必要的，如此生活才有意義，我們絕不會修復骨折損傷、接種小兒麻痺疫苗，或鼓勵女性攝取足夠的鈣質和運動來預防骨質疏鬆症。

我心知自己不該為這些論點激動，畢竟，這是與科學一樣年代久遠的故事，只要問問伽利略，當你「破壞事物的自然秩序」時發生什麼事便知道。

可是，這不僅僅是愛說教的官僚上呈的瑣碎報告，撰寫此報告的委員會主席正是卡斯（Leon Kass），他是當代數一數二深具影響的生物倫理學家，在小布希（George W. Bush）任期期間，被譽為「總統的哲人」（the President's Philosopher）。此報告發行後數年間，老化研究被描繪成是為了對抗人性，而非疾病。那根本是一派胡言，而且在我看來，此番胡言簡直是一記重擊。

然而，一旦社會對老化研究有了既定看法，想改變大眾的思維、理解和偏見，就變得十分艱巨。努力幫助民眾瞭解老化，不再將其視為「命該如此」，將是一條漫漫長路。

倘若有更多經費贊助我的實驗室或其他類似實驗室正在進行的研究，或許可以加快實現抗老科技的進展。但是，由於缺乏資金，今天六十多歲的人或許在世時仍無法獲得這些幫助；若你和家人最終成了衰敗、老朽且太早離世的人，或我們的孩子永遠無緣得見此研究的益處，那麼你可以感謝那些生物倫理學家。

經過所有論辯之後，若你依舊認為自己不需要延長生命的健康年限，因為如此也許會減少你對生活的急迫感或違背生命的自然歷程，不

妨考慮一下身旁的親朋好友。若一切都可以避免，你是否還願意讓所愛之人承受十幾二十年不必要的艱辛，不得不在你晚年時照料你的身心與經濟？

我妻子每隔幾天就會去養老院幫忙，建議您不妨也找時間去待上一天，幫無法咀嚼的人餵飯，幫忙老者清理臀部，用海綿幫他們擦洗身體，看著他們費力回想自己在哪和他們是誰。過完這天，我相信你也會同意：**不想盡辦法來對抗自己年老時惡化的健康，是不負責任且殘酷不仁的行為。**

和卡斯抱持同樣觀點的人仍然很多，但是，若他們在世的時間夠長，未來也勢必得接受現實。以目前趨勢來看，我所描述的未來或與之相近的未來勢不可擋，延長健康年限在所難免。

愈來愈多人日漸意識到這一點，而他們想要參與其中。

因為無論大家如何爭辯或堅信，無論他們是樂觀主義者、謠言散布者、科學家，或生物倫理學家，改變都近在眼前。

2018年6月18日，世界衛生組織發布了「國際疾病分類表」第十一版，即 *ICD-11*。這是一個相當不起眼的文件，只不過有人在當中加入了新的疾病代碼，最初沒人注意，但若你輸入代碼 MG2A，就可在世界衛生組織網站上找到這段說明[6]，內容為：

MG2A 老年

- 無精神疾病之老年
- 無精神疾病之衰老
- 高齡所致之衰弱

世界衛生組織鼓勵全球各國從 2022 年 1 月 1 日起開始使用 *ICD-11* 進行報告，這表示現在我們有可能被診斷出患有「老年」此種病況。各國將必須向世界衛生組織提供關於衰老死亡的統計數據。

此種變化是否會導致政府監理方面的調整，並吸引數十億美元投資於研發我們應得的藥物？聯邦監理機關和醫師最終會接受開立處方，以延緩老化和衰老引起的所有疾病，這是符合道德倫理的嗎？他們願意承認患者確實有權利接受這類治療嗎？保險公司是否會願意支付患者抗老治療的理賠申請，讓你因此節省一些費用呢？

且讓我們拭目以待。我當然希望這一切成真。儘管如此，在此之前，我們仍可從許多方面持續努力。

我的做法

除了「減少熱量攝取」、「別為小事擔憂」，和「運動」外，我不會提供任何醫療建議。我是一位研究者，不是醫生；我無法告訴別人該怎麼做，而且，我不為任何補品或產品背書。

不過，我不介意與大家分享我的做法，但有些注意事項：

- 我分享的方式不見得或甚至不是你必定得做的事。
- 我也不曉得這些做法對我來說是否正確。
- 雖然老化治療方式或療法的人體試驗正在進行，但目前沒有任何一種經過更嚴謹且長期的臨床測試，我們仍需要更全面瞭解各種治療方式或療法的潛在結果。

　　當我對大家如此聲明時，他們常常會想我究竟為何願意承擔如此的風險，因為我有可能會發生意外，或出現不良的副作用，或甚至加快自己的死亡，儘管可能性似乎不大。

　　答案很簡單，因為什麼都不做的話，我十分清楚會發生什麼事，而那可一點都不好受。總而言之，我有什麼損失呢？

　　所以，權衡之後，我採取了哪些做法呢？

- 每天早晨服用一克（一千毫克）的NMN、一克白藜蘆醇（加入自製的優格裡）和一克二甲雙胍[7]。
- 每天服用維生素D、維生素K_2和八十三毫克的阿司匹靈。
- 盡可能減少糖、麵包和麵食的攝入量。
- 四十歲時，我放棄了甜食，雖然偶爾會偷嚐一點。
- 我嘗試每天少吃一餐，或至少將分量減少。每天忙碌的行程讓我幾乎總是在週間錯過大部分的午餐。
- 每隔幾個月，一名抽血醫檢師會到家中幫我抽血，分析我體內數十種生物標記。當有哪些指標結果不盡理想時，我會透過飲食或運動來做調整。
- 我每天盡量多走樓梯，而且是走路上樓；週末大多數時間會和兒子班（Ben）一起去健身房，我們會舉重、慢跑一下，然後在桑拿室裡放鬆，再到冰冷的泳池裡泡澡。
- 我吃許多蔬菜，且盡量避免吃其他哺乳動物，即便牠們確實很美味。如果有運動的話，我會吃肉。
- 我不吸菸，盡量避免使用微波塑膠，不過度接觸紫外線、X光，和電腦斷層掃描。

- 白天和晚上睡覺時，我都盡量保持微涼的狀態。
- 我努力將體重或BMI保持在健康年限的最佳範圍內，以我來說，就是維持在二十三至二十五之間。

關於保健補品的問題，我一天大約得被問上個五十次。回答這個問題前，我得事先聲明，我從不推薦任何營養保健品，我也不測試或研究任何產品，也不為任何產品背書。所以，如果你發現某個產品暗示我的推薦，那肯定是一場騙局。

營養補充品目前的管制遠比藥品還要鬆散，因此，我在選擇保健補品時，重點是尋找信譽良好的大型製造商、高純度分子（98％以上是很好的指標）和「GMP」標籤，這表示該產品是遵循「良好作業規範」生產的。

菸鹼醯胺核苷（Nicotinamide riboside，NR）可轉化為NMN，因此有些人有鑑於價錢考量，會選擇服用NR，而不是NMN。菸鹼酸和菸鹼醯胺也很便宜，但似乎無法像NMN和NR一樣提高NAD含量。

有人建議服用NAD促進劑時，可搭配提供細胞甲基（methyl group）的化合物，如三甲甘胺酸（trimethylglycine），又稱為甜菜鹼（betaine）或葉酸（methylfolate）。從概念上來說，這是有道理的，NR和NMN的「N」代表了菸鹼醯胺，是維生素B_3的其中一種形式，當維生素B_3過量時，身體會混合甲基並從尿液中排出，可能因此使細胞中的甲基耗竭。但是，目前這仍只是理論而已。

我父親幾乎遵循與我相同的養生方式，而我已不記得他上次生病是何時了。他說自己生活的腳步愈來愈快，今年夏天，他拋下自己在澳洲忙碌的社交生活，在波士頓待了六個星期幫我們一起翻修屋子，同時

還能兼顧他的事業第二春，繼續從遠端處理在雪梨大學的工作；然後他和畢生至交踏上了他們的年度朝聖之旅，開車在美國東岸遊玩了數週，再前往俄亥俄州的伍斯特（Wooster）參加夏季戲劇節（Summer Theater Festival）。

家父夏末時飛回澳洲，只回去幾週就又飛回美國參加我在華盛頓的「封爵」儀式（他如此戲稱）。現在他又回到了雪梨，並計劃花幾天開車北上六百英里去「見見幾個朋友」。他熱愛生活，似乎比以往更甚。

隨著年歲漸增，我愈來愈常思考自己的人生有多幸運。身為一名澳洲人，我所受的教導是「男兒有淚不輕彈」；但是，如今有時間稍事休息時，思及自己的生活便有些易感而忍不住地落淚。

我生長於一個自由的國家，然後搬到了另一個更自由的國家；我有三個了不起的孩子，以及把我和家人視如己出的朋友；我深深地以我妻子珊卓自豪，她是德國首屈一指的優秀學生，以優異的成績取得植物學學位，然後來到波士頓與我相聚，並進入麻省理工學院攻讀博士學位，還在首次複製出小鼠的實驗室裡工作。

為了取得博士學位，她想出了治癒小鼠致命遺傳病的方法，此種疾病名為雷特氏症（Rett syndrome），會破壞表觀基因體，並阻止女嬰的大腦發育。巧的是，她研究的基因是與甲基化DNA相結合的MECP2，而且可能是負責儲存年輕修正資訊的細胞觀察者。

過去二十五年來，珊卓一直在教我如何成為更好的丈夫和父親，更別說我們在散步時看到的所有植物、昆蟲和動物的名稱了。剛結婚時，我們倆爭吵不斷，她對我的研究存在著「道德疑慮」，這點讓我痛苦不堪；多年來，我們不停檢視與討論大量的生物學和經濟數據，現在兩人已鮮少爭辯，而且她也已經開始服用NMN。

　　儘管目前仍無法確定我的養生方法是否對我們有用，但似乎並未帶來傷害。我現年五十，但感覺有如三十歲；我有位同事將我安插入一個實驗性的磁振造影儀器檢測，根據顯示的3D心臟影片，我的心臟看來也像三十歲；我沒有白髮，也沒有滿臉皺紋，至少現在還沒有。

　　一年前，我弟弟尼克開始長出白髮，且髮線漸退，先是半開玩笑指責我拿他當對照組，後來又要求我讓他接受同樣的養生療法。我堅持說自己永遠不會如此對待親兄弟，但我不敢說從未起過這個念頭。他現在也在使用與我父親同樣的養生療法。

　　若身邊沒有朋友和家人，那麼延長壽命毫無意義，甚至連我們家的三隻狗，十歲混種小貴賓查理（Charlie）和兩隻三歲的黑拉布拉多犬凱蒂（Caity）和美樂家（Melaleuca），都已經服用NMN好幾年了。

　　查理是一隻治療犬，牠的工作是安撫人的情緒，但如果在牠工作前餵牠NMN的話，牠那天就會有點過度興奮，所以在那些日子裡，便是牠的休假日。凱蒂患有先天性腎臟缺陷，我們希望NMN能讓牠的壽命超過醫生預估的五年，根據在腎臟損傷的小鼠身上的測試結果顯示，這大有可能[8]。

　　許多人認為促進生命力的養生療法肯定讓人難以堅持，可是，倘若果真如此，我的家人也做不到。我們只是一群想好好度日的普通人。我盡可能地謹慎生活，注重健康，偶爾檢查我的血液標記。長時間下來，我找出了最適合自己的飲食、運動和營養補品。我深信，自己和家人將持續依據不斷發展的研究微調我們的養生方法，並且日復一日繼續如此生活下去。

　　日復一日……

　　一日又一日……

沒錯，因為我冀望能長留於人世許久，雖然會有很多不明因素干擾這個目標，說不定我明天就會被公車撞到。可是，快樂、健康活到百歲以後，身邊還能圍繞著至親好友與同事，這件事情對我來說愈來愈不難想像。

我能活超過百歲多久呢？

我自認若能目睹二十二世紀來臨算是相當不錯，那就表示我得活到一百三十二歲。對我來說，這是遙不可及的機會，但並未超出生物學定律或偏離我們目前的軌跡。如果真的能活到那時，也許我會想留在世上更久。

我有無數想完成的事，也想盡可能地幫助許多人。我願意不厭其煩地敦促所有人，將人類推往更健康、幸福和繁榮生活的道路，而且還得活得夠久才能有幸瞭解我們選擇的道路。

山林健行

我最近回到了小時候生長的社區，位於雪梨北郊的加里戈爾國家公園邊緣。家父和珊卓都在場，還有我十二歲的兒子班。

我們一行沿著小徑往山林健行，我在同樣年紀時，祖母薇拉也曾帶著弟弟和我踏上那條小徑。在路上，她會講述自己艱困的童年故事，告訴我們能在一個自由國家長大有多幸運，還與我們分享米恩的智慧：

小熊維尼問：「今天是什麼日子？」

小豬皮傑尖叫回答：「就是今天啊。」

小熊維尼說：「我最喜歡的一天。」

父親很期待這趟健行，班也是，兩人彷彿大男孩般生龍活虎。但

是，當我站在小徑的起點，佇立於高聳的砂岩峭壁邊，俯瞰著芬芳桉樹滿布的溝壑，耳邊聽見震耳欲聾的蟬鳴，眼見城市迅速俯首於森林的奧麗之下，現在與深遠的過往交織融合，感覺身處如此廣闊而美麗的事物邊緣，我發現自己震懾得無法言語。

若你蜿蜒向南前進，有條石頭小徑通往我小時候生活的美樂家大道（Melaleuca Drive），沿著這條石徑走，你會抵達中海港，此處為河口，兩旁是成排茂密的墨水樹、桃金孃、撩亂生長的桉樹，盡頭就是雪梨港。

反之，若往北走，你將穿越數百英里走過一個比一個大的國家公園，從加里戈爾到庫靈蓋（Ku-ring-gai），再到馬拉馬拉（Marramarra）、達拉格（Dharug）、燕勾（Yengo）跟瓦勒邁（Wollemi），途經不斷蕩漾的鹹水河，通過不時可見古老石雕的崎嶇山脊。除了這片土地上原始居民的遙遠回聲，你可能走上幾天甚或幾週都杳無人聲。

那天在加里戈爾公園，我們原本計劃只步行半小時，但我好幾週前就已開始期盼此行。

至少對我來說，徒步旅行（hiking）和山林健行（bushwalking）之間有個細微但重要的差別。大家徒步旅行時，經常是與親人一起運動、追求寧靜、美景或個人時光；但是，當澳洲人前往山林健行時，他們除了追求所有這些以外，也意圖找尋智慧。

我不確定自己在懸崖上站了多久，也許一、兩分鐘，或五到十分鐘也說不定，我的家人似乎不介意。脫離如魔咒般的懷舊與驚歎的情懷之後，我很快便追上他們的腳步。

班正從澳洲茶樹上剝下紙一般的樹皮，而父親則試圖向他解釋哺乳動物首度出現時開始沉積的砂岩峭壁，珊卓正在研究班克木（banksia），班克斯爵士曾經採集此種長相怪異的多刺花卉展示給英國皇

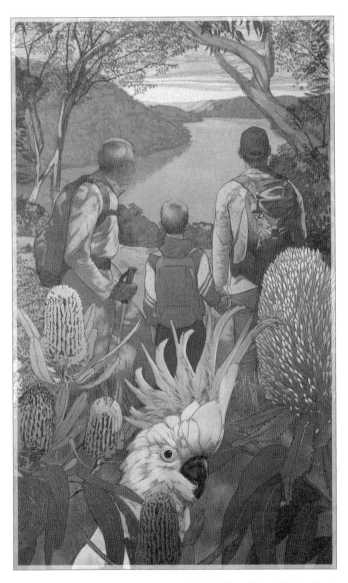

山林健行：若你從我童年時的家往北走，將穿越數百英里通過一個比一個大的國家公園、不斷波動的鹹水河口、崎嶇山脊，山脊上不時可見當地原住民加里戈爾族留下的古老石雕。父親現年八十歲，與他母親薇拉失去生存意志時同齡，衰老確實會讓人感覺如此。但是，家父爬山、旅遊各地且開啟事業第二春，他代表了我們所有人的希望。

家學會。珊卓興高采烈提醒我們這是山龍眼科的家族成員，而且還說了無數次。

我撰寫本文時，班就讀七年級。他是一個好孩子，一個聰明的男孩。他希望有天能在我的實驗室工作，並接替我「完成工作」。我告訴他，他將必須擊敗眾多競爭者，而且我可不會給他任何特殊待遇，他說：「果真如此的話，我總還可以去葛蘭特那裡工作。」

沒錯，他也是個風趣的孩子。

我們其他兩個大一點的孩子正朝著自己未來的方向發展。我認為，娜塔莉會成為獸醫，而艾力克斯也許會是外交官或政治家。

父親現年八十，與他母親薇拉眼中失去生命之火時同齡。那時，她已完全失去了求生意志，再也不曾出門探險。我無法預測未來，但是，每當看著父親現在過著充實生活、環遊世界、態度樂觀，以及身體如此健康，我就認為他的人生還很長久，而我當然希望如此。

這不僅是因為他代表了我們所有人的希望，更是因為我想一次又一次地與父親、珊卓和所有我愛的人回到此地，尋找寧靜，聆聽故事，探查美好，並留下回憶。

還有，分享智慧。

沒錯，我想與班、娜塔莉，和艾力克斯一同分享；但是，還有他們的孩子，以及他們孩子的孩子。

有何不可？畢竟，世事沒有絕對。

誌謝

━━━━━━━━━━━━━━━━━━

辛克萊的謝辭

　　首先，我一定得向妻子珊卓（Sandra Luikenhuis）表達我最深的愛意與感激，二十年來，她一直陪伴在我身邊，忍受我撰寫並一再改寫本書。謝謝我的孩子們：艾力克斯、娜塔莉，和班傑明，你們是最棒的。

　　一本書的創作過程涉及許多人的參與努力，需要相當親近契合的關係。我非常感激拉普蘭提的友情、幽默感，和博學，將數百次討論和許多白板上的圖解轉化為條理清楚的敘述。拉普蘭提和我有幸能與本書的大師級插畫家戴妮雅（Caity Delphia）合作，她勇敢地接下挑戰，成功地將我們的文字和想法變成了令人讚歎的藝術品。我每天都很感恩德斯特法諾（Susan DeStefano）的同袍情誼，她是我過去十四年來的得力助手，讓我的生活和實驗室得以順利運作；凡是交辦給她的事，肯定使命必達，她出色的能力絕對值得一整頁的謝辭。

　　我要感謝負責管理波士頓研究實驗室的拉吉曼（Luis Rajman）和薩維克（Karolina Chwalek），以及在雪梨管理我們的姊妹實驗室的吳林西

（Lindsay Wu）。我很幸運能與如此敬業、聰明且實事求是的團隊共事。還有，我在哈佛大學格林生物老化研究中心的聯合主任揚克納（Bruce Yankner），一直是最出色的合作夥伴和同事。

我發自內心深切感謝Celeste Fine、John Maas和我的經紀人Laurie Bernstein；謝謝我們的編輯Sarah Pelz如此認真和專業的編輯工作；感謝Melanie Iglesias Pérez和Lisa Sciamba；謝謝Lynn Anderson幫忙審稿，以及所有相信本書的Simon & Schuster出版社人員。謝謝Laura Tucker十年前開始了我的這段歷程；公關團隊的Carrie Cook、Sandi Mendelson、Rob Mohr和Nicholas Platt。

此外，拉普蘭提和我也十分感激幫忙閱讀手稿並提出修改建議的每位，特別是Stephen Dark，他協助共同編輯了字彙表和最後的注釋部分；此外，還有Mark Jones、Sandra Luikenhuis、Mehmood Kahn、John Kempler、Lise Kempler、Tristan Edwards、Emil & Dariel Liathovetski（the RockCellos）、Dave Deamer、Terri Sinclair、Andrew Sinclair和Nick Sinclair。感謝偉大的攝影師Brigitte Lacombe幫我拍攝的狂野大頭照（她的Instagram帳號：brigittelacombe）。

感謝所有努力不懈讓世界變得更美好的團隊，其中包括（依組成順序）：CohBar、Vium、InsideTracker、MetroBiotech、Arc Bio、Liberty Biosecurity、Dovetail Genomics、Life Biosciences、Continuum Biosciences、Jumpstart Fertility、Senolytic Therapeutics、Animal Biosciences、Spotlight Therapeutics、Selphagy Therapeutics和Iduna Therapeutics。

我選擇科學家做為志業時，曾以為最大的收穫會是發掘新知；後來才明白其實是一生結交的好友，那些願意在艱難時刻為你挺身而出的朋友。因此，我很榮幸與下列的賢達相交，由衷感謝各位的寶貴意

見：Nir Barzilai、Rafael de Cabo、Stephen Helfand、Edward Schulak、Jason Anderson、Todd Dickinson、Raj Apte、Anthony Sauve、David Livingston、Peter Elliott、Darren Higgins、Mark Boguski、Carlos Bustamante、Tristan Edwards、Lindsay Wu、Bruce Ksander、Meredith Gregory Ksander、Zhigang He、Michelle Berman、Pinchas "Hassy" Cohen、Mark Tatar、Alice Park、Sri Devi Narasimhan、Kyle Landry、James Watson、David Ewing Duncan、Joseph Maroon、John Henry、Duncan Purvis、Li-Huei Tsai、Christoph Westphal、Rich Aldrich、Michelle Dipp、Bracken Darrell、Charles de Portes、Stuart Gibson、Adam Neumann、Adi Neumann、Ari Emanuel、Vonda Shannon、Joel and Cathy Sohn、Alejandro Quiroz Zarate、Mathilde Thomas、Bertrand Thomas、Joseph Vercauteren、Nicholas Wade、Karen Weintraub、Jay Mitchell、Marcia Haigis、Amy Wagers、Yang Shi、Raul Mostoslavsky、Tom Rando、Jennifer Cermak、Phil Lambert、Bruce Szczepankiewicz、Ekat Peheva、Matt Easterday、Rob Mohr、Kyle Meetze、Joanna Schulak、Ricardo Godinez、Pablo Costa、Andreas Pfenning、Fernando Fontove、Abraham Solis、Jaques Estaban、Carlos Sermeño 和整個C3團隊、Peter Buchthal、Mark Tatar、Dean Ornish、Margaret Morris、Peter Smith、David Le Couteur、Thomas Watson、Meredith Carpenter、Margaret Morris、Steven Simpson、Mark Sumich、Adam Hanft、David Chin、Jim Cole、Ed Green、Phil Lambert、Shally Bhasin、Lawrence Gozlan、Daniel Kraft、Mark Hyman、Marc Hodosh、Felipe Sierra、Michael Sistenic、Bob Kain、David Coomber、Ken Rideout、Bob Bass、Tim Bass、John Monsky、Jose Morey、Michael Bonkowski、David Gold、Matt Westfall、Julia Dimon、Richard Hersey、Joe Hockey、Bjarke Ingels、Margo McInnes、Joe Rogan、Mhairi Anderson、Lon Augustenborg、Mike Harris、Sean Riley、Greg Keeley、

Ari Patrinos、Andy、Henny、Ian、Josh以及所有那些犧牲奉獻讓世界變得更美好的特別的人。

感謝與我合作多年的所有人：謝謝你們的鼓勵與啟發，讓我能堅持寫作。萬分感謝花時間給我指引的人：我的祖母Vera、父親Andrew、母親Diana、家中其他長輩Barry和Anne Webb、我的博士指導教授Ian Dawes、Richard Dickinson和Jeff Kornfeld、我的博士後研究教授Lenny Guarente和我的哈佛教授Peter Howley、George Church和Cliff Tabin，以及所有支持和力挺我們研究的人。

我的實驗室及研究得以進行，得感謝下列各界的支持與贊助：海倫惠特尼基金會（Helen Hay Whitney Foundation）、澳洲一項研究獎學金、美國國家衛生研究院、澳洲國家衛生與醫學研究委員會（National Health and Medical Research Council of Australia）、格林醫學研究基金會（Glenn Foundation for Medical Research）的Mark Collins、Leonard Judson和Kevin Lee、美國老化研究聯盟（American Federation for Aging Research）、Caudalie、胡德基金會（Hood Foundation）、白血病和淋巴瘤學會（Leukemia and Lymphoma Society）、勞倫斯艾里森醫學基因會（Lawrence Ellison Medical Foundation）、Hank和Elenor Rasnow、Vincent Giampapa和Edward Schulak。不論金額大小，非常感謝數以百計贊助我們實驗室研究的捐款人。

最後，感謝高瞻遠矚、睿智且仁慈的格林（Paul Glenn），他贊助的老化研究即將改變全世界，對此，我銘感五內。

拉普蘭提的謝辭

　　我相當珍視與大衛的專業合作關係，但更珍惜兩人的情誼，而且，很感恩有幸與他相識結交。非常感激辛克萊一家珊卓、艾力克斯、娜塔莉和班，我在波士頓時總待我像家人一般；謝謝在哈佛時總是以擁抱迎接我的德斯特法諾。

　　此外，我很感謝大衛實驗室的研究人員，以及他所參與的公司裡的所有主管與員工，謝謝他們在我來訪時總是充滿耐心和善地款待我。若沒有我最出色的經紀人基婷（Trena Keating），我不會認識這群了不起的人。最重要的是，我想感謝我的妻子海蒂（Heidi）和我們的女兒米婭（Mia），她們是我同時撰寫兩本書時的精神力量。

利益衝突聲明

　　辛克萊博士致力於將關鍵的研究發現轉化為有益於世界的藥物與技術。除了學者身分以外，他同時也活躍於各大領域，身兼各種身分，包括創辦人、股權所有人、指導教授、董事會成員、顧問、投資者、合作者，及專利發明家。

　　他的專利主要授權給致力於改善人類狀況的公司，其中包括：Vium、CohBar、Galileo Bioscience、Wellomics、EdenRoc Sciences及其附屬機構Arc Bio、Dovetail Genomics、Claret Medical、Revere Biosciences、UpRNA、MetroBiotech和Liberty Biosecurity、Life Biosciences及其旗下的Selphagy Therapeutics、Senolytic Therapeutics、Spotlight Therapeutics、Lua、Animal Biosciences、Iduna、Continuum Innovation、Prana（現為Alterity）；另外還有Jumpstart Fertility。

　　他擁有超過四十項專利，大都授權給業界或由企業提出申請，其中一項專利由梅約醫學中心和哈佛醫學院共同申請，並授權艾麗西亞健康股份有限公司（Elysium Health）使用，其中任何收益都將會捐贈給研究所使用。

　　辛克萊博士經常於各大會議、博物館和非營利性活動中演講，偶爾也會在公司發表演說；他同時也是非營利組織的董事會成員，包括美國老化研究聯盟（American Federation for Aging Research）在內。此外，他也擔任洛林十字獎（Lorraine Cross Award）顧問一職。關於辛克萊博士活動的最新資訊，請參考：https://genetics.med.harvard.edu/sinclair/.

單位換算表

1粒沙＝10個肌膚細胞　　　　　　　　　　　　　　　0.5毫米

1個肌膚細胞＝5個血液細胞　　　　　　　　　　　　　50微米

1個血液細胞＝2個X染色體或2個酵母細胞　　　　　　10微米

1個X染色體＝1酵母細胞＝10個大腸桿菌　　　　　　 5微米

1個大腸桿菌或粒線體＝2個「倖存的勇者」　　　　　0.5微米

1個「倖存的勇者」＝4個核糖體　　　　　　　　　　0.25微米

1個核糖體＝6個過氧化氫酵素　　　　　　　　　　　30奈米

1個過氧化氫酵素＝5個葡萄糖分子　　　　　　　　　5奈米

1個葡萄糖分子或胺基酸＝約4至6個水分子　　　　　 1奈米

1個水分子＝275,000個原子核　　　　　　　　　　　0.275奈米

1個原子核　　　　　　　　　　　　　　　　　　　　1皮米

人物簡介

班克斯（Joseph Banks，1743/2/24 至 1820/6/19）：英國博物學家、植物學家，和英國皇家學會前主席，陪同庫克船長環遊世界。與雪梨勳爵（Lord Sydney）一起堅決提倡在班克斯角植物園灣建立澳洲殖民地。澳洲花卉班克木（Banksia）以其命名。

巴席萊（Nir Barzilai，1955/12/23 至今）：以色列出生的美國內分泌學家暨紐約愛因斯坦醫學院教授，聞名於世的研究為發現讓德裔猶太人壽命超過百歲的基因、控制壽命的激素以及二甲雙胍對壽命的影響。

布雷克本（Elizabeth Blackburn，1948/11/26 迄今）：澳洲裔諾貝爾獎得主，與格雷德（Carol W. Greider）和紹斯塔克（Jack W. Szostak）一同發現了可延長端粒的端粒酶。2004年小布希政府任內，她遭到總統生物倫理委員會開除，此事引發爭議。據稱原因是提倡幹細胞研究和不受政治干預的科學探究。

克拉克（Arthur C. Clarke，1917/12/16 至 2008/3/19）：英國科幻小說家和未來主義者，世稱「太空時代先知」（Prophet of the Space Age）。成年生活大部分都在斯里蘭卡度過，他預見了太空旅行和衛星技術的到來，提倡保護大猩猩。1962年罹患的小兒麻痺症導致了後來的小兒麻痺後遺症。

科爾納羅（Luigi Cornaro，1464 或 1467 至 1566/5/8）：威尼斯貴族和藝術贊助人，撰寫了四本關於健康長壽之道的書《生活講》（*Discorsi*），方法包括了禁食和禁酒。

克莉明絲（Eileen Crimmins）：美國南加州大學人口學家，首先結合殘疾、疾病和死亡率指標來預測健康的平均壽命。她證明失智症之所以好發於女性，絕大部分是因為她們的壽命更長。

 德卡布（Rafael de Cabo，1968/1/20迄今）：西班牙出生的科學家，任職於美國國家衛生研究院，專門研究飲食對齧齒動物和靈長類動物健康和壽命的影響。

 岡培茲（Benjamin Gompertz，1779/3/5至1865/7/14）：英國自學成功的數學家，以人口統計學模型岡馬氏人類死亡率定律（Gompertz-Makeham Law of Human Mortality）而聞名（1825年）。他後來成為英國皇家學會會員，然後成為安聯保險公司的精算師，該公司由其姻親蒙特菲奧里爵士（Sir Moses Montefiore）和羅斯柴爾德（Nathan Mayer Rothschild）共同創立。

 葛蘭特（Leonard P. Guarente，1952/6/6迄今）：美國麻省理工學院分子生物學家暨教授，最為知名的研究包括：共同發現去乙醯酶在老化中的作用、NAD^+對去乙醯酶活化的必要性和找出能量代謝與長壽的關聯。

 圭尼奧（Alexandre Guéniot，1832至1935）：百歲人瑞暨法國醫師，撰寫了《活到一百歲》（*L'Art de prolonger ses fours*，*To Live a Century*）。他認為「遺傳生命力」（hereditary vital force）至關重要，決定了人類的自然壽命至少有一百歲。

 葛頓（John B. Gurdon，1933/10/2迄今）：英國生物學家，1958年從成年蝌蚪分化細胞的細胞核複製出一隻青蛙，證明了分化細胞仍擁有胚胎發育所需的所有基因資訊，他於2012年與山中伸彌共同獲得了諾貝爾獎。

哈曼（Denham Harman，1916/2/14 至 2014/11/25）：美國化學家，提出了「老化的自由基理論」（Free Radical Theory of Aging）和「老化的粒線體理論」（Mitochondrial Theory of Aging）。哈曼是美國老化協會創辦人，八十二歲前每天跑步兩英里，去世時享年九十八歲。

海佛列克（Leonard Hayflick，1928/5/20迄今）：美國生物學家，發明了倒裝顯微鏡；最著名的是他1962年的發現，證明正常哺乳動物的細胞複製能力有限。細胞分裂的海佛列克極限，推翻了法國外科醫生暨生物學家卡雷爾（Alexis Carrel）二十世紀初時提出的長期理念，即培養皿中的正常細胞會不斷增殖。

霍瓦斯（Steve Horvath，1967/10/25迄今）：美國加州大學洛杉磯分校的奧裔美籍教授，最為人著稱的是他在表觀遺傳學和老化的開創性研究，以及共同開發根據DNA甲基化模式預測生物年齡的演算法，也就是世稱的霍瓦斯時鐘。

今井真一郎（Shin-ichiro Imai，1964/12/9迄今）：出生於日本的美國生物學家，知名研究為老化的異染色質假說、哺乳動物去乙醯酶研究，以及與葛蘭特共同發現去乙醯酶需要NAD$^+$才能活化。

凱妮恩（Cynthia Kenyon，1954/2/21迄今）：美國遺傳學家，早先於諾貝爾獎得主布倫納（Sydney Brenner）麾下進行研究，並使用線蟲做為模式生物，在此之後，證明了Daf-2突變可使線蟲壽命延長一倍。凱妮恩為加州大學舊金山分校教授，也是卡利科（Calico）生技公司老化研究副總裁。

柯克蘭（James Kirkland）：在紐約羅徹斯特市梅約醫學中心工作的美國醫師暨生物學家；研究衰老「殭屍細胞」的先驅，並開發了能夠殺死它們的老化裂解（senolytics）藥物，並發現這些藥物能延長老鼠的壽命。

科克伍德（Thomas Kirkwood，1951/7/6迄今）：南非出生的生物學家，英國新堡大學老化研究所副所長，提出了可拋棄體細胞理論，即物種只能在繁殖和建立強健持久的身體之間平衡能量和資源。

拉孔杜諾意（Pierre Lecomte du Noüy，1883/12/20至1947/9/22）：法國生物物理學家暨哲學家，注意到年長士兵的傷口癒合得比年輕士兵慢。他關於上帝指引演化的「telefinalist」假說備受批評為不科學。

麥凱（Clive M. McCay，1898/3/21至1967/6/8）：美國營養學家暨生物化學家，曾在康乃爾大學工作數十年，研究大豆和麵粉。最著名的是他的早期工作，證實熱量限制可延長大鼠壽命。1955年，他和其妻出版了《你也可以做出康乃爾麵包》（*You Can Make Cornell Bread*）。

梅達華（Peter B. Medawar，1915/2/28至1987/10/2）：出生於巴西的英國生物學家，他關於移植排斥的研究和後天免疫耐受性的發現，對組織和器官移植實務影響深遠。使他和伯內特（Macfarlane Burnet）在1960年共同獲得諾貝爾醫學獎。他意識到天擇的力量隨年齡增長而下降是由於「繁殖價值」降低。.

菲利浦（Arthur Phillip，1738/10/11至1814/8/31）：英國皇家海軍上將，航行至澳洲後，往北移動至下一個港口（現今澳洲雪梨市），在植物學灣建立了英國用以流放犯人的殖民地；他也是新南威爾斯省首任省長。

夏儂（Claude E. Shannon，1916/4/30至2001/2/24）：曾任職於麻省理工學院的美國數學家和工程師，被稱為「資訊理論之父」。他的論文〈傳播的數學理論〉（1948年）解決了資訊遺失與恢復的問題，他的概念為後來網路運作所用的TCP／IP協定奠基。他最崇拜的人是愛迪生（Thomas Edison），後來他才得知兩人是親戚。

史諾（John Snow，1813/3/15至1858/6/16）：英國麻醉學家和麻醉及醫療衛生領袖；最為人所知的功績是在1854年找出倫敦蘇活區寬街水泵為霍亂爆發的源頭。

西拉德（Leo Szilard，1898/2/11至1964/5/30）：匈牙利出生的美國物理學家和人道主義者，提出了老化的DNA損傷理論（DNA Damage Hypothesis of Aging）；書寫了導致曼哈頓計畫誕生的信；構思出核連鎖反應、核能、化學恆定器、電子顯微鏡、酵素回饋抑制和人類細胞轉殖等概念。

沃丁頓（Conrad H. Waddington，1905/11/8至1975/9/26）：英國遺傳學家和哲學家，奠定了系統生物學和表觀遺傳學的基礎；他提出「沃丁頓地景說」是為了幫助理解，受精卵在發育過程中如何分化成體內數百種不同類型的方式。

沃爾福德（Roy L. Walford，1924/6/29至2004/4/27）：使熱量限制領域再度受到矚目的美國生物學家；為1991年到1993年的亞利桑那州生物圈2號的八名成員之一；據稱他在醫學院使用統計分析來預測內華達州雷諾市幸運大轉盤（roulette wheel）的結果，以支付醫學院學費，並買下遊艇環遊加勒比海一年。

威爾斯（H. G. Wells，1866/9/21至1946/8/13）：英國科幻小說家，預見了第二次世界大戰的空襲、坦克、核武器、衛星電視，和網路；最有名的著作為《世界大戰》（*The War of the Worlds*）、《未來事物的樣貌》（*The Shape of Things to Come*），和《時光機器》（*The Time Machine*）。他希望墓誌銘是來自《空中戰爭》（*A War in the Air*）：「我早說過了，你這該死的傻瓜。」

 威廉斯（George C. Williams，1926/5/12至2010/9/8）：紐約州立石溪大學（State University of New York, Stony Brook）的美國演化生物學家。最為人著稱的是發展以基因為中心的演化觀，和關於人類為何老化的開創性理論「拮抗基因多效性」。後者主要提出的概念是：有助於個體年輕時生存的基因，在年老時反而有害，可能會反咬你一口。

 山中伸彌（Shinya Yamanaka，1962/9/4迄今）：日本生物學家，發現了重編碼基因，可將一般分化的體細胞變成胚胎幹細胞，因此在2012年時與葛頓一同獲頒諾貝爾生醫獎。

字彙表

對偶基因（Allele）：數種可能基因版本中的一種。每個對偶基因的DNA序列都包含一些明顯的變異，例如，「致病性對偶基因」即為一個可能導致疾病的對偶基因。

胺基酸（Amino Acid）：蛋白質的化學建構單元。轉譯過程中，不同的胺基酸會串連在一起，形成一條可以摺疊成蛋白質的長鏈分子。

拮抗基因多效性（Antagonistic Pleiotropy）：威廉斯（George C. Williams）提出的理論，從演化觀點解釋老化：在晚年會減少細胞活力的基因之所以繼續存在，是因為其早期效益大於晚期成本。生存迴路就是一個例子。

鹼基（Base）：遺傳編碼的四個「字母」A、C、T和G是名為鹼基或核鹼基（nucleobase）的化學基。A＝腺嘌呤，C＝胞嘧啶，T＝胸嘧啶，和G＝鳥嘌呤。RNA沒有胸嘧啶，而是以尿嘧啶（Uracil，U）取代。

鹼基對（Base Pair）：DNA兩條扭曲「拉鍊」上的「牙齒」。名為鹼基的化學物質組成一條DNA長鏈，每條長鏈沿相反方向延伸，兩條長鏈上的鹼基以互補的方式吸引配對形成鹼基對：C與G配對，A與T配對（RNA除外，A與U配對）。

生物追蹤（Biotracking）／生物駭客（Biohacking）：「生物追蹤」是指使用設備和實驗室檢測來監控身體狀況，協助自身選擇飲食、運動，和其他生活方式，以促進健康。切勿與「生物駭客」混淆，後者是「自己動手」增強身體。

癌症（Cancer）：細胞失控生長所引發的疾病。癌細胞可能形成名為腫瘤的團塊或腫塊，且會透過轉移（metastasis）擴散至身體其他部位。

細胞（Cell）：生命的基本單位。生物體中的細胞數量從一（如：酵母）到一千兆個（例如：藍鯨）不等。一個細胞由四個關鍵巨分子組成，使其得以運作，分別是蛋白質、脂質、碳水化合物，和核酸。此外，細胞會建立和分解分子、移動、生長、分裂，和死亡等。

細胞重編碼（Cellular Reprogramming）：將細胞從一種分化的組織變回先前的發育階段。

細胞衰老（Cellular Senscence）：正常細胞停止分裂並開始釋放炎分子時的過程，有時是由於端粒縮短、DNA受損或表觀基因體雜訊所引起。儘管衰老細胞似乎處於「殭屍」狀態，但它們仍然活著，且透過致炎的分泌物損害周遭細胞。

染色質（Chromatin）：細胞核中長鏈DNA纏繞在稱為組蛋白支架上的複合結構。真染色質（Euchromatin）是鬆散的染色質，轉錄因子可以進入啟動基因的表現；異染色質是緊緻的染色質，內含的基因無讀取，此現象又稱基因沉寂（gene silencing）。

染色體（Chromosome）：細胞核中DNA與蛋白質緊密結合的結構。不同生物的基因體排列成不同數量的染色體。人類細胞有二十三對染色體。

互補（Complementary）：可彼此形成一系列鹼基對的任兩個DNA或RNA序列。每個鹼基會與互補的鹼基形成氫鍵而結合：T（DNA中）和U（RNA中）會與A結合；C會與G結合。

CRISPR：發音為「crisper」，一種在細菌和古細菌中發現的免疫系統，被應用做基因的編輯工具，用於精確裁切基因體特定位置的DNA。CRISPR全稱為「規律間隔成簇短回文重複序列」（clustered regularly interspaced short palindromic repeats），是宿主基因體的一部分，其中包含交替的重複序列和外源DNA片段。Cas9等CRISPR蛋白為一種DNA裁切酵素，它們利用CRISPR作為分子的「特寫快照」尋找並破壞病毒DNA。

DAF-16/FOXO：DAF-16 / FOXO是去乙醯酶的盟友，為一種名為轉錄因子的基因控制蛋白，可活化細胞防禦基因，促進細胞防禦力，有助於延長了線蟲、果蠅、小鼠可能還有人類的壽命。Daf-2的突變種需要DAF-16 / FOXO才能延長線蟲壽命。

去甲基作用（Demethylation）：去甲基作用為去除甲基的過程，藉由組蛋白去甲基酶（histone demethylase，KDM）和DNA去甲基酶（TET）兩種酵素進行組蛋白和DNA去甲基的作用。甲基的添加則是借助組蛋白或DNA甲基轉移酶（DMT）達成。

可拋棄體細胞理論（Disposable Soma）：科克伍德（Tom Kirkwood）提出了一個假設來解釋老化。物種演化出以快速生長和繁殖，或持久強健的身體，但兩者無法並存，在自然界資源有限，因而無法允許兩者兼得。

DNA：脫氧核糖核酸的縮寫，編碼細胞運作或病毒複製所需資訊的分子，會形成類似於扭曲梯狀的雙螺旋形狀，形似拉鍊。梯子或每股的每一側都可找到縮寫為A、C、T和G的鹼基，彼此方向相反。鹼基彼此之間相互吸引，因此，A會與T配對，C與G配對。這些字母的序列稱為遺傳密碼。

DNA 雙 股 斷 裂（DNA Double-Strand Break，DSB）： 當兩股 DNA斷裂並產生兩個自由端時會發生的情況，可利用Cas9或 I-*Ppo*I等酵素刻意造成。細胞會修復其DNA以防止死亡，但有 時會在修補斷裂點時造成DNA序列改變。刻意改變DNA序列 來啟動或控制雙股斷裂的過程稱為基因體工程。

 DNA 甲基化時鐘（DNA Methylation Clock）：DNA甲基化標記 的數量和位置變化可用於預測壽命，標記從出生開始的時間。 表觀基因體重編程或生物轉殖過程移除了甲基標記，因而逆轉 了細胞年齡。

 酵素（Enzyme）：蛋白質摺疊成球狀，可催化化學反應的進 行。若無酵素的協助，細胞內化學反應通常會花費很長時間， 甚至永遠不會完成。例如，去乙醯酶是一種利用NAD去除組蛋 白中乙醯化學基的酵素。

 表觀遺傳的（Epigenetic）：意指不改變DNA編碼的細胞基因表 現變化；反之，是以可移除的化學訊號「標記」DNA和纏繞 DNA的組蛋白。表觀遺傳標記會指示其他蛋白質讀取DNA的 時機與位置，相當於在書頁上貼上「略過」的提醒註記，讀者 將會忽略該頁，但書籍本身未有變動。

表觀遺傳漂變（Epigenetic Drift）與表觀遺傳雜訊（Epigenetic Noise）：由於甲基化的改變，隨年齡增長而發生的表觀基因體 變化，通常與個人接觸的環境因子有關。表觀遺傳漂變和雜訊 可能是導致所有物種衰老的關鍵因素。DNA受損為該過程的驅 力，尤其是DNA斷裂。

過度分化（Exdifferentiation）：由於表觀遺傳雜訊，導致細胞喪失特性。過度分化可能是老化的主要原因（請參閱表觀遺傳雜訊）。

 染色體外 rDNA 環（extrachromosomal ribosomal DNA circle，ERC）：染色體外 rDNA 環的產生導致老舊細胞中的核仁斷裂；在酵母中，ERC 分散了去乙醯酶的注意力並造成老化。

 基因（Gene）：編碼製造蛋白質的資訊的 DNA 或 RNA。每個基因都是一組指令，用於製造有助於細胞、生物，或病毒運作的特定分子機器。

 基因表現（Gene Expression）：依基因指令製造出 RNA 或蛋白質的過程。基因開啟後，細胞機器會轉錄 DNA 上的資訊為 RNA 及／或將 RNA 轉譯為蛋白質。例如，一個高度表現的基因將產生許多 RNA 拷貝，細胞中可能會富含其蛋白質產物。

 基因療法（Gene Therapy）：傳遞 DNA 至人體細胞進行修正的醫療方式。透過增加健康的 DNA 序列至特定細胞的基因體中，治療或甚至治癒部分疾病。科學家和醫生通常使用一種無害的病毒將基因送至目標細胞或組織中，使修正用的 DNA 與細胞已有的 DNA 結合。CRISPR 基因編輯技術有時也稱為基因治療技術。

 基因改造生物（Genetically Modified Organism，GMO）：使用科學工具刻意改變生物的 DNA。任何生物都可用此種方式進行改造，包括微生物、植物，和動物。

 基因體（Genome）：生物或病毒所有的 DNA 序列。基因體基本上是一套龐大的指令，用以製造細胞的各個部分，並指示各部分運作的方式。

基因體學（Genomics）：針對基因體的研究，特定生物的所有DNA，涉及基因體的DNA序列、基因的組織和控制、與DNA相互作用的分子，以及不同要件對細胞生長和運作方式的影響。

生殖細胞（Germ Cells）：參與有性生殖相關的細胞，如：卵子、精子，和發育成卵子或精子的前驅細胞。生殖細胞中的DNA都會傳給下一代，包括任何突變或刻意編輯的基因。早期胚胎的基因體編輯被視為是生殖細胞編輯（germline editing），因為任何DNA的變異，最後可能都會出現在出生個體所有的細胞裡。

組蛋白（Histones）：染色體中構成DNA包裝核心的蛋白質。正因有組蛋白，三英尺長的DNA才能放入細胞內。每個組蛋白幾乎都被DNA纏繞近兩次，就像項鍊上的串珠一樣。去乙醯酶等可增加或減少化學基的酵素，會控制組蛋白的包裝。緊密纏繞的包裝會形成「沉默的」異染色質，而鬆散包裝則會形成開放的真染色質，讓基因可以開啟。

激效作用（Hormesis）：逆境使人更堅強的概念。輕微的生物損傷或逆境可刺激細胞啟動全面修復保護的過程，反而提供細胞更多生存與健康方面的益處。最初之所以有此發現，是因為使用稀釋的除草劑噴灑後，發現植物反而生長得更快。

老化的資訊理論（Information Theory of Aging）：老化是由於資訊隨時間流逝而遺失的概念，主要源自表觀遺傳資訊遺失，其中許多資訊可被恢復。

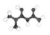

二甲雙胍（Metformin）：源自法國藜蘆（hellebore）的分子，用於治療第二型（年齡相關）糖尿病，可能可以做為長壽藥物。

粒線體（Mitochondria）：常被稱為細胞發電廠，粒線體可在細胞呼吸（cellular respiration）過程中將食物中的能量轉變成細胞可以用的能量。粒線體中也有一個自己的環狀基因體。

突變（Mutation）：從一個基因字母（核苷酸）到另一個基因字母的變化。DNA序列的變異導致同屬的各種生物間驚人的物種多樣性。有些突變毫無影響，但有些卻可能直接導致疾病。突變也可能由DNA破壞物質引起，例如：紫外線、宇宙輻射或酵素所致的DNA複製，也可透過基因體編輯方法刻意製造突變。

NAD：菸鹼醯胺腺嘌呤二核苷酸（nicotinamide adenine dinucleotide），一種細胞中用於五百多種化學反應的化學物質，也可輔助去乙醯酶移除組蛋白等其他蛋白質上的乙醯基，並關閉基因，或賦予基因細胞保護功能。健康飲食和運動會增加NAD含量。有時會看見「NAD^+」，「+」號表示它尚未攜帶氫原子。

核酸酵素（Nuclease）：切割RNA或DNA的酵素。切單股DNA會產生一個裂縫，切雙股DNA會產生一個斷裂處。內核酸酵素切核酸中間部分，外核酸酵素從核酸兩邊的端點，從外向內一點一點的切割。基因組工程用的Cas9和I-*Ppo*I都是內核酸酵素。

核酸（Nucleic Acid）或核苷酸（Nucleotide）：連結成串構成 DNA或RNA的基本化學單位，由一個鹼基、一個糖，和一個磷酸基（phosphate group）組成。磷酸與糖連接形成DNA／RNA主鏈，而鹼基則與互補的鹼基結合形成鹼基對。

 核仁（Nucleolus）：核仁位於真核細胞的細胞核內，是核糖體DNA（rDNA）基因所在的區域，也是負責製造蛋白質的核糖體的組裝區域。

 病原體（Pathogen）：引發疾病的微生物。

 蛋白質（Protein）：成串胺基酸摺疊而成的三維結構。每種蛋白質都具有特定功能，像幫助細胞生長、分裂和運作。蛋白質是構成所有生物的四大巨分子之一（蛋白質、脂質、碳水化合物和核酸）。

 雷帕黴素（Rapamycin）：又稱西羅莫司（sirolimus），是一種可抑制人體免疫功能的抗生素，透過降低T細胞和B細胞對訊號分子介白素2（interleukin-2）的敏感度來抑制其活化。可抑制mTOR，藉此延長壽命。

 重分化（Redifferentiation）：逆轉老化過程中發生的表觀遺傳變化。

 核糖體DNA（Ribosomal DNA，rDNA）：決定核糖體RNA序列的DNA。細胞內製造蛋白質的機器核糖體是由核糖體RNA和許多蛋白質組合而成。

RNA：核糖核酸（ribonucleic acid）的縮寫。從DNA模板轉錄而來，通常用於引導蛋白質合成。CRISPR相關的蛋白質使用RNA做為引導，以尋找DNA中配對的標靶序列。

老化裂解素（Senolytics）：目前正在開發的藥物，選擇性殺死衰老細胞，以減緩或甚至逆轉與老化相關問題。

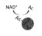
去乙醯酶（Sirtuins）：控制長壽的酵素；從酵母至人類等生物中都可發現其存在，需要NAD⁺才能發揮作用。它們可從蛋白質上去除乙醯基和醯基，指示蛋白質保護細胞不受逆境、疾病和死亡的侵害。禁食或運動期間，去乙醯酶和NAD⁺含量會增加，或可解釋了為何兩者被視為是健康活動。去乙醯酶根據酵母*SIR2*長壽基因而命名，哺乳動物中的*SIRT1-7*基因（Sir2同系物1至7）在預防疾病和惡化中具有重要作用。

體細胞（Somatic Cell）：多細胞生物中，除卵子或精子等生殖細胞以外的所有細胞。除非發生轉殖，否則後代不會繼承體細胞中DNA的突變或改變。

幹細胞：（Stem Cell）：有機會變成特定細胞或分裂成更多幹細胞的細胞。人體內大多數細胞都已分化，也就是說，它們的命運已經注定，無法變形為另一種細胞，例如：大腦細胞無法突然變成皮膚細胞。人體隨時間受到損害時，成人的幹細胞會為身體提供補充。

股（Strand）：成串連接的核苷酸；可以是DNA或RNA。兩股DNA若為互補時，可透過鹼基配對形成雙螺旋結構。RNA通常僅由單股組成，不過也可以透過分子內的鹼基配對，摺疊成複雜的形狀。

生存迴路（Survival Circuit）：細胞古老的控制系統；經過演化，在生物遭遇逆境時，可能可將能量自生長與繁衍轉移到細胞修復；應對完逆境之後，該系統或許無法完全重置，長時間下來，導致表觀基因體破壞和細胞特性喪失，因而造成老化（請參閱拮抗基因多效性）。

端粒（Telomere）／端粒流失（Telomere loss）：端粒是保護染色體末端免於損耗的罩子，類似於鞋帶末端的繩花或繩索燒焦的末端。隨著我們年歲漸增，端粒磨損至細胞達到海佛列克極限的程度。此時，細胞會將端粒視為DNA斷裂，因而停止分裂並開始衰老。

轉錄（Transcription）：將DNA的遺傳資訊轉錄至單股RNA的過程；由名為RNA聚合酶的酵素進行。

轉譯（Translation）：根據RNA分子上的編碼指令製造蛋白質的過程；由名為核糖體的分子機器執行，將各種胺基酸組元連接在一起。最後得到的多胺酸鏈（polypeptide chain）會摺疊成一個特定的3D物體，名為蛋白質。

病毒（Virus）：具傳染力的實體，只能仰賴劫持宿主生物進行自我複製才能生存；具有自己的基因體，但技術上來說，並不被視為活生物；病毒可感染所有生物，從人類到植物再到微生物；多細胞生物具有複雜免疫系統可抵禦病毒，細菌和古細菌則利用CRISPR系統來阻止病毒感染。

沃丁頓地景（Waddington's Landscape）：以3D地勢圖來解釋細胞在胚胎發育過程中，如何被賦予特性的一種生物比喻；大理石代表幹細胞，滾落至分叉的山谷，每個山谷都標示著細胞不同的發育途徑。

 異質激效作用假設（Xenohormesis Hypothesis）：該理論假設植物等其他物種具有壓力預警機制，可在即將來臨的逆境中自我保護，而人體已演化出可感知其他物種的此類提示；這解釋了為何有許多藥物都來自植物。

注釋

前言 祖母的祈願

1. 朗茲曼在眾多宣傳其回憶錄的採訪中，提及自己關於猶太大屠殺的代表作時，他說：「我希望盡可能接近死亡，在《浩劫》（*Shoah*）裡，沒有任何個人敘述，沒有任何傳聞軼事，此部電影只關於死亡，與倖存者無關」。'Shoah' Director Claude Lanzmann: Death Has Always Been a Scandal, *Spiegel*, September 10, 2010, http://www.spiegel.de/international/zeitgeist/shoah-director-claude-lanzmann-death-has-always-been-a-scandal-a-716722.html.

2. 該研究探討了兒童七歲前逐漸理解關於死亡的三個概念，分別為不可逆性（irreversibility）、無機能性（nonfunctionality），和普遍性（universality）。M. W. Speece and S. B. Brent, "Children's Understanding of Death: A Review of Three Components of a Death Concept," *Child Development* 55, no. 5 (October 1984): 1671–86, https://www.ncbi.nlm.nih.gov/pubmed/6510050.

3. 她女兒初次生產時，作者與女婿一同參與了分娩過程。R. M. Henig, "The Ecstasy and the Agony of Being a Grandmother," *New York Times*, December 27, 2018, https://www.nytimes.com/2018/12/27/style/self-care/becoming-a-grandmother.html.

4. 在該影星自殺後，讓本片原本寄寓的含義「把握今天」，蒙上了一層陰影。Robin Williams. P. Weir, director, *Dead Poets Society*, United States: Touchstone Pictures, 1999.

5. 作者認為，醫學研究不該僅專注於癌症和心血管問題，而應針對「減少老化和與年齡相關的發病率，以促進人類的健康和財富」。G. C. Brown, "Living Too Long," *EMBO Reports* 16, no. 2 (February 2015): 137–41, https://www.ncbi.nlm.nih.gov/pmc/articles/PMC4328740/.

6. 根據《經濟學人》進行的調查顯示，來自四個國家的受訪者大都希望能在家離世，不過只有少數人認為自己能實現。除了巴西人外，大多數人認為沒有痛苦地死亡比延長壽命更重要。"A Better Way to Care for the Dying," *Economist*, April 29, 2017, https://www.economist.com/international/2017/04/29/a-better-way-to-care-for-the-dying.

7. 請參見我於本書末的利益衝突聲明，或前往此網站：https://genetics.med.harvard.edu/sinclair-test/people/sinclair-other.php.

8. 編輯要我寫些自我中心的內容，以提高我的可信度，希望她看到這個注釋後，不會要我將此刪除。

9. 2018年，我和家人進行了一趟倫敦朝聖之旅，我們去看庫克船長「環遊世界之旅」（voyage round the world）的原始記載，和班克斯爵士當初所搜集的澳洲植物標本。途中，我們還去參觀了華生（James Watson）和克里克（Francis Crick）的原始DNA模型、雷帕努伊島的摩艾石像、一千五百歲的紅杉木（sequoia）樹幹的橫切面、達爾文的雕像、寬街水泵和邱吉爾作戰室（War Rooms），當然還有英國皇家學會。查看庫克船長當時於澳洲下東岸的軌跡，即當時的「新荷蘭」（New Holland），顯然班克斯當時心中已屬意以澳洲為殖民地，一個永遠不會忘記他的殖民地。不僅因為他發現的第一個海灣被命名為植物學灣，沿岸區域也被稱為「班克斯角」（Cape Banks）。這群探險家們的高桅橫帆船「奮進號」（HMS Endeavor）探索過植物學灣後，便往北航行，途經他們稱為傑克森港（Port Jackson）的海角，由於此處水域較深且有溪流可提供淡水，八年後成為總督菲利浦建立罪犯流放地的絕佳地點。

10. "Phillip's Exploration of Middle Harbour Creek," Fellowship of the First Fleeters, Arthur Phillip Chapter, http://arthurphillipchapter.weebly.com/exploration-of-middle-harbour-creek.html.

11. 西班牙探險家和征服者追尋神祕的「青春之泉」的事蹟雖是偽造，但卻是很有意思的故事。J. Greenspan, "The Myth of Ponce de León and the Fountain of Youth," "History Stories," April 2, 2013, A&E Television Networks, https://www.history.com/news/the-myth-of-ponce-de-leon-and-the-fountain-of-youth.

12. 「維基創造：創造科學百科全書」（Creation Wiki: the Encyclopedia of Creation Science）為西北創造網（Northwest Creation Network）之網站：http://creationwiki.org/Human_longevity。根據該網站，在《創世記》中，我們大多數人曾經活到九百歲，但後來卻無法；然後，我們大多數人活到了四百歲，後來又無法；然後，我們大多數人曾活到一百二十歲，後來卻無法。
近期，正如奧本（Oeppen）和沃佩爾（Vaupel）寫道：「死亡率專家反覆斷言，人類平均壽命已接近最終的上限；但事實一再證明這些專家是錯誤的。各國人民平均壽命明顯趨於平穩，正是落後者迎頭追趕而領先者落後的產物」。J. Oeppen and J. W. Vaupel, "Broken Limits to Life Expectancy," *Science* 296, no. 5570 (May 10, 2002): 1029–31.

13. 關於年齡的驗證目前仍有些許爭論。有人聲稱自己已屆高年，並提供大量證據，卻沒有正式的西式出生年份記錄。若情況屬實，無論如何，這些人都是十億分之一的特例。2018年11月，俄國老年醫學家諾沃索洛夫（Valery Novoselov）和數學家查克（Nikolay Zak）聲稱，經過充分研究，他們認為卡蒙特的女兒伊芳（Yvonne）在1934年篡奪了卡蒙特的身分，宣稱去世的是女兒而非母親，以逃避支付遺產稅；對此，至今尚無定論，學界依舊為此爭辯。"French Scientists Dismiss Russian Claims over Age of World's Oldest Person," Reuters, January 3, 2019, https://www.reuters.com/article/us-france-oldest-woman-controversy/french-scientists-dismiss-russian-claims-over-age-of-worlds-oldest-person-idUSKCN1OX145.

14. 義大利研究人員針對四千名老年人進行研究，發現活到一百零五歲後，從一個生日到下個生日死亡的風險實際上會趨於穩定，下一年死亡的機率大概一半一半。E. Barbi, F. Lagona, M. Marsili, et al., "The Plateau of Human Mortality: Demography of Longevity Pioneers," *Science* 360, no. 396 (June 29, 2018): 1459–61, http://science.sciencemag.org/content/360/6396/1459.

15. 加拿大麥基爾大學遺傳學教授赫基米（Siegfried Hekimi）表示：「若人類如同現在平均壽命為八十或九十歲，那麼，長壽之人將可活到一百一十或一百二十歲。因此，若人類平均壽命持續增長，這也意味著長壽者的壽命會更長，甚至超過一百一十五歲」；A. Park, "There's No Known Limit to How Long Humans Can Live, Scientists Say," *Time*, June 28, 2017, http://time.com/4835763/how-long-can-humans-live/.

16. 「所有十足先進的科技與魔法並無二致。」（Any sufficiently advanced technology is indistinguishable from magic）"Arthur C. Clarke," Wikiquote, https://en.wikiquote.org/wiki/Arthur_C._Clarke.

第一章 生命緣起

1. D. Damer and D. Deamer, "Coupled Phases and Combinatorial Selection in Fluctuating Hydrothermal Pools: A Scenario to Guide Experimental Approaches to the Origin of Cellular Life," *Life* 5, no. 1 (2015): 872–87, https://www.mdpi.com/2075-1729/5/1/872.

2. 根據精確的放射性同位素年代測量和地質年代的估計，以及最近發現的生命早期可能出現的化學反應，這正是無生命物質出現生命力的方式，生命自此扎根。M. J. Van Kranendonk, D. W. Deamer, and T. Djokic, "Life on Earth Came from a Hot Volcanic Pool, Not the Sea, New Evidence Suggests," *Scientific American*, August 2017, https://www.scientificamerican.com/article/life-on-earth-came-from-a-hot-volcanic-pool-not-the-sea-new-evidence-suggests/.

3. J. B. Iorgulescu, M. Harary, C. K. Zogg, et al., "Improved Risk-Adjusted Survival for Melanoma Brain Metastases in the Era of Checkpoint Blockade Immunotherapies: Results from a National Cohort," *Cancer Immunology Research*, 6, no. 9 (September 2018): 1039–45, http://cancerimmunolres.aacrjournals.org/content/6/9/1039.long; R. L. Siegel, K. D. Miller, and A. Jemal, "Cancer Statistics, 2019," *CA: A Cancer Journal for Clinicians* 69, no. 1 (January–February 2019): 7–34, https://onlinelibrary.wiley.com/doi/full/10.3322/caac.21551.

4. 作者寫道，早在亞里斯多德的時代，科學家和哲學家就致力於解決老化之謎。D. Fabian and T. Flatt, "The Evolution of Aging," *Nature Education Knowledge* 3, no. 10 (2011): 9, https://www.nature.com/scitable/knowledge/library/the-evolution-of-aging-23651151.

5. 來自西伯利亞的蝙蝠活至四十一歲，創下了世界紀錄。R. Locke, "The Oldest Bat: Longest-Lived Mammals Offer Clues to Better Aging in Humans," *BATS Magazine* 24, no. 2 (Summer 2006): 13–14, http://www.batcon.org/resources/media-education/bats-magazine/bat_article/152.

6. 加勒比海各島嶼上的小群蜥蜴可能會探索沒有掠食者的島嶼，而膽小的動物在有掠食者時存活得比較好。O. Lapiedra, T. W. Schoener, M. Leal, et al., "Predator-Driven Natural Selection on Risk-Taking Behavior in Anole Lizards," *Science* 360, no. 3692 (June 1, 2018): 1017–20, http://science.sciencemag.org/content/360/6392/1017.

7. 道金斯（Richard Dawkins）在《伊甸園外的生命長河》（*River Out of Eden*）提出此有力看法，認為科學在原始社會毫無地位，並利用過去的人相信月亮是一只被拋向天空的古老葫蘆做為例證。R. Dawkins, *River Out of Eden* (New York: Basic Books, 1995).

8. 請參見書末的「單位換算表」。

9. 西拉德晚年為加州拉荷亞（La Jolla）索爾克生物研究所的常駐研究員，他居住於查羅飯店（Hotel del Charro）名下地產的一棟小屋，並於 1964 年 5 月 30 日逝世。

10. R. Anderson, "Ionizing Radiation and Aging: Rejuvenating an Old Idea," *Aging* 1, no. 11 (November 17, 2009): 887–902, https://www.ncbi.nlm.nih.gov/pmc/articles/PMC2815743/.

11. L. E. Orgel, "The Maintenance of the Accuracy of Protein Synthesis and Its Relevance to Ageing," *Proceedings of the National Academy of Sciences of the United States of America* 49, no. 4 (April 1963): 517–21, https://www.ncbi.

nlm.nih.gov/pmc/articles/PMC299893/.

12. 哈曼總結，與老化有關的疾病及老化本身，基本上源自「自由基對細胞成分和結締組織有害的側面攻擊」；他繼續補充，自由基的來源為微量金屬和「氧化酵素催化細胞中的分子氧而產生」。D. Harman, "Aging: A Theory Based on Free Radical and Radiation Chemistry," *Journal of Gerontology* 11, no. 3 (July 1, 1956): 298–300, https://academic.oup.com/geronj/article-abstract/11/3/298/616585?redirectedFrom=fullt ext.

13. 據《營養品世界》(*Nutraceuticals World*) 預測，合成抗氧化劑需求增加，同時成本下降，再加上食品和飲料公司對其需求增加，將推動未來幾年的市場成長。"Global Antioxidants Market Expected to Reach \$4.5 Billion by 2022," *Nutraceuticals World*, January 26, 2017, https://www.nutraceuticalsworld.com/ contents/view_breaking-news/2017-01-26/global-antioxidants-market-expected-to-reach -45-billion-by-2022

14. 據一飲料業網站發現，有益健康的飲料之所以需求急遽增長，與消費者想獲得其重視的營養成分息息相關。A. Del Buono, "Consumers' Understanding of Antioxidants Grows," *Beverage Industry*, January 16, 2018, https://www.bevindustry.com/articles/90832-consumers-understanding-of-antioxidants-grows?v=preview.

15. I. Martincorena, J. C. Fowler, A. Wabik, et al., "Somatic Mutant Clones Colonize the Human Esophagus with Age," *Science* 362, no. 6417 (November 23, 2018): 911–17, https://www.ncbi.nlm.nih.gov/pubmed/30337457.

16. 作者的結論是，他們的數據「嚴重質疑氧化損傷／壓力的改變影響小鼠壽命的假設」。V. I. Pérez, A. Bokov, H. Van Remmen, et al., "Is the Oxidative Stress Theory of Aging Dead?," *Biochimica et Biophysica Acta* 1790, no. 10 (October 2009): 1005–14, https://www.ncbi.nlm.nih.gov/pmc/articles/PMC2789432/.

17. A. P. Gomes, N. L. Price, A. J. Ling, et al., "Declining NAD(+) Induces a Pseudo-hypoxic State Disrupting Nuclear-Mitochondrial Communication During Aging," *Cell* 155, no. 7 (December 19, 2013): 1624–38, https:// www.ncbi.nlm.nih.gov/pubmed/24360282.

18. W. Lanouette and B. Silard, *Genius in the Shadows: A Biography of Leo Szilard: The Man Behind the Bomb* (New York: Skyhorse Publishing, 1992).

19. 根據美國國家衛生研究院的基本資訊介紹：「用成年生物身上的細胞複製出的生物可能會具有已經縮短的染色體，因此，複製生物身上的細胞可能壽命較短。」"Cloning," National Human Genome Research Institute, March 21, 2017, https://www.genome.gov/25020028/cloning -fact-sheet/.

20. 關於複製羊桃莉的辯論中，最難以判定的問題是，從成年細胞複製出的動物在出生時究竟幾歲。「對話」(Conversation) 網站有位作家發現的答案是，與桃莉生自相同細胞的其他複製羊，其壽命長短與正常的羊並無差異。「如今，新桃莉羊讓我們瞭解的是，從任何年齡的動物身上取出細胞，並將其細胞核置入未受精且成熟的卵子當中，可完全恢復一個全新的個體生命。」J. Cibell, "More Lessons from Dolly the Sheep: Is a Clone Really Born at Age Zero?," The Conversation, February 17, 2017, https://theconversation.com/more-lessons-from-dolly-the-sheep-is-a-clone-really-born-at-age-zero-73031.

21. 儘管部分轉殖動物老化的速度與正常的相同物種一致，但該領域仍需更進一步的分析，以推翻迄今大部分的軼事類型證據。J. P. Burgstaller and G. Brem, "Aging of Cloned Animals: A Mini-Review," *Gerontology* 63, no. 5 (August 2017): 417–25, https://www.karger.com/Article/FullText/452444.

22. 巴斯大學的研究員在轉殖小鼠中發現，後續幾代小鼠體內保護染色體末端的端粒略長，且無證據顯示他們會提早衰老。T. Wakayama, Y. Shinkai, K. L. K. Tamashiro, et al., "Ageing: Cloning of Mice to

Six Generations," *Nature* 407 (September 21, 2000): 318–19. 「儘管各研究報告的端粒長度不同，但大多數轉殖生物顯然都正常老化。事實上，世上第一批複製牛一直健康生活，且截至2008年1月已經十歲」; "Myths About Cloning," U.S. Food & Drug Administration, August 29, 2018, https://www.fda.gov/animalveterinary/safetyhealth/animalcloning/ucm055512.htm.

23. 作者從克羅埃西亞的尼安德塔人骨骸中發現的粒線體DNA，證明其生存時期比以往所推測的更為久遠。T. Devièse, I. Karavanié, D. Comeskey, et al., "Direct Dating of Neanderthal Remains from the Site of Vindija Cave and Implications for the Middle to Upper Paleolithic Transition," *Proceedings of the National Academy of Sciences of the United States of America* 114, no. 40 (October 3, 2017): 10606–11, https://www.ncbi.nlm.nih.gov/pubmed/28874524.

24. A. S. Adikesevan, "A Newborn Baby Has About 26,000,000,000 Cells. An Adult Has About 1.9 × 10³ Times as Many Cells as a Baby. About How Many Cells Does an Adult Have?," Socratic, January 26, 2017, https://socratic.org/questions/a-newborn-baby-has-about-26-000-000-000-cells-an-adult-has-about-1-9-10-3-times-.

25. C. B. Brachmann, J. M. Sherman, S. E. Devine, et al., "The *SIR2* Gene Family, Conserved from Bacteria to Humans, Functions in Silencing, Cell Cycle Progression, and Chromosome Stability," *Genes & Development* 9, no. 23 (December 1, 1995): 2888–902, http://genesdev.cshlp.org/content/9/23/2888.long; X. Bi, Q. Yu, J. J. Sandmeier, and S. Elizondo, "Regulation of Transcriptional Silencing in Yeast by Growth Temperature," *Journal of Molecular Biology* 34, no. 4 (December 3, 2004): 893–905, https://www.ncbi.nlm.nih.gov/pubmed/15544800.

26. 這是我讀過的其中一篇最有趣且重要的論文。C. E. Shannon, "A Mathematical Theory of Communication," *Bell System Technical Journal* 27, no. 3 (July 1948): 379–423, and 27, no. 4 (October 1948): 623–66, http://math.harvard.edu/~ctm/home/text/others/shannon/entropy/entropy.pdf.

27. 作者的研究顯示，癌細胞中的mTORC1訊號可透過「抑制內源DNA損傷，並調節CHK1來控制細胞命運」而提高存活率。X. Zhou, W. Liu, X. Hu, et al., "Regulation of CHK1 by mTOR Contributes to the Evasion of DNA Damage Barrier of Cancer Cells," *Nature Scientific Reports*, May 8, 2017, https://www.nature.com/articles/s41598-017-01729-w; D. M. Sabatini, "Twenty-five Years of mTOR: Uncovering the Link from Nutrients to Growth," *Proceedings of the National Academy of Sciences of the United States of America* 114, no. 45 (November 7, 2017): 11818–25, https://www.ncbi.nlm.nih.gov/pmc/articles/PMC5692607/.

28. E. J. Calabrese, "Hormesis: A Fundamental Concept in Biology," *Microbial Cell* 1, no. 5 (May 5, 2014): 145–49, https://www.ncbi.nlm.nih.gov/pmc/articles/PMC5354598/.

第二章 狂亂的鋼琴家

1. 多達69％的人類基因體可能為重複序列或來自內源病毒的重複DNA，先前估計以為只有50％左右。A. P. de Konig, W. Gu, T. A. Castoe, et al., "Repetitive Elements May Comprise over Two-thirds of the Human Genome," *PLOS Genetics* 7, no. 12 (December 7, 2011), https://www.ncbi.nlm.nih.gov/pmc/articles/PMC3228813/.

2. 談到人類基因體定序時，所謂的「完成」一詞究竟意味為何？事實證明，遠比我們在2000年代初所想的還要多。現在逐漸發現過去被視為不具功能的基因體區域或許與癌症、自閉症，和老化有所關聯。S. Begley, "Psst, the Human Genome Was Never Completely Sequenced. Some Scientists Say It Should Be," *STAT*, June 20, 2017, https://www.statnews.com/2017/06/20/human-genome-not-fully-sequenced/.

3. 遠至1960年代時期，酵母遺傳資源保存中心每隔三、四年就會出版啤酒酵母的菌株型錄。R. K. Mortimer, "Yeast Genetic Stock Center," Grantome, 1998, http://grantome.com/grant/NIH/P40-RR004231-10S1.

4. 酵母菌研究人員的名字也很有趣。約翰・約翰森（John Johnston）和我的顧問迪克・迪克森（Dick Dickinson）只是其中二例。

5. 2016年，日本學者大隅良典（Yoshinori Ohsumi）博士因研究酵母細胞的自噬作用（autophagy）獲頒諾貝爾醫獎。自噬作用即細胞在環境艱難時，會消化自身非關鍵的部分來防止滅亡。B. Starr, "A Nobel Prize for Work in Yeast. Again!," Stanford University, October 3, 2016, https://www.yeastgenome.org/blog/a-nobel-prize-for-work-in-yeast-again.

6. 道斯講述其身處學術與生物研究領域的豐富經歷，令人耳目一新且坦率的個人經歷分享，描述其過去四十年來於酵母研究的非凡歷程。I. Dawes, "Ian Dawes—the Third Pope—Lucky to Be a Researcher," *Fems Yeast Research* 6, no. 4（June 2016），https://academic.oup.com/femsyr/article/16/4/fow040/2680350.

7. 我也學到一個慘痛教訓，自己不該喝大量的酵母啤酒。

8. 那之後過了四年，我在新年時又寄給米爾頓教授一瓶紅酒，感謝他改變了我的人生。他從未回謝或對我微笑，或許因為他認為受獎者不該送禮，抑或是他相當注重隱私。但是，至少他知道我對他的謝意。結果證明，紅酒也是相當巧合的選擇，因為九年後它再度推升了我的事業。

9. C. E. Yu, J. Oshima, Y. H. Fu, et al., "Positional Cloning of the Werner's Syndrome Gene," *Science* 27, no. 5259（April 12, 1996）: 258–62, https://www.ncbi.nlm.nih.gov/pubmed/8602509.

10. *SIR2* 意指「沉寂資訊調節者 2」（silent information regulator 2）。當 *SIR2* 以大寫斜體表示時，指的是基因；若以 Sir2 表示，則指基因編碼的蛋白質。

11. 我在1997年尾發表的一篇論文中，證明了 ERC（rDNA環）如何導致老化並縮短酵母細胞壽命。D. A. Sinclair and L. Guarente, "Extrachromosomal rDNA Circles—A Cause of Aging in Yeast," *Cell* 91, no. 7（December 26, 1997）: 1033–42, https://www.ncbi.nlm.nih.gov/pubmed/9428525.

12. 其中一種看待表觀基因體的方式是將其視為細胞的軟體。道理就像存於手機記憶體的數位檔案，手機軟體會用1和0的編碼將電話轉化為時鐘、日曆，或音樂播放器，細胞的資訊則存儲為A、T、G和C，而表觀基因體使用這些字母來指示酵母細胞變成雄性或雌性，並將哺乳動物細胞轉變為神經、皮膚細胞，或卵子。

13. 我並非第一個使用此比喻的人。我所找到最早使用的鋼琴隱喻的資料，來自2007年配合《新星今日科學》（*Nova ScienceNOW*）表觀遺傳計畫的一份研究指南。"Nova ScienceNOW: Epigenetics," PBS, http://www.pbs.org/wgbh/nova/education/viewing/3411_02_nsn.html.

14. C. A. Makarewich and E. N. Olson, "Mining for Micropeptides," *Trends in Cell Biology* 27, no. 9（September 27, 2017）: 685–96, https://www.ncbi.nlm.nih.gov/pubmed/28528987.

15. D. C. Dolinoy, "The Agouti Mouse Model: An Epigenetic Biosensor for Nutritional and Environmental Alterations on the Fetal Epigenome," *Nutrition Reviews* 66, suppl. 1（August 2008）: S7–11, https://www.ncbi.nlm.nih.gov/pmc/articles/PMC2822875/.

16. 個性愈外向，壽命就愈長；此外，毫無意外地，悲觀主義者與精神疾病患者早死的風險明顯較高。此乃根據一份針對三千七百五十二名五十歲以上的雙胞胎所進行的研究，該研究從

遺傳影響的角度切入，考察個性與壽命間的關係。M. A. Mosing, S. E. Medland, A. McRae, et al., "Genetic Influences on Life Span and Its Relationship to Personality: A 16-Year Follow-up Study of a Sample of Aging Twins," *Psychosomatic Medicine* 74, no. 1（January 2012）: 16–22, https://www.ncbi.nlm.nih.gov/pubmed/22155943. 作者採用了歐洲多項雙胞胎註冊資料來考量超長壽命的定義。A. Skytthe, N. L. Pedersen, J. Kaprio, et al., "Longevity Studies in GenomEUtwin," *Twin Research* 6, no. 5（October 2003）: 448–54, https://www.ncbi.nlm.nih.gov/pubmed/14624729.

17. 此刻可說是我茅塞頓開、成功發現酵母細胞為何老化的時刻。核糖體DNA的超螺旋環夾斷酵母染色體，並隨著酵母細胞分裂持續累積，使Sir2酵素脫離其主要工作，暫停控制基因的交配和繁殖。David A. Sinclair and Leonard Guarente, "Extrachromosomal rDNA Circles—A Cause of Aging in Yeast," *Cell* 91（December 26, 1997）: 1033–42.

18. D. A. Sinclair, K. Mills, and L. Guarente, "Accelerated Aging and Nucleolar Fragmentation in Yeast SGS1 Mutants," *Science* 277, no. 5330（August 29, 1997）: 1313–16, https://www.ncbi.nlm.nih.gov/pubmed/9271578.

19. Sinclair and Guarente, "Extrachromosomal rDNA Circles—A Cause of Aging in Yeast."

20. K. D. Mills, D. A. Sinclair, and L. Guarente, "MEC1-Dependent Redistribution of the Sir3 Silencing Protein from Telomeres to DNA Double-Strand Breaks," *Cell* 97, no. 5（May 28, 1999）: 609–20, https://www.ncbi.nlm.nih.gov/pubmed/10367890.

21. Sinclair, Mills, and Guarente, "Accelerated Aging and Nucleolar Fragmentation in Yeast SGS1 Mutants."

22. P. Oberdoerffer, S. Michan, M. McVay, et al., "SIRT1 Redistribution on Chromatin Promotes Genomic Stability but Alters Gene Expression During Aging," *Cell* 135, no. 5（November 28, 2008）: 907–18, https://www.cell.com/cell/fulltext/S0092-8674(08)01317-2; Z. Mao, C. Hine, X. Tian, et al., "SIRT6 Promotes DNA Repair Under Stress by Activating PARP1," *Science* 332, no. 6036（June 2011）: 1443–46, https://www.ncbi.nlm.nih.gov/pubmed/21680843.

23. A. Ianni, S. Hoelper, M. Krueger, et al., "Sirt7 Stabilizes rDNA Heterochromatin Through Recruitment of DNMT1 and Sirt1," *Biochemical and Biophysical Research Communications* 492, no. 3（October 21, 2017）: 434–40, https://www.ncbi.nlm.nih.gov/m/pubmed/28842251/.

24. 作者證明了SIRT7除了可防止rDNA不穩定外，也可防止人類細胞死亡。S. Paredes, M. Angulo-Ibanez, L. Tasselli, et al., "The Epigenetic Regulator SIRT7 Guards Against Mammalian Cellular Senescence Induced by Ribosomal DNA Instability," *Journal of Biological Chemistry* 293（July 13, 2018）: 11242–50, http://www.jbc.org/content/293/28/11242.

25. Oberdoerffer et al., "SIRT1 Redistribution on Chromatin Promotes Genomic Stability but Alters Gene Expression During Aging."

26. M. W. McBurney, X. Yang, K. Jardine, et al., "The Mammalian SIR2alpha Protein Has a Role in Embryogenesis and Gametogenesis," *Molecular and Cellular Biology* 23, no. 1（January 23, 2003）: 38–54, https://mcb.asm.org/content/23/1/38.long.

27. R.-H. Wang, K. Sengupta, L. Cuiling, et al., "Impaired DNA Damage Response, Genome Instability, and Tumorigenesis in SIRT1 Mutant Mice," *Cancer Cell* 14, no. 4（October 7, 2008）: 312–23, https://www.cell.com/cancer-cell/fulltext/S1535-6108(08)00294-8.

28. R. Mostoslavsky, K. F. Chua, D. B. Lombard, et al., "Genomic Instability and Aging-like Phenotype in the Absence of Mammalian SIRT6," *Cell* 124 (January 27, 2006): 315–29, https://doi.org/10.1016/j.cell.2005.11.044.

29. 由於不明原因，這些療法對雄鼠的效果較好，但我在以色列巴伊蘭大學（Bar-Ilan University）的前博士後研究員柯恩（Haim Cohen）為基因轉殖小鼠品系取了最棒的名字，贏了最佳命名大獎：MOSES. A. Satoh, C. S. Brace, N. Rensing, et al., "Sirt1 Extends Life Span and Delays Aging in Mice Through the Regulation of Nk2 Homeobox 1 in the DMH and LH," *Cell Metabolism* 18, no. 3 (September 3, 2013): 416–30, https://www.ncbi.nlm.nih.gov/pmc/articles/PMC3794712.

30. 我們以大寫斜體表示 *SIR2* 時，指的是基因；若以 Sir2 表示，則指基因編碼的蛋白質。

31. 由於多加了一套 *SIR2* 的酵母抑制交配型基因開啟，可能導致透過同源重組（homologous recombination）修復DNA的效率較低，這也是除了防止交配以外，交配型基因開啟時會做的事。不過，關於此點仍有待驗證，但至少在安全的實驗室環境下，這些細胞可以充分生長。

32. M. G. L. Baillie, *A Slice Through Time: Dendrochronology and Precision Dating* (London: Routledge, 1995).

33. 《可不可以不變老？》另一位合著者拉普蘭提除了研究老針毯松外，也考察了各式各樣生物學上的特例，幫助我們理解動植物中長壽的異數，從魔鬼鯊（ghost shark）和大象到甲蟲和微生物都包含在內。M. D. LaPlante, *Superlative: The Biology of Extremes* (Dallas: BenBella Books, 2019).

34. 研究人員在比較不同年紀的樹木每年幼枝生長是否穩定遞減時，發現「統計數據上並未有年齡相關的顯著差異」。R. M. Lanner, and K. F. Connor, "Does Bristlecone Pine Senesce?," *Experimental Gerontology* 36, nos. 4–6 (April 2001): 675–85, https://www.sciencedirect.com/science/article/pii/S0531556500002345?via%3Dihub.

35. 研究人員在研究了 Daf-2 基因突變時，獲得了線蟲壽命延長一倍的驚人發現，此亦為線蟲目前最大幅度的壽命增長記錄，這有賴 Daf-2 和 Daf-16 兩個基因的作用，此新發現也為我們開啟了另一扇理解延壽方法的大門。C. Kenyon, J. Chang, E. Gensch, et al., "A *C. elegans* Mutant That Lives Twice as Long as Wild Type," *Nature* 366 (December 2, 1993): 461–64, https://www.nature.com/articles/366461a0; F. Wang, C.-H. Chan, K. Chen, et al., "Deacetylation of FOXO3 by SIRT1 or SIRT2 Leads to Skp2-Mediated FOXO3 Ubiquitination and Degradation," *Oncogene* 31, no. 12 (March 22, 2012): 1546–57, https://www.nature.com/articles/onc2011347.

36. 為何基因的名稱經常各式各樣？遺傳學語言與其他語言相同，文字呼應了歷史。不到二十五年前，瞭解酵母細胞、線蟲，或人類全部的基因體還只是夢寐以求之事；如今，只要用 USB 大小的定序儀便可自行進行基因定序，且一天就能獲知結果。我還在學時，我們會用化學物誘變產生的突變體特徵來為基因命名。當我們命名某個基因時，通常瞭解的只是它在特定染色體上的概略位置，而其他遠親都是後來才發現的。

37. A. Brunet, L. B. Sweeney, J. F. Sturgill, et al., "Stress-Dependent Regulation of FOXO Transcription Factors by the SIRT1 Deacetylase," *Science* 303, no. 5666 (March 24, 2004): 2011–15, https://www.ncbi.nlm.nih.gov/pubmed/14976264.

38. O. Medvedik, D. W. Lamming, K. D. Kim, and D. A. Sinclair, "*MSN2* and *MSN4* Link Calorie Restriction and TOR to Sirtuin-Mediated Lifespan Extension in *Saccharomyces cerevisiae*," *PLOS Biology*, October 2, 2007, http://journals.plos.org/plosbiology/article?id=10.1371/journal.pbio.0050261.

39. 該作者發現了 *FOXO3* 與人類壽命相關的有力證據。L. Sun, C. Hu, C. Zheng, et al., "*FOXO3* Variants Are Beneficial for Longevity in Southern Chinese Living in the Red River Basin: A Case-Control Study and Meta-analysis," *Nature Scientific Reports*, April 27, 2015, https://www.nature.com/articles/srep09852.

40. H. Bae, A. Gurinovich, A. Malovini, et al., "Effects of *FOXO3* Polymorphisms on Survival to Extreme Longevity in Four Centenarian Studies," *Journals of Gerontology, Series A: Biological Sciences and Medical Sciences* 73, no. 11 (October 8, 2018): 1437–47, https://academic.oup.com/biomedgerontology/article/73/11/1439/3872296.

41. 部分研究指出，若你是勤於運動的中年人或五十多歲的運動員，你的心臟可能會像年輕人一樣；不運動的上班族，或偶爾去健身房或上街慢跑的人，情況又大不相同了。不過，目前尚不明確的是，中年開始積極運動能否扭轉久坐不動的生活對心臟功能和結構的影響。G. Reynolds, "Exercise Makes the Aging Heart More Youthful," *New York Times*, July 25, 2018, https://www.nytimes.com/2018/07/25/well/exercise-makes-the-aging-heart-more-youthful.html.

42. 「這些發現有許多重大影響，像是改善器官和組織血流量、提高人體機能和重新建立老人活動力的良性循環。」A. Das, G. X. Huang, M. S. Bonkowski, et al., "Impairment of an Endothelial NAD$^+$-H$_2$S Signaling Network Is a Reversible Cause of Vascular Aging," *Cell* 173, no. 1 (March 22, 2018): 74–89, https://www.cell.com/cell/pdf/S0092-8674(18)30152-1.pdf.

第三章 盲目的傳染病

1. F. Bacon, *Of the Proficience and Advancement of Learning, Divine and Human* (Oxford, UK: Leon Lichfield, 1605). 這本書的原版放在我家的壁爐架上，是我妻子珊卓給我的禮物。

2. C. Kenyon, J. Chang, E. Gensch, et al., "A *C. elegans* Mutant That Lives Twice as Long as Wild Type," *Nature* 366, no. 6454 (December 2, 1993): 461–64, https://www.nature.com/articles/366461a0.

3. L. Partridge and P. H. Harvey, "Methuselah Among Nematodes," *Nature* 366, no. 6454 (December 2, 1993): 404–5, https://www.ncbi.nlm.nih.gov/pubmed/8247143.

4. 傑姆斯寫道：「減緩老化具有悲劇的必然性，其中的健康益處促使我們去追求此目標，卻不顧人類社會甚或人性隨之而來的影響轉變。」D. Gems, "Tragedy and Delight: The Ethics of Decelerated Ageing," *Philosophical Transactions of the Royal Society B: Biological Sciences* 366 (January 12, 2011): 108–12, https://royalsocietypublishing.org/doi/pdf/10.1098/rstb.2010.0288.

5. 《華盛頓郵報》記者布朗（David Brown）在2010年寫道：「你知道卡通賓尼兔（Bugs Bunny）的橋段嗎？賓尼兔駕駛著的老車突然解體，螺栓四散，然後最後一個輪轂蓋咯咯地滾落一圈後靜止下來。」「有些人死去的過程也像那樣，問題就在於它沒能有個好名字。」D. Brown, "Is It Time to Bring Back 'Old Age' as a Cause of Death?" *Washington Post*, September 17, 2010, http://www.washingtonpost.com/wp-dyn/content/article/2010/09/17/AR2010091703823.html?sid=ST2010091705724.

6. 韋勒（Chris Weller）在「每日醫療」（Medical Daily）上寫道：「人們確實不會因老齡而死亡，肯定有其他問題。」C. Weller, "Can People Really Die of Old Age?," "The Unexamined Life," Medical Daily, January 21, 2015, http://www.medicaldaily.com/can-people-really-die-old-age-318528.

7. B. Gompertz, "On the Nature of the Function Expressive of the Law of Human Mortality, and on a New Mode of Determining the Value of Life Contingencies," *Philosophical Transactions of the Royal Society* 115 (January 1, 1825):

513–85, https://royalsocietypublishing.org/doi/10.1098/rstl.1825.0026.

8. D. A. Sinclair and L. Guarente, "Extrachromosomal rDNA Circles—A Cause of Aging in Yeast," *Cell* 91, no. 7 (December 26, 1997): 1033–42, https://www.ncbi.nlm.nih.gov/pubmed/9428525.

9. 除了其他來源外，根據全球人口統計及人口普查報告，世界銀行列出了截至2016年的五十六年間的數據並指出，人類平均壽命從五十二歲增加至七十二歲。"Life Expectancy at Birth, Total (Years)," The World Bank, https://data.worldbank.org/indicator/SP.DYN.LE00.IN.

10. 我從家母身上繼承了SERPINA1突變。即使我從未吸菸，但在某些情況下，例如，身處嚴重污染之處時，仍會感到難以呼吸。獲知了此類資訊後，我盡可能避免吸入粉塵或其他污染物。瞭解自己每個細胞的遺傳指令，讓我感受到更高的身體自主權，這是前幾代人都無法擁有的經驗。

11. A. M. Binder, C. Corvalan, V. Mericq, et al., "Faster Ticking Rate of the Epigenetic Clock Is Associated with Faster Pubertal Development in Girls," *Epigenetics* 13, no. 1 (February 15, 2018): 85–94, https://www.tandfonline.com/doi/full/10.1080/15592294.2017.1414127.

12. 六十五歲以上的婦女較易發生髖部骨折，敗血症經常為主要死因。研究人員認為敗血症的併發通常與醫療照護不善、缺乏家人支持，和失智症有關。「以時間上來看，前六個月內的死亡率較高，共十例死亡（50％），第一年內有六例死亡（30％）。」J. Negrete-Corona, J. C. Alvarano-Soriano, and L. A. Reyes-Santiago, "Hip Fracture as Risk Factor for Mortality in Patients over 65 Years of Age. Case-Control Study" (abstract translation from Spanish), *Acta Ortopédica Mexicana* 28, no. 6 (November–December 2014): 352–62, https://www.ncbi.nlm.nih.gov/pubmed/26016287, (Spanish) http://www.medigraphic.com/pdfs/ortope/or-2014/or146c.pdf.

13. 因糖尿病足趾截肢的病患中，高達74%會在手術後五年內死亡。作者主張醫師與患者都應更積極重視此問題。「新生糖尿病足潰瘍應被視為是死亡率大幅成長的其中一種特徵，且應從局部、系統性，和心理上積極治療。」J. M. Robbins, G. Strauss, D. Aron, et al., "Mortality Rates and Diabetic Foot Ulcers: Is It Time to Communicate Mortality Risk to Patients with Diabetic Foot Ulceration?," *Journal of the American Podiatric Medical Association* 98, no. 6 (November–December 2008): 489–93, https://www.ncbi.nlm.nih.gov/pubmed/19017860.

14. 我們是否適得其反地與醫療魔鬼達成了協議？歐申斯基自然認為如此，他以《浮士德》的黑暗敘事類比，將人類對長壽和健康的追求對比浮士德最終與魔鬼梅菲斯特（Mephistopheles）進行了得不償失的交易。「人類可從公共衛生干預措施中擠出了最多時間的健康生活，而人體現在可能正超越生理遺傳上固有屬性的原有局限。」S. J. Olshansky, "The Future of Health," *Journal of the American Geriatrics Society* 66, no. 1 (December 5, 2017): 195–97, https://onlinelibrary.wiley.com/doi/full/10.1111/jgs.15167.

15. 此數字的確相當驚人，美國每年有近八十萬人死於心血管相關疾病；2030年時，心血管疾病相關的醫療費用預計將超過八千一百八十億美元，且生產力損失的成本將高達兩千七百五十億美元以上。"Heart Disease and Stroke Cost America Nearly $1 Billion a Day in Medical Costs, Lost Productivity," CDC Foundation, April 29, 2015, https://www.cdcfoundation.org/pr/2015/heart-disease-and-stroke-cost-america-nearly-1-billion-day-medical-costs-lost-productivity.

16. 由於病患接受治療延長了壽命，因此，社會中的疾病數量也逐漸增加。作者認為，此種情況意味著增加人類健康年限的唯一方法將是「『延緩老化』或延遲導致疾病或殘疾的生理變化」。隨著科學革新，社會經濟不平等、生活方式和行為等各方面的改變都會有助於促進人類的健康年限與壽

命。E. M. Crimmins, "Lifespan and Healthspan: Past, Present, and Promise," *Gerontologist* 55, no. 6 (December 2015): 901–11, https://www.ncbi.nlm.nih.gov/pmc/articles/PMC4861644/.

17. 根據世界衛生組織研究，一個失能調整人年（DALY）可被視為失去一年「健康」生活。整體人口的DALY總數或疾病負擔，可用來衡量全體人口目前與理想的健康狀態之間的差距，所謂的理想健康狀態即所有人口均達到高齡且無任何疾病或殘疾。"Metrics: Disability-Adjusted Life Year (DALY)," World Health Organization, https://www.who.int/healthinfo/global_burden_disease/metrics_daly/en/.

18. 而且幾乎同齡的所有人都花費相當時間就醫。根據《英國醫學期刊》（*British Medical Journal*）2009年發布的一項研究指出，八十五歲老人有94%過去一年有就醫的經驗，且十分之一的人接受過機構照護。J. Collerton, K. Davies, C. Jagger, et al., "Health and Disease in 85 Year Olds: Baseline Findings from the Newcastle 85+ Cohort Study," *British Medical Journal*, December 23, 2009, https://www.bmj.com/content/339/bmj.b4904.

19. 此種腫瘤發展需要遺傳與表觀遺傳老化的可能性，我們稱其為「老化誘發腫瘤形成」（geroncogenesis）過程，這也解釋了為何即便經過極端的日曬，年輕人也不會產生腫瘤；為何即使你之後的生活避免日照，DNA損傷所致的腫瘤常經過數十年才發生；這也解釋了為何癌症會出現沃伯格效應，即一種以生化學家沃伯格（Otto Warburg）命名的異常新陳代謝，此種效應會直接消耗葡萄糖、降低粒線體活性，並利用較少的氧氣產生能量，類似於老舊細胞的代謝活動。

20. 根據世界衛生組織報告，"The State of Global Tobacco Control," 2008, http://www.who.int/tobacco/mpower/mpower_report_global_control_2008.pdf.

21. R. A. Miller, "Extending Life: Scientific Prospects and Political Obstacles," *Milbank Quarterly* 80, no. 1 (March 2002): 155–74, https://www.ncbi.nlm.nih.gov/pmc/articles/PMC2690099/; 重製圖表之資料來源：D. L. Hoyert, K. D. Kochanek, and S. L. Murphy, "Deaths: Final Data for 1997," *National Vital Statistics Report* 47, no. 19 (June 30, 1999):1–104, https://www.ncbi.nlm.nih.gov/pubmed/10410536.

22. 該作者針對五百九十三名受訪者進行調查，且四年後重複進行，藉此探索「主觀年齡（即個人相對於實際生理年齡本身所感覺的年紀）」對於老化過程發展的影響。A. E. Kornadt, T. M. Hess, P. Voss, and K. Rothermund, "Subjective Age Across the Life Span: A Differentiated, Longitudinal Approach," *Journals of Gerontology: Psychological Sciences* 73, no. 5 (June 1, 2018): 767–77, http://europepmc.org/abstract/med/27334638.

23. "David A. Sinclair's Past and Present Advisory Roles, Board Positions, Funding Sources, Licensed Inventions, Investments, Funding, and Invited Talks," Sinclair Lab, Harvard Medical School, November 15, 2018, https://genetics.med.harvard.edu/sinclair-test/people/sinclair-other.php.

第四章 健康長壽，從現在開始

1. 他似乎至少有再發生過一次性關係，因為他與妻子維洛妮卡（Veronica）生了一個女兒克蘿菈（Clara）。L. Cornaro, *Sure and Certain Methods of Attaining a Long and Healthful Life: With Means of Correcting a Bad Constitution, &c.*, https://babel.hathitrust.org/cgi/pt?id=dul1.ark:/13960/t0dv2fm86;view=1up;seq=1.

2. 此內容有其他版本的翻譯，本段摘自巴特勒（William F. Butler）1903年於美國密爾瓦基（Milwaukee）出版的版本。

3. 根據作者引述的一位研究人員，三歲大的大鼠以人類壽命衡量的話，類似於九十歲的老人。其中一隻從六週大就開始以實驗性飲食飼養的大鼠，活到四十個月大，而以正常飲食飼育的大鼠，其中最老的活到了三十四個月：「我們所飼養的這群大鼠中只有不到三分之一……預計壽命會超過兩年。」T. B. Osborne, L. B. Mendel, and E. L. Ferry, "The Effect of Retardation of Growth upon the Breeding Period and Duration of Life of Rats," *Science* 45, no. 1160 (March 23, 1917): 294–95, http://science.sciencemag.org/content/45/1160/294.

4. I. Bjedov, J. M. Toivonen, F. Kerr, et al., "Mechanisms of Life Span Extension by Rapamycin in the Fruit Fly *Drosophila melanogaster*," *Cell Metabolism* 11, no. 1 (January 6, 2010): 35–46, https://www.ncbi.nlm.nih.gov/pmc/articles/PMC2824086/.

5. 香川研究西方飲食對日本人的影響，發現結腸癌與肺癌顯著增加，而胃癌和子宮癌大幅減少，不過受試者的食物消耗量仍遠低於美國人或歐洲人。當他觀察沖繩居民時，發現「他們擁有的總能量、糖分和鹽分最低，體格最小，但健康長壽，且百歲人瑞占比最高。」Y. Kagawa, "Impact of Westernization on the Nutrition of Japanese: Changes in Physique, Cancer, Longevity and Centenarians," *Preventive Medicine* 7, no. 2 (June 1978): 205–17, https://www.sciencedirect.com/science/article/pii/0091743578902463.

6. 該報告的其中兩位作者本身就是研究團隊成員，他們選擇被關在生物圈內兩年，並以低熱量飲食為生，以卡路里消耗量來看，僅攝取12％的蛋白質和11％的脂肪。居住於生物圈的兩年期間，雖然有熱量限制，且體重流失12％至22％，但全體八名成員皆相當健康活躍。R. L. Walford, D. Mock, R. Verdery, and T. MacCallum, "Calorie Restriction in Biosphere 2: Alterations in Physiologic, Hematologic, Hormonal, and Biochemical Parameters in Humans Restricted for a 2-Year Period," *Journals of Gerontology, Series A: Biological Sciences and Medical Sciences* 57, no. 6 (June 2002): 211–24, https://www.ncbi.nlm.nih.gov/pubmed/12023257.

7. L. K. Heilbronn, and E. Ravussin, "Calorie Restriction and Aging: Review of the Literature and Implications for Studies in Humans," *American Journal of Clinical Nutrition* 3, no. 178 (September 2003): 361–69, https://academic.oup.com/ajcn/article/78/3/361/4689958.

8. 作者使用了美國國家老化研究所進行為期二十四個月的公開試驗結果，該試驗主要對象為非肥胖青年的熱量限制研究。D. W. Belsky, K. M. Huffman, C. F. Pieper, et al., "Change in the Rate of Biological Aging in Response to Caloric Restriction: CALERIE Biobank Analysis," *Journals of Gerontology, Series A: Biological Sciences and Medical Sciences* 73, no. 1 (January 2018): 4–10, https://academic.oup.com/biomedgerontology/article/73/1/4/3834057.

9. 麥葛洛辛在文中寫道：「我很高興一位七十歲的老人可以擁有有如健康學齡兒童的生物標記。」P. McGlothin, "Growing Older and Healthier the CR Way*," *Life Extension Magazine*, September 2018, https://www.lifeextension.com/Magazine/2018/9/Calorie-Restriction-Update/Page-01.

10. 作者毫不懷疑熱量限制對人體因應老化與疾病具有潛在益處。他們寫道：「相對於與年齡相關的各種疾病生物學，確切瞭解老化的生物原理或許是一重要轉捩點，將有助於發展人類健康老化的新穎預防措施。熱量限制（CR）提供了強大的典範，從細胞和分子基礎上顯示出所有哺乳動物共有的情況，即我們隨年歲增長，所有疾病的易感受性也隨之增加。」J. A. Mattison, R. J. Colman, T. M. Beasley, et al., "Caloric Restriction Improves Health and Survival of Rhesus Monkeys," *Nature Communications*, January 17, 2017, https://www.nature.com/articles/ncomms14063.

11. Y. Zhang, A. Bokov, J. Gelfond, et al., "Rapamycin Extends Life and Health in C57BL/6 Mice," *Journals of Gerontology, Series A: Biological Sciences and Medical Sciences* 69, no. 2 (February 2014): 119–30, https://www.ncbi.nlm.nih.gov/pubmed/23682161.

12. 她在2017年接受《科學人》訪問時表示：「我們之所以進行此研究，真的是為了用來理解老化的範例。我們不建議大眾採取此做法。」R. Conniff, "The Hunger Gains: Extreme Calorie-Restriction Diet Shows Anti-aging Results," *Scientific American*, February 16, 2017, https://www.scientificamerican.com/article/the-hunger-gains-extreme-calorie-restriction-diet-shows-anti-aging-results/.

13. 「最理想的禁食量似乎是每三天禁食一次，這使同窩出生的雄鼠壽命延長了約20％，同窩雌鼠的壽命增加了約15％。」A. J. Carlson and F. Hoelzel, "Apparent Prolongation of the Life Span of Rats by Intermittent Fasting: One Figure," *Journal of Nutrition* 31, no. 3 (March 1, 1946): 363–75, https://academic.oup.com/jn/article-abstract/31/3/363/4725632?redirectedFrom=fulltext.

14. H. M. Shelton, "The Science and Fine Art of Fasting," in *The Hygienic System*, vol. III, *Fasting and Sunbathing* (San Antonio, Texas: Dr. Shelton's Health School, 1934).

15. C. Tazearslan, J. Huang, N. Barzilai, and Y. Suh, "Impaired IGF1R Signaling in Cells Expressing Longevity-Associated Human IGF1R Alleles," *Aging Cell* 10, no. 3 (June 2011): 551–54, https://onlinelibrary.wiley.com/doi/full/10.1111/j.1474-9726.2011.00697.

16. 三分之一的伊卡里亞人可活到九十歲，且其中多數人沒有失智症或老化的其他慢性病。"Ikaria, Greece. The Island where People Forget to Die," Blue Zones, https://www.bluezones.com/exploration/ikaria-greece/.

17. 禁食時間延長至一年有一百八十天，主要為禁食乳製品、紅血動物和魚類，表示他們依然可以食用章魚和魷魚。領取聖餐前的禁食則包括所有食物。N. Gaifyllia, "Greek Orthodox 2018 Calendar of Holidays and Fasts," The Spruce Eats, October 6, 2018, https://www.thespruceeats.com/greek-orthodox-calendar-1706215.

18. 巴馬人之所以普遍受到西方研究者忽視，主因在於這個位於中國南部、號稱健康百歲人瑞遍布的地區，當地人多半沒有正式的出生記錄。然而，心臟病學家戴伊（John Day）與其同事認為我們有充分理由相信他們宣稱的事實。J. D. Day, J. A. Day, and M. LaPlante, *The Longevity Plan: Seven Life-Transforming Lessons from Ancient China* (New York: HarperCollins, 2017).

19. 不攝取動物性蛋白質實非易事。其中一個主要原因在於蛋白質消耗會產生飽足感。澳州雪梨查爾斯帕金斯研究中心（Charles Perkins Centre）主任辛普森（Stephen Simpson），是最理解為何食用碳水化合物無法阻擋飢餓的人。辛普森步入研究領域之初，就試圖瞭解蝗蟲為何總是成群蜂擁而至。他認為若能找出原因，或許就能防止全球每年數百萬噸作物的損失。據他發現，蝗蟲在尋找蛋白質，他們渴望得到蛋白質。他們不斷前進，吃光任何可食用的食物，但如果飲食中蛋白質不足，他們就會變成貪婪、飢渴的動物，從任何可能的來源尋找蛋白質；而最近的蛋白質來源就是眼前的同類，在此情況下，最佳的維生方式就是持續前進，偶爾停下來吃掉一些動作較慢的同類。辛普森的最新發現相當驚人，顯示出哺乳動物腦中也存在同樣的刺激；因此，缺乏蛋白質時，我們也會變得飢餓難耐，當然我們通常不會試圖吃掉自己的鄰居；可是，碰到極端飢餓的情況時，誰敢說不會考慮呢？我們從此學到的一點是，最好少吃動物性蛋白質，但完全避免食用確實極為困難。F. P. Zanotto, D. Raubenheimer, and S. J. Simpson, "Selective Egestion of Lysine by Locusts Fed Nutritionally Unbalanced Foods," *Journal of Insect Physiology* 40, no. 3 (March 1994): 259–65, https:// www.

sciencedirect.com/science/article/pii/0022191094900493.

20. 雖然偶爾吃點熱狗或漢堡無傷大雅，但一份由二十二位專家評閱八百項研究發現，日常飲食中包含五十克加工肉品，可能會讓受測者罹患大腸癌的機率增加 18％。S. Simon, "World Health Organization Says Processed Meat Causes Cancer," American Cancer Society, October 26, 2015, https://www.cancer.org/latest-news/world-health-organization-says-processed-meat-causes-cancer.html.

21. 狩獵採集社會飲食中基本上沒有加工或高熱量食物，加上大量身體勞動的生活方式，因而鮮少罹患肥胖症或心血管疾病。H. Pontzer, B. M. Wood, and D. A. Raichlen, "Hunter-Gatherers as Models in Public Health," *Obesity Reviews* 19, suppl. 1 (December 2018): 24–35, https://onlinelibrary.wiley.com/doi/full/10.1111/obr.12785.

22. M. Song, T. T. Fung, F. B. Hu, et al., "Association of Animal and Plant Protein Intake with All-Cause and Cause-Specific Mortality," *JAMA Internal Medicine* 176, no. 10 (October 1, 2016): 1453–63, https://jamanetwork.com/journals/jamainternalmedicine/fullarticle/2540540.

23. 一份 2011 年的研究找出了胺基酸用來活化 mTOR 的新訊號傳導途徑。I. Tato, R. Bartrons, F. Ventura, and J. L. Rosa, "Amino Acids Activate Mammalian Target of Rapamycin Complex 2 (mTORC2) via PI3K/Akt Signaling," *Journal of Biological Chemistry* 286, no. 8 (February 25, 2011): 6128–42, http://www.jbc.org/content/286/8/6128.full.

24. C. Hine, C. Mitchell, and J. R. Mitchell, "Calorie Restriction and Methionine Restriction in Control of Endogenous Hydrogen Sulfide Production by the Transsulfuration Pathway," *Experimental Gerontology* 68 (August 2015): 26–32, https://www.ncbi.nlm.nih.gov/pubmed/25523462.

25. 拉銘實驗室的研究員並未對小鼠進行熱量限制，而是設計了一種短期甲硫胺酸去除療法，可減少脂肪量、恢復正常體重，並重新控制雄鼠和雌鼠的血糖。D. Yu, S. E. Yang, B. R. Miller, et al., "Short-Term Methionine Deprivation Improves Metabolic Health via Sexually Dimorphic, mTORC1-Independent Mechanisms," *FASEB Journal* 32, no. 6 (June 2018): 3471–82, https://www.ncbi.nlm.nih.gov/pubmed/29401631.

26. 作者認為，追尋均衡飲食的最終解答或許在於瞭解「如何控制營養素的比例來抑制 mTOR 活化，而可收延長隨意餵養動物的壽命」。S. M. SolonBiet, A. C. McMahon, J. W. Ballard, et al., "The Ratio of Macronutrients, Not Caloric Intake, Dictates Cardiometabolic Health, Aging, and Longevity in Ad Libitum–Fed Mice," *Cell Metabolism* 3, no. 19 (March 4, 2014): 418–30, https://www.ncbi.nlm.nih.gov/pmc/articles/PMC5087279/.

27. 換言之，個人飲食特定的胺基酸組成可能比限制所有胺基酸來得重要。最簡單的方式依舊是減少攝食肉類。L. Fontana, N. E. Cummings, S. I. Arriola Apelo, et al., "Decreased Consumption of Branched Chain Amino Acids Improves Metabolic Health," *Cell Reports* 16, no. 2 (July 12, 2016): 520–30, https://www.ncbi.nlm.nih.gov/pmc/articles/PMC4947548/.

28. 部分人士認為，詳細瞭解此種關聯有助於研究人員開發針對 mTOR 的療法，來防止肌肉耗損。M.-S. Yoon, "mTOR as a Key Regulator in Maintaining Skeletal Muscle Mass," *Frontiers in Physiology* 8 (2017): (October 17, 2017): 788, https://www.ncbi.nlm.nih.gov/pmc/articles/PMC5650960/.

29. 光是減少攝取支鏈胺基酸一天，就能快速提高胰島素敏感性。F. Xiao, J. Yu, Y. Guo, et al., "Effects of Individual Branched-Chain Amino Acids Ceprivation on Insulin Sensitivity and Glucose Metabolism in Mice,"

Metabolism 63, no. 6 (June 2014): 841–50, https://www.ncbi.nlm.nih.gov/pubmed/24684822/.

30. 當然還有其他生活方式的影響，不過，2012 年《營養與代謝年報》（*Annals of Nutrition and Metabolism*）發表了一項統合分析報告，當中包含七份研究與近十二萬五千名參與者，提供了可說是一項有利證據。據此研究的人員觀察，所有素食者中，循環系統疾病的死亡率低了 16%，而腦血管疾病的死亡率則低了 12%。T. Huang, B. Yang, J. Zheng, et al., "Cardiovascular Disease Mortality and Cancer Incidence in Vegetarians: A Meta-analysis and Systematic Review," *Annals of Nutrition & Metabolism* 4, no. 60 (June 1, 2012): 233–40, https://www.karger.com/Article/FullText/337301.

31. 該研究調查了近六千名參與全國健康與營養體檢（National Health and Nutrition Examination Survey）的男女性。若想再被提醒一次久坐不動有多無益於延長壽命，可從報告中找到下列內容：「據估計，活動量高的成人比久坐不動的人，多出九年的生物老化優勢（140 個鹼基對 ÷15.6）。活動量高與低之間的細胞老化差異也相當明顯，相差八點八年；身體活動量高度和中度的人之間也同樣存在顯著差異，細胞老化差距為七點一年。」L. A. Tucker, "Physical Activity and Telomere Length in U.S. Men and Women: An NHANES Investigation," *Preventive Medicine* 100 (July 2017): 145–51, https://www.sciencedirect.com/science/article/pii/S0091743517301470.

32. 有群英國科學家同時也是休閒運動員，試圖探索定期騎自行車的中年人的健康和身體狀況與老化的潛在關聯，因而開始研究運動如何影響壽命。他們為研究招募了年長的男女性自行車手，年紀介於五十五歲至七十九歲之間，他們將受試者的健康情況，與較年長及較年輕的久坐者進行比較。「結果證明，與習慣久坐的人相比，騎自行車者的反射、記憶、平衡，和代謝特徵較近似於三十歲的年輕人。」G. Reynolds, "How Exercise Can Keep Aging Muscles and Immune Systems 'Young,'" *New York Times*, March 14, 2018, https://www.nytimes.com/2018/03/14/well/move/how-exercise-can-keep -aging-muscles-and-immune-systems-young.html.

33. D. Lee, R. R. Pate, C. J. Lavie, et al., "Leisure-Time Running Reduces All-Cause and Cardiovascular Mortality Risk," *Journal of the American College of Cardiology* 54, no. 5 (August 2014): 472–81, http://www.onlinejacc.org/content/64/5/472.

34. M. M. Robinson, S. Dasari, A. R. Konopka, et al., "Enhanced Protein Translation Underlies Improved Metabolic and Physical Adaptations to Different Exercise Training Modes in Young and Old Humans," *Cell Metabolism* 25, no. 3 (March 7, 2017): 581–92, https://www.cell.com/cell-metabolism/comments/S1550-4131 (17)30099-2.

35. 梅約醫學中心的專業建議，包括每週花一百五十分鐘從事諸如游泳或除草之類的活動，或是進行七十五分鐘更高強度的運動，如踩飛輪或跑步。醫學中心人員寫道：「腳踏實地，無需把自己逼得太緊或太心急。」「運動是終身承諾，不是抵達終點線前的最後衝刺。」"Exercise Intensity: How to Measure It," Mayo Clinic, June 12, 2018, https://www.mayoclinic.org/healthy-lifestyle/fitness/in-depth/exercise-intensity/art-20046887.

36. 作者透過研究下視丘控制老化的潛在方式，發現了「下視丘／大腦中的免疫抑制或 GnRH 恢復功能」提供了兩個可能方向，有助於延長壽命和解決老化帶來的健康問題。G. Zhang, J. Li, S. Purkayasatha, et al., "Hypothalamic Programming of Systemic Ageing Involving IKK-β, NF-ⵏB and GnRH," *Nature* 497, no. 7448 (May 9, 2013): 211–16, https://www.nature.com/articles/nature12143.

37. 該團隊只能說明發生了此種情況，但無法解釋原因。他們當時推測的理論是，降低小鼠體溫也許會減緩新陳代謝，因而減少惡名昭彰的自由基。從那時至今，我們已逐漸習得更多資訊。B. Conti, M. Sanchez-Alvarez, R. Winskey-Sommerer, et al., "Transgenic Mice with a Reduced Core Body Temperature

Have an Increased Life Span," *Science* 314, no. 5800 (November 3, 2006): 825–28, https://www.ncbi.nlm.nih.gov/pubmed/17082459.

38. 小鼠患肥胖症、β 細胞功能障礙，和第二型糖尿病的比例增加。C.- Y. Zhang, G. Baffy, P. Perret, et al., "Uncoupling Protein-2 Negatively Regulates Insulin Secretion and Is a Major Link Between Obesity, β Cell Dysfunction, and Type 2 Diabetes," *Cell* 105, no. 6 (June 15, 2001): 745–55, https://www.sciencedirect.com/science/article/pii/S0092867401003786.

39. 該研究團隊也認為發生此種現象是由於氧化損傷減少的緣故。Y.-W. C. Fridell, A. Sánchez-Blanco, B. A. Silvia, et al., "Targeted Expression of the Human Uncoupling Protein 2 (hUCP2) to Adult Neurons Extends Life Span in the Fly," *Cell Metabolism* 1, no. 2 (February 2005): 145–52, https://www.sciencedirect.com/science/article/pii/S155041310500032X.

40. 據研究人員的結論，UCP2透過非酯化脂肪酸（nonesterified fatty acid）調節棕色脂肪組織的熱生成作用（thermogenesis）。A. Caron, S. M. Labbé, S. Carter, et al., "Loss of UCP2 Impairs Cold-Induced Non-shivering Thermogenesis by Promoting a Shift Toward Glucose Utilization in Brown Adipose Tissue," *Biochimie* 134 (March 2007): 118–26, https://www.sciencedirect.com/science/article/pii/S030090841630270X?via%3Dihub.

41. 阿拉巴馬大學（University of Alabama）的達西（Justin Darcy）所領軍的研究人員證明，這些棕色脂肪組織功能強化的動物，比同窩其他動物壽命長40％至60％。J. Darcy, M. McFadden, Y. Fang, et al., "Brown Adipose Tissue Function Is Enhanced in Long-Lived, Male Ames Dwarf Mice," *Endocrinology* 157, no. 12 (December 1, 2016): 4744–53, https://academic.oup.com/endo/article/157/12/4744/2758430.

42. 該研究的作者於2014年寫道：「不過，人體調節棕色脂肪的方式以及棕色脂肪和新陳代謝的關係，至今仍不清楚」。從那時至今，我們開始逐漸瞭解當中的機制。Endocrine Society, "Cold Exposure Stimulates Beneficial Brown Fat Growth," *Science Daily*, June 23, 2014, https://www.sciencedaily.com/releases/2014/06/140623091949.htm.

43. T. Shi, F. Wang, E. Stieren, and Q. Tong, "SIRT3, a Mitochondrial Sirtuin Deacetylase, Regulates Mitochondrial Function and Thermogenesis in Brown Adipocytes," *Journal of Biological Chemistry* 280, no. 14 (April 8, 2005): 13560-67, http://www.jbc.org/content/280/14/13560.long.

44. A. S. Warthin, "A Fatal Case of Toxic Jaundice Caused by Dinitrophenol," *Bulletin of the International Association of Medical Museums* 7 (1918): 123–26.

45. W. C. Cutting, H. G. Mertrens, and M. L. Tainter, "Actions and Uses of Dinitrophenol: Promising Metabolic Applications," *Journal of the American Medical Association* 101, no. 3 (July 15, 1933): 193–95, https://jamanetwork.com/journals/jama/article-abstract/244026.

46. 作者計算出，1934年由史丹佛大學醫學院的診所提供的一百二十萬粒膠囊，數量相當於三個月內服用該藥物的患者有四千五百名。總體而言，據估計在美國至少有十萬人曾經使用過該種藥物治療。M. L. Tainter, W. C. Cutting, and A. B. Stockton, "Use of Dinitrophenol in Nutritional Disorders: A Critical Survey of Clinical Results," *American Journal of Public Health* 24, no. 10 (1935): 1045–53, https://ajph.aphapublications.org/doi/pdf/10.2105/AJPH.24.10.1045.

47. 二硝基酚在網路上有各種名稱，作者羅列的名稱包括DNP、「『Dinosan』、『Dnoc』、『Solfo Black』、『硝基酚』（Nitrophen）、『Alidfen』和『Chemox』」。2000年代時期，由於DNP網路

銷售盛行，許多健美運動者和在意體重的人於網路購得，因此，DNP相關的死亡人數激增。J. Grundlingh, P. I. Dargan, M. El-Zanfaly, and D. M. Wood, "2,4-Dinitrophenol (DNP): A Weight Loss Agent with Significant Acute Toxicity and Risk of Death," *Journal of Medical Toxicology* 7, no. 3 (September 2011): 205–12, https://www.ncbi.nlm.nih.gov/pmc/articles/PMC3 550200/.

48. T. L. Kurt, R. Anderson, C. Petty, et al., "Dinitrophenol in Weight Loss: The Poison Center and Public Health Safety," *Veterinary and Human Toxicology* 28, no. 6 (December 1986): 574–75, https://www.ncbi.nlm.nih.gov/pubmed/3788046.

49. Vice新聞網站的報導中描述了DNP過量導致的可怕死亡事件；請見G. Haynes, "The Killer Weight Loss Drug DNP Is Still Claiming Young Lives," Vice, August 6, 2018, https://www.vice.com/en_uk/article/bjbyw5/the-killer-weight-loss-drug-dnp-is-still-claiming-young-lives; see also Grundlingh et al., "2,4-Dinitrophenol (DNP)."

50. 不同物種發生的情況各異，但大趨勢相當明確：寒冷結合運動有助於棕色脂肪產生。F. J. May, L. A. Baer, A. C. Lehnig, et al., "Lipidomic Adaptations in White and Brown Adipose Tissue in Response to Exercise Demonstrates Molecular Species-Specific Remodeling," *Cell Reports* 18, no. 6 (February 7, 2017): 1558–72, https://www.ncbi.nlm.nih.gov/pmc/articles/PMC5558157/.

51. 2014年，一國際研究團隊總結：「直到有進一步的研究證明之前，運動員應當清楚一件事，局部冰敷或浸泡冷水等較便宜的冷凍療法，同樣可提供相當的生理和臨床效果。」C. M. Bleakley, F. Bieuzen, G. W. Davison, and J. T. Costello, "Whole-Body Cryotherapy: Empirical Evidence and Theoretical Perspectives," *Open Access Journal of Sports Medicine* 5 (March 10, 2014): 25–36, https://www.ncbi.nlm.nih.gov/pmc/articles/PMC3956737/.

52. 該研究受試者平均使用桑拿的時間為十五分鐘，溫度為80℃。T. E. Strandberg, A. Strandberg, K. Pitkälä, and A. Benetos, "Sauna Bathing, Health, and Quality of Life Among Octogenarian Men: The Helsinki Businessmen Study," *Aging Clinical and Experimental Research* 30, no. 9 (September 2018): 1053–57, https:// www.ncbi.nlm.nih.gov/pubmed/29188579.

53. T. Laukkanen, H. Khan, F. Zaccardi, and J. A. Laukkanen, "Association Between Sauna Bathing and Fatal Cardiovascular and All-Cause Mortality Events," *JAMA Internal Medicine* 175, no. 4 (April 2015): 542–48, https://www.ncbi.nlm.nih.gov/pubmed/25705824.

54. H. Yang, T. Yang, J. A. Baur, et al., "Nutrient-Sensitive Mitochondrial NAD+ Levels Dictate Cell Survival," *Cell* 130, no. 6 (September 21, 2007): 1095–107, https://www.ncbi.nlm.nih.gov/pmc/articles/PMC3366687/.

55. R. Madabhushi, F. Gao, A. R. Pfenning, et al., "Activity-Induced DNA Breaks Govern the Expression of Neuronal Early-Response Genes," *Cell* 161, no. 7 (June 18, 2015): 1592–605, https://www.ncbi.nlm.nih.gov/pmc/articles/PMC4886855/.

56. H. Katoka, "Quantitation of Amino Acids and Amines by Chromatography," *Journal of Chromatography Library* 70 (2005): 364–404, https://www.sciencedirect.com/topics/chemistry/aromatic-amine.

57. 另一個普遍於塑膠瓶與食品飲料罐的化學品為雙酚A（bisphenol A，BPA）。雙酚A無所不在，幾乎每個美國人的尿液中都能發現；高含量的雙酚A與「心血管疾病和糖尿病相關，且可能也會提高胚胎染色體核型（karyotype）異常所致的流產風險」。P. Allard and M. P. Colaiácovo, "Bisphenol A Impairs the Double-Strand Break Repair Machinery in the Germline and Causes Chromosome Abnormalities,"

Proceedings of the National Academy of Sciences of the United States of America 107, no. 47 (November 23, 2010): 20405–10, http://www.pnas.org/content/107/47/20405.

58. 「根據我們的研究結果指出，此種色素若經由皮膚代謝或吸收，可能會對人體造成傷害。」F. M. Chequer, V. de Paula Venâncio, et al., "The Cosmetic Dye Quinoline Yellow Causes DNA Damage in Vitro," *Mutation Research/Genetic Toxicology and Environmental Mutagenesis* 777 (January 1, 2015): 54–61, https://www.ncbi.nlm.nih.gov/pubmed/25726175.

59. 啤酒愛好者注意了：「啤酒也是NDMA其中一種來源，據報導某類德國啤酒中含有高達70微克l(-1)的NDMA，儘管一般啤酒中的含量較低（10或5微克l(-1)）；但是，若你酒量大，每天喝數升啤酒，可能會攝入大量NDMA。」不過，作者補充一點，好消息是近幾十年內，不僅食物中硝酸鈉含量降低：「啤酒釀造過程也更嚴加控管麥芽接觸氮氧化物的程度。」W. Lijinsky, "N-Nitroso Compounds in the Diet," *Mutation Research* 443, nos. 1–2 (July 15, 1999): 129–38, https://www.ncbi.nlm.nih.gov/pubmed/10415436.

60. L. Robbiano, E. Mereto, C. Corbu, and G. Brambilla, "DNA Damage Induced by Seven N-nitroso Compounds in Primary Cultures of Human and Rat Kidney Cells," *Mutation Research* 368, no. 1 (May 1996): 41–47, https://www.ncbi.nlm.nih.gov/pubmed/8637509.

61. 1988年，為瞭解各城鎮氡氣的分布狀況，麻州進行了一項研究。研究發現，四分之一的住家氡氣含量明顯超過了美國環保署訂定的4pCi/ L標準，關於此點，有待進一步調查。"Public Health Fact Sheet on Radon," Health and Human Services, Commonwealth of Massachusetts, 2011, http://web.archive.org/web/20111121032816/http://www.mass.gov/eohhs/consumer/community-health/environmental-health/exposure-topics/radiation/radon/public-health-fact-sheet-on-radon.html.

62. 「污染魚類的汞大都來自燃燒煤炭和其他化石燃料所焚化或釋放的家庭和工業廢棄物。含汞的產品若不當地棄置於垃圾桶或沖進下水道，最終會進到垃圾掩埋場、焚化爐，或廢水處理　設　施。」"Contaminants in Fish," Washington State Department of Health, https://www.doh.wa.gov/CommunityandEnvironment/Food/Fish/ContaminantsinFish.

63. S. Horvath, "DNA Methylation Age of Human Tissues and Cell Types," *Genome Biology* 14, no. 10 (2013): R115, https://www.ncbi.nlm.nih.gov/pubmed/24138928.

第五章 不得不吞的良藥

1. 雖然薛丁格無法肯定回答生命是什麼，然除此之外，他的書可是做足了功課，不僅對二十世紀科學思想發展影響深遠，也為分子生物學的出現和DNA的發現奠基。E. Schrödinger, *What Is Life? The Physical Aspect of the Living Cell* (Cambridge, UK: Cambridge University Press, 1944).

2. V. L. Schramm and S. D. Schwartz, "Promoting Vibrations and the Function of Enzymes. Emerging Theoretical and Experimental Convergence," *Biochemistry* 57, no. 24 (June 19, 2018): 3299–308, https://www.ncbi.nlm.nih.gov/pubmed/29608286.

3. "Cell Size and Scale," Genetic Science Learning Center, University of Utah, http://learn.genetics.utah.edu/content/cells/scale/.

4. 名稱中以酶（-ase）結尾的高分子生物觸媒為酵素。

5. 在多不勝數的名言錦句中，這句話多年來一直是科學家公認的智語：「首要原則就是切莫欺騙自己，但自己又是最容易受騙的人。」R. P. Feynman, *The Quotable Feynman*, ed. Michelle Feynman (Princeton, NJ: Princeton University Press, 2015), 127.

6. 塞加爾的雇主被國際製藥公司惠氏收購後，他重啟了雷帕黴素的研究工作。「1999年，美國食品藥物管理局批准使用雷帕黴素做為器官移植患者藥物。塞加爾在雷帕黴素核准通過幾年後就去世了，可惜他太早離世，未能親眼目睹自己的心血結晶拯救了成千上萬名移植患者的性命，並持續為惠氏賺進數億美元。」B. Gifford, "Does a Real Anti-aging Pill Already Exist?," Bloomberg, February 12, 2015, https://www.bloomberg.com/news/features/2015-02-12/does-a-real-anti-aging-pill-already-exist-.

7. 作者得出的結論是：「透過降低酵母和高等真核生物（eukaryote）的TOR訊號來延長壽命，關鍵在於上調高度保守對飢餓壓力的反應。」R. W. Powers III, M. Kaeberlein, S. D. Caldwell, et al., "Extension of Chronological Life Span in Yeast by Decreased TOR Pathway Signaling," *Genes & Development* 20, no. 2 (January 15, 2006): 174–84, https://www.ncbi.nlm.nih.gov/pmc/articles/PMC1356109/.

8. I. Bjedov, J. M. Toivonen, F. Kerr, et al., "Mechanisms of Life Span Extension by Rapamycin in the Fruit Fly *Drosophilia melanogaster*," *Cell Metabolism* 11, no. 1 (January 6, 2010): 35–46, https://www.ncbi.nlm.nih.gov/pmc/articles/PMC2824086/.

9. 作者指出，這些發現首度證明mTOR對於延長壽命具有重要作用：「雷帕黴素有助於延長壽命的方式可能為延遲癌症引發的死亡，或延緩老化，或兩者兼之。」D. E. Harrison, R. Strong, Z. D. Sharp, et al., "Rapamycin Fed Late in Life Extends Lifespan in Genetically Heterogeneous Mice," *Nature* 460 (July 8, 2009): 392–95, https://www.nature.com/articles/nature08221.

10. K. Xie, D. P. Ryan, B. L. Pearson, et al., "Epigenetic Alterations in Longevity Regulators, Reduced Life Span, and Exacerbated Aging-Related Pathology in Old Father Offspring Mice," *Proceedings of the National Academy of Sciences of the United States of America* 115, no. 10 (March 6, 2018): E2348–57, https://www.pnas.org/content/115/10/E2348.

11. 他們如何選出如此多的獲獎者？在某份新聞稿中，湯森路透（Thomson Reuters）集團一位高階主管對此做出解釋：「結果證明，高度引用的論文為世界級研究最可靠的指標之一，且可略微透露出哪項研究最有機會受到諾貝爾獎認可。」Thomson Reuters, "Web of Science Predicts 2016 Nobel Prize Winners," PR Newswire, September 21, 2016, https://www.prnewswire.com/news-releases/web-of-science-predicts-2016-nobel-prize-winners-300331557.html.

12. 此研究中，作者證明了服用三個月的雷帕黴素可提高中年小鼠平均壽命達60%，並改善了他們的健康狀況。A. Bitto, K. I. Takashi, V. V. Pineda, et al., "Transient Rapamycin Treatment Can Increase Lifespan and Healthspan in Middle-Aged Mice," *eLife* 5 (August 23, 2016): 5, https://www.ncbi.nlm.nih.gov/pmc/articles/PMC4996648/.

13. 六十五歲以上的人服用了低劑量的抗癌藥物癌伏妥（everolimus）後，對流感疫苗的反應提高了約20%。A. Regalado, "Is This the Anti-aging Pill We've All Been Waiting For?," *MIT Technology Review*, March 28, 2017, https://www.technologyreview.com/s/603997/is-this-the-anti-aging-pill-weve-all-been-waiting-for/.

14. 據兩位研究人員指出，治療糖尿病患的二甲雙胍尤其大有可為。「儘管此種性質的任何研究都存有風險，但研究結果顯示，二甲雙胍可能會影響形成多種慢性疾病的基本老化過程，而不僅僅只有第二型糖尿病。」B. K. Kennedy, and J. K. Pennypacker, "Aging Interventions Get Human," *Oncotarget* 6, no. 2 (January 2015): 590–91, https://www.ncbi.nlm.nih.gov/pmc/articles/PMC4359240/.

15. C. J. Bailey, "Metformin: Historical Overview," *Diabetologia* 60 (2017): 1566–76, https://link.springer.com/content/pdf/10.1007%2Fs00125-017-4318-z.pdf.

16. 研究者發現，服用二甲雙胍的患者不僅死亡率比糖尿病患者低，也比非糖尿病患者低。其他發現還包括以二甲雙胍進行治療的人也較少罹患癌症或心血管疾病。J. M. Campbell, S. M. Bellman, M. D. Stephenson, and K. Lisy, "Metformin Reduces All-Cause Mortality and Diseases of Ageing Independent of Its Effect on Diabetes Control: A Systematic Review and Meta-analysis," *Ageing Research Reviews* 40 (November 2017): 31–44, https://www.sciencedirect.com/science/article/pii/S1568163717301472.

17. R. A. DeFronzo, N. Barzilai, and D. C. Simonson, "Mechanism of Metformin Action in Obese and Lean Noninsulin-Dependent Diabetic Subjects," *Journal of Clinical Endocrinology & Metabolism* 73, no. 6 (December 1991): 1294–301, https://www.ncbi.nlm.nih.gov/pubmed/1955512.

18. A. Martin-Montalvo, E. M. Mercken, S. J. Mitchell, et al., "Metformin Improves Healthspan and Lifespan in Mice," *Nature Communications* 4 (2013): 2192, https:// www.ncbi.nlm.nih.gov/pmc/articles/PMC3736576/.

19. V. N. Anisimov, "Metformin for Aging and Cancer Prevention," *Aging* 2, no. 11 (November 2010): 760–74.

20. S. Andrzejewski, S.-P. Gravel, M. Pollak, and J. St-Pierre, "Metformin Directly Acts on Mitochondria to Alter Cellular Bioenergetics," *Cancer & Metabolism* 2 (August 28, 2014): 12, https://www.ncbi.nlm.nih.gov/pmc/articles/PMC4147388/.

21. N. Barzilai, J. P. Crandall, S. P. Kritchevsky, and M. A. Espeland, "Metformin as a Tool to Target Aging," *Cell Metabolism* 23 (June 14, 2016): 1060–65, https://www.cell.com/cell-metabolism/pdf/S1550-4131(16)30229-7.pdf.

22. C.-P. Wang, C. Lorenzo, S. L. Habib, et al. "Differential Effects of Metformin on Age Related Comorbidities in Older Men with Type 2 Diabetes," *Journal of Diabetes and Its Complications* 31, no. 4 (2017): 679–86, https://www.ncbi.nlm.nih.gov/pmc/articles/PMC5654524/.

23. J. M. Campbell, S. M. Bellman, M. D. Stephenson, and K. Lisy, "Metformin Reduces All-Cause Mortality and Diseases of Ageing Independent of Its Effect on Diabetes Control: A Systematic Review and Meta-analysis," *Ageing Research Reviews* 40 (November 2017): 31–44, https://www.ncbi.nlm.nih.gov/pubmed/28802803.

24. N. Howlader, A. M. Noone, M. Krapcho, et al., "SEER Cancer Statistics Review, 1975–2009," National Cancer Institute, August 20, 2012, https://seer.cancer.gov/archive/csr/1975_2009_pops09/.

25. 作者發現，到九十歲時，罹癌的可能性會降低三倍；若活到一百歲，從此罹癌的機率微乎其微，只有0%到4%。N. Pavlidis, G. Stanta, and R. A. Audisio, "Cancer Prevalence and Mortality in Centenarians: A Systematic Review," *Critical Reviews in Oncology/Hematology* 83, no. 1 (July 2012): 145–52, https://www.ncbi.nlm.nih.gov/pubmed/22024388.

26. I. Elbere, I. Silamikelis, M. Ustinova, et al., "Significantly Altered Peripheral Blood Cell DNA Methylation Profile as a Result of Immediate Effect of Metformin Use in Healthy Individuals," *Clinical Epigenetics* 10, no. 1 (2018), https://doi.org/10.1186/s13148-018-0593-x.

27. B. K. Kennedy, M. Gotta, D. A. Sinclair, et al., "Redistribution of Silencing Proteins from Telomeres to the Nucleolus Is Associated with Extension of Lifespan in *S. cerevisiae*," *Cell* 89, no. 3 (May 2, 1997): 381–91, https://www.ncbi.nlm.nih.gov/pubmed/?term= SIR4-42+sinclair+gotta; D. A. Sinclair and L. Guarente,

"Extrachromosomal rDNA Circles—A Cause of Aging in Yeast," *Cell* 91, no. 7 (December 26, 1997): 1033–42, https://www.ncbi.nlm.nih.gov/pubmed/9428525; D. Sinclair, K. Mills, and L. Guarente, "Accelerated Aging and Nucleolar Fragmentation in Yeast *SGS1* Mutants," *Science* 277, no. 5330 (August 29, 1997): 1313–16, https://www.ncbi.nlm.nih.gov/pubmed/9271578.

28. 白藜蘆醇的研究顯示，白藜蘆醇大有希望可有效預防癌症及心血管疾病。同時，它影響腫瘤生長的能力也展現出其他潛力。「既然腫瘤促進劑會改變與炎症相關的基因表現，心血管疾病和癌症的化學預防（chemoprevention）或許具有相同的共同機制。」E. Ignatowicz and W. Baer-Dubowska, "Resveratrol, a Natural Chemopreventive Agent Against Degenerative Diseases, "*Polish Journal of Pharmacology* 53, no. 6 (November 2001): 557–69, https://www.ncbi.nlm.nih.gov/pubmed/11985329.

29. 我們研究論文的標題由兩個希臘字彙組成：「*xenos* 在希臘文中的意思是陌生人；而 *hormesis* 一詞，意指輕微生物壓力提供的健康益處，例如：細胞損傷或缺乏營養。」K. T. Howitz and D. A. Sinclair, "Xenohormesis: Sensing the Chemical Cues of Other Species," *Cell* 133, no. 3 (May 2, 2008): 387–91, https://www.ncbi.nlm.nih.gov/pmc/articles/PMC2504011/.

30. 平均一杯紅酒約含有一至三毫克白藜蘆醇。白藜蘆醇主要由葡萄皮產生，但白酒釀造並不含葡萄皮，因此，白酒中不含白藜蘆醇。關於白藜蘆醇更多的資訊及飲食來源，請參考 J. A. Baur and D. A. Sinclair, "Therapeutic Potential of Resveratrol: The *in Vivo* Evidence," *Nature Reviews Drug Discovery* 5, no. 6 (June 2006): 493–506, https://www.ncbi.nlm.nih.gov/pubmed/16732220.

31. 其他學者延續我們的研究，提出了「一種新途徑，植物壓力反應的產物可透過此途徑賦予動物抗壓性，並延長其壽命。」同時，他們也強調異質激效作用如何強化植物保健和藥用的特性，以及在瞬息萬變的世界中如何有助於植物因應環境適應問題。P. L. Hooper, P. L. Hooper, M. Tytell, and L. Vigh, "Xenohormesis: Health Benefits from an Eon of Plant Stress Response Evolution," *Cell Stress & Chaperones* 15, no. 6 (November 2010): 761–70, https://www.ncbi.nlm.nih.gov/pmc/articles/PMC3024065/.

32. 我們發現，白藜蘆醇對體重過重的人影響顯而易見。「此研究證明，人類可服用劑量的口服小分子可安全減少許多攝取過多熱量的負面後果，全面提升健康和存活率。」J. A. Baur, K. J. Pearson, N. L. Price, et al., "Resveratrol Improves Health and Survival of Mice on a High-Calorie Diet," *Nature* 444, no. 7117 (November 1, 2006): https://www.ncbi.nlm.nih.gov/pmc/articles/PMC4990206/.

33. J. A. Baur and D. A. Sinclair, "Therapeutic Potential of Resveratrol: The *In Vivo* Evidence," *Nature Reviews Drug Discovery* 5, (2006): 493–506, https://www.nature.com/articles/nrd2060.

34. K. J. Pearson, J. A. Baur, K. N. Lewis, et al., "Resveratrol Delays Age-Related De-terioration and Mimics Transcriptional Aspects of Dietary Restriction Without Extending Life Span," *Cell Metabolism* 8, no. 2 (August 6, 2008): 157–68, https:// www.cell.com/cell-metabolism/abstract/S1550-4131%2808%2900182-4.

35. "Life-Extending Chemical Is Found in Some Red Wines" in the *New York Times*. K. T. Howitz, K. J. Bitterman, H. Y. Cohen, et al., "Small Molecule Activators of Sirtuins Extend *Saccharomyces cerevisiae* Lifespan," *Nature* 425, no. 6954 (September 11, 2003): 191–96, https://www.ncbi.nlm.nih.gov/pubmed/12939617.

36. 為了幫助小鼠抗老，我們每天餵牠們相當於大約「一百杯」紅酒，而不是「一千杯」紅酒的白藜蘆醇，但兩種做法我都不建議採用。

37. Martin-Montalvo et al., "Metformin Improves Healthspan and Lifespan in Mice."

38. 根據皮膚切片結果，四十位程度各異的乾癬患者參加了此項研究，其中只有三分之一以上的人

改善程度是從「良好到極佳」。J. G. Kreuger, M. Suárez-Fariñas, I. Cueto, et al., "A Randomized, Placebo-Controlled Study of SRT2104, a SIRT1 Activator, in Patients with Moderate to Severe Psoriasis," *PLOS One*, November 10, 2015, https://journals.plos.org/plosone/article?id=10.1371/journal.pone.0142081.

39. 氫用於細胞中數百種所謂的氧化還原（redox reaction）反應。NAD是「氫載體」（hydrogen carrier）。「NAD+」的加號表示此形式的NAD不帶氫原子。帶有氫原子的NAD稱為「NADH」。

40. NAD含量隨著年齡增長而下降，因此，身體變得更易罹患疾病，正如我和兩位合作者所指出：「恢復年老或患病動物中的NAD+含量可促進健康，並延長壽命，此發現促使我們尋求安全有效且有助於人體防護的NAD強化分子，不僅針對一種疾病，而是眾多疾病，藉此增加人類的健康年限。」L. Rajman, K. Chwalek, and D. A. Sinclair, "Therapeutic Potential of NAD-Boosting Molecules: The *in Vivo* Evidence," *Cell Metabolism* 27, no. 3 (March 6, 2018): 529–47, https://www.ncbi.nlm.nih.gov/pubmed/29514064.

41. Y. A. R. White, D. C. Woods, Y. Takai, et al., "Oocyte Formation by Mitotically Active Germ Cells Purified from Ovaries of Reproductive Age Women," *Nature Medicine* 18 (February 26, 2012): 413–21, https://www.nature.com/articles/nm.2669.

42. J. L. Tilly and D. A. Sinclair, "Germline Energetics, Aging, and Female Infertility," *Cell Metabolism* 17, no. 6 (June 2013): 838–50, https://www.sciencedirect.com/science/article/pii/S1550413113001976.

43. 我們證明SIRT2為調節生物壽命之關鍵要素的論文發表於2014年。B. J. North, M. A. Rosenberg, K. B. Jeganathan, et al., "SIRT2 Induces the Checkpoint Kinase BubR1 to Increase Lifespan," *EMBO Journal* 33, no. 13 (July 1, 2014): 1438–53, https://www.ncbi.nlm.nih.gov/pmc/articles/PMC4194088/.

44. 該研究團隊將其發現歸納為開發中國家肥胖盛行，並認為此現象與生殖健康問題有所關聯，包含多囊性卵巢症候群、妊娠糖尿病（gestational diabetes mellitus）和子宮內膜癌（endometrial cancer）。他們的結論為「二甲雙胍也許會是寶貴的替代療法或輔助劑，可用來改善肥胖對這些人口的有害作用」。V. N. Sivalingam, J. Myers, S. Nicholas, et al., "Metformin in Reproductive Health, Pregnancy and Gynaecological Cancer: Established and Emerging Indications," *Human Reproduction* 20, no. 6 (November 2014): 853–68, https://academic.oup.com/humupd/article/20/6/853/2952671.

45. 「接受化療的動物相較於其他療法的動物，後代明顯較少，然而，搭配mTOR抑制劑共同治療可保持其正常生育能力。」K. N. Goldman, D. Chenette, R. Arju, et al., "mTORC1/2 Inhibition Preserves Ovarian Function and Fertility During Genotoxic Chemotherapy," *Proceedings of the National Academy of Sciences of the United States of America* 114, no. 2 (March 21, 2017): 3196–91, http://www.pnas.org/content/114/12/3186.full.

46. 作者發現，缺乏mTORC1的小鼠「精蟲活動力下降，這表示mTORC1除了控制腺體大小和儲精囊液組成外，也負責調控精蟲通過副睪時的生理機能。」P. F. Oliveira, C. Y. Cheng, and M. G. Alves, "Emerging Role for Mammalian Target of Rapamycin in Male Fertility," *Trends in Endocrinology and Metabolism* 28, no. 3 (March 2017): 165–67, https://www.ncbi.nlm.nih.gov/pmc/articles/PMC5499664/.

47. 「在地老化」（aging in place）一詞是西方國家最近發展出的一種新生活哲學，鼓勵老人在滿足其需求和條件之處養老。澳洲與許多其他國家一樣，正面臨老年人口大幅成長的問題，這對政府預算和社會影響甚巨。2050年時，澳洲六十五至八十四歲的人口預計將增加一倍以上。H. Bartlett and M. Carroll, "Aging in Place Down Under," *Global Ageing: Issues & Action* 7, no. 2 (2011): 25–34, https://www.ifa-fiv.org/wp-content/uploads/global-ageing/7.2/7.2.bartlett.carroll.pdf.

第六章 大步向前

1. 在一份針對介入措施的普遍調查中，作者納入了各種小分子、運動，和禁食療法對健康和延壽的益處。他們寫道：「當前肥胖、糖尿病，和相關疾病盛行，形成對健康老化的主要阻礙。我們唯有延長人類健康的生命，才能真正達到羅馬詩人西塞羅（Cicero）提出的前提：『沒人年紀大到以為自己也許活不過一年』。」。R. de Cabo, D. Carmona-Guttierez, M. Bernier, et al., "The Search for Antiaging Interventions: From Elixirs to Fasting Regimens," *Cell* 157, no. 7 (June 19, 2014): 1515–26, https://www.cell.com/fulltext/S0092-8674(14)00679-5.

2. J. Yost and J. E. Gudjonsson, "The Role of TNF Inhibitors in Psoriasis Therapy: New Implications for Associated Comorbidities," *F1000 Medicine Reports* 1, no. 30 (May 8, 2009), https://www.ncbi.nlm.nih.gov/pmc/articles/PMC2924720/.

3. 作者為《自然》雜誌撰寫關於貝克和范德森的研究報導，他在當中提到，殺死小鼠的衰老細胞可使牠們的生活更健康。小鼠的腎臟功能獲得改善，心臟的抗壓力更強，更常探索籠子四處，且罹癌的年紀較晚。E. Callaway, "Destroying Worn-out Cells Makes Mice Live Longer," *Nature*, February 3, 2016, https://www.nature.com/news/destroying-worn-out-cells-makes-mice-live-longer-1.19287.

4. 注射衰老細胞對年輕小鼠的破壞性也相當明顯。根據美國國家衛生研究院發布的新聞稿：「注射移植後兩週，SEN 小鼠就出現了生理機能受損的情況，主要判定標準為最高步行速度、肌力、身體耐力、日常活動、食物攝取量和體重。」「此外，研究人員發現衰老細胞增加，超過了原本注射的數量，顯示衰老效應會傳播至鄰近細胞中。」"Senolytic Drugs Reverse Damage Caused by Senescent Cells in Mice," National Institutes of Health, July 9, 2018, https://www.nih.gov/news-events/news-releases/senolytic-drugs-reverse-damage-caused-senescent-cells-mice.

5. R.-M. Laberge, Y. Sun, A. V. Orjalo, et al., "MTOR Regulates the Pro-tumorigenic Senescence-Associated Secretory Phenotype by Promoting IL1A Translation," *Nature Cell Biology* 17, no. 8 (July 6, 2015): 1049–61, https://www.ncbi.nlm.nih.gov/pmc/articles/PMC4691706/.

6. P. Oberdoerffer, S. Michan, M. McVay, et al., "DNA Damage–Induced Alterations in Chromatin Contribute to Genomic Integrity and Age-Related Changes in Gene Expression," *Cell* 135, no. 5 (November 28, 2008): 907–18, https://www.ncbi.nlm.nih.gov/pmc/articles/PMC2853975/.

7. M. De Cecco, S. W. Criscione, E. J. Peckham, et al., "Genomes of Replicatively Senescent Cells Undergo Global Epigenetic Changes Leading to Gene Silencing and Activation of Transposable Elements," *Aging Cell* 12, no. 2 (April 2013): 247–56, https://www.ncbi.nlm.nih.gov/pmc/articles/PMC3618682/.

8. 研究人員發現：「從接種疫苗的患腫瘤小鼠體內分離出的T細胞授受性轉移（adoptive transfer），可抑制未接種疫苗的受體內腫瘤的生長，由此可知 iPSC 疫苗可促進抗原特異性（antigen-specific）抗腫瘤T細胞反應。」N. G. Kooreman, K. Youngkyun, P. E. de Almeida, et al., "Autologous iPSC-Based Vaccines Elicit Anti-tumor Responses *in Vivo*," *Cell Stem Cell* 22, no. 4 (April 5, 2018), http://www.cell.com/cell-stem-cell/fulltext/S1934-5909(18)30016-X.

9. 轉殖用的細胞是從史翠珊的狗的臉頰和腹部皮膚內取出，並送往德州一家實驗室。轉殖過程產生了四隻幼犬，雖然其中一隻在出生後不久便死亡，但史翠珊寫道，這些幼犬與她的愛犬珊米外表相似就已足矣：「你可以複製狗的外觀，但無法複製牠的靈魂。不過，每當看著牠們的臉，我都會想起我的珊米……然後心裡帶著微笑。」B. Streisand, "Barbara Streisand Explains: Why I Cloned My

Dog," *New York Times*, March 2, 2018, https://www.nytimes.com/2018/03/02/style/barbara-streisand-cloned-her-dog.html.

10. 這是我讀過最有趣且最重要的其中一篇研究論文。C. E. Shannon, "A Mathematical Theory of Communication," *Bell System Technical Journal* 27, no. 3（July 1948）: 379–423 and no. 4（October 1948）: 623–66, http://math.harvard.edu/~ctm/home/text/others/shannon/entropy/entropy.pdf.

11. 他們的實驗結果顯示，透過阻止引發老化的分子變化來減緩老化極具希望。他們寫道：「活體內重編碼引致的分子變化也許有機會更有效維持組織恆定性（homeostasis）和延長壽命」。A. Ocampo, P. Reddy, P. Martinez-Redondo, et al., "In Vivo Amelioration of Age-Associated Hallmarks by Partial Reprogramming," *Cell* 167, no. 7（December 15, 2016）: 1719–33, https://www.cell.com/cell/pdf/S0092-8674(16)31664-6.pdf.

12. 他告訴美聯社：「我感覺身負重任，不僅要成為第一，還要成為榜樣。」此類實驗究竟應當繼續或受到禁止：「後續將交由社會來決定。」M. Marchione, "Chinese Researcher Claims First Gene-Edited Babies," Associated Press, November 26, 2018, https://www.apnews.com/4997bb7aa36c45449b488e19ac83e86d.

第七章 創新時代

1. H. Singh, , A.N.D. Meyer, and E. J. Thomas, "The Frequency of Diagnostic Errors in Outpatient Care: Estimations from Three Large Observational Studies Involving US Adult Populations," *BMJ Quality & Safety* 23, no. 9（August 12, 2014）, https://qualitysafety.bmj.com/content/23/9/727.

2. M. Jain, S. Koren, K. H. Miga, et al., "Nanopore Sequencing and Assembly of a Human Genome with Ultra-long Reads," *Nature Biotechnology* 36, no. 4 (2018): 338–45, https://www.nature.com/articles/nbt.4060.

3. 此類科技革新的發明家，主要是為了造福社會，而非讓企業獲益。也就是說，據作者寫道，此家公司也提倡虛擬「貨幣」或數位貨幣的概念，但並非為了投資或做為證券，而是希望鼓勵個人與科學家分享基因體數據。「基本概念是鼓勵使用者分享其個人基因體數據，以用於生醫或健康相關的研究，促成更偉大的醫學發現。」B. V. Bigelow, "Luna DNA Uses Blockchain to Share Genomic Data as a 'Public Benefit,'" *Exome*, January 22, 2018, https://xconomy.com/san-diego/2018/01/22/luna-dna-uses-blockchain-to-share-genomic-data-as-a-public-benefit/.

4. S. W. H. Lee, N. Chaiyakunapruk, and N. M. Lai, "What G6PD-Deficient Individuals Should Really Avoid," *British Journal of Clinical Pharmacology* 83, no. 1（January 2017）: 211–12, https://www.ncbi.nlm.nih.gov/pmc/articles/PMC5338146/; "Glucose-6-Phosphate Dehydrogenase Deficiency," MedlinePlus, https://medlineplus.gov/ency/article/000528.htm.

5. J. A. Sparano, R. J. Gray, D. F. Makower, et al., "Adjuvant Chemotherapy Guided by a 21-Gene Expression Assay in Breast Cancer," *New England Journal of Medicine* 379（July 12, 2018）: 111–21, https://www.nejm.org/doi/full/10.1056/NEJ Moa1804710.

6. K. A. Liu and N. A. D. Mager, "Women's Involvement in Clinical Trials: Historical Perspective and Future Implications," *Pharmacy Practice* 14, no. 1（January–March 2016）: 708–17, https://www.pharmacypractice.org/journal/index.php/pp/article/view/708/424.

7.　接受 mTOR 療法的雌鼠壽命比對照組未受治療的小鼠長了 20％。Leibniz Institute on Aging, Fritz Lipmann Institute, "Less Is More? Gene Switch for Healthy Aging Found," Medical Xpress, May 25, 2018, https://medicalxpress.com/news/2018-05-gene-healthy-aging.html.

8.　據瑞典的記錄顯示，自 1800 年以來，每年的記錄都顯示女性壽命都比男性來得長。作者指出：「女性相較於男性，在早年、晚年與整體生命明顯具有生存優勢，如此一致的情況並非瑞典獨有，每個擁有可靠的年度出生和死亡記錄的國家都是如此。人類生物學中或許沒有比這更穩健的模式」。S. N. Austad and A. Bartke, "Sex Differences in Longevity and in Responses to Anti-aging Interventions: A Mini-review," *Gerontology* 62, no. 2 (2015): 40–46, https://www.karger.com/Article/FullText/381472.

9.　E. J. Davis, I. Lobach, and D. B. Dubal, "Female XX Sex Chromosomes Increase Survival and Extend Lifespan in Aging Mice," *Aging Cell* 18, no. 1 (February 2019), e12871, https://www.ncbi.nlm.nih.gov/pmc/articles/PMC6351820/.

10.　其中一例為 HIV 治療，HIV 療法已開始使用藥物遺傳學資訊來指示用藥。根據美國國立人類基因體研究院（National Human Genome Research Instatute）網站上的資訊，HIV 患者接受了特定的基因變異測試，以確認他們是否對一種名為阿巴卡維（abacavir）的抗病毒藥物有不良反應；請參考 "Frequently Asked Questions About Pharmacogenomics," National Human Genome Research Institute, May 2, 2016, https://www.genome.gov/27530645/.

11.　十四世紀義大利軍閥的木乃伊屍體解剖證實了數百年來的謠言，在成功征服特雷維索（Treviso）後幾天，三十八歲的史卡拉（Cangrande I della Scala）因毛地黃中毒而死。H. Thompson, "Poison Hath Been This Italian Mummy's Untimely End," Smithsonian .com, January 14, 2015, https://www.smithsonianmag.com/science-nature/poison-hath-been-italian-mummys-untimely-end-digitalis-foxglove-180953822/.

12.　M. Vamos, J. W. Erath, and S. H. Hohnloser, "Digoxin-Associated Mortality: A Systematic Review and Meta-analysis of the Literature," *European Heart Journal* 36, no. 28 (July 21, 2015): 1831–38, https://academic.oup.com/eurheartj/article/36/28/1831/2398087.

13.　M. N. Miemeijer, M. E. van den Berg, J. W. Deckers, et al., "*ABCB1* Gene Variants, Digoxin and Risk of Sudden Cardiac Death in a General Population," *BMJ Heart* 101, no. 24 (December 2015), https://heart.bmj.com/content/101/24/1973?heartjnl-2014-307419v1= ; A. Oni-Orisan and D. Lanfear, "Pharmacogenomics in Heart Failure: Where Are We Now and How Can We Reach Clinical Application?," *Cardiology in Review* 22, no. 5 (September 1, 2015): 193–98, https://www.ncbi.nlm.nih.gov/pmc/articles/PMC4329642/.

14.　2015 年時，強生認為，再過十年，人類便可於在世時就進行基因體定序，並將資料儲存。她寫道：「此種情況發生時，想要利用遺傳資訊來決定正確的藥物與劑量，可能會涉及電腦分析的方法，結合遺傳數據與藥物和基因的知識，以得出個人化的治療意見。」J. A. Johnson, "How Your Genes Influence What Medicines Are Right for You," *Conversation*, November 20, 2015, https://theconversation.com/how-your-genes-influence-what-medicines-are-right-for-you-46904.

15.　據作者指出，此種情況似乎正在改變，他們有愈來愈多同儕發表該領域的論文，確保「腸道菌群正擺脫過去陰影，逐漸邁向藥物安全性研究和個人化醫療的核心位置」。I. D. Wilson and J. K. Nicholson, "Gut Microbiome Interactions with Drug Metabolism, Efficacy and Toxicity," *Translational Research: The Journal of Laboratory and Clinical Medicine* 179 (January 2017): 204–22, https://www.ncbi.nlm.nih.gov/pmc/articles/PMC5718288/; see also B. Das, T. S. Ghosh, S. Kedia, et al., "Analysis of the Gut Microbiome of Rural and Urban Healthy Indians Living in Sea Level and High-Altitude Areas," *Nature Scientific Reports* 8 (July 4,

2018), https://www.nature.com/articles/s41598-018-28550-3.

16. P. Lehouritis, J. Cummins, M. Stanton, et al., "Local Bacteria Affect the Efficacy of Chemotherapeutic Drugs," *Nature Scientific Reports* 5 (September 29, 2015), https://www.nature.com/articles/srep14554.

17. 根據梅里特霍金斯公司（Merritt Hawkins）的一項研究，就醫等待時間從2014年的十八點五天增加到2017年的二十四天。B. Japsen, "Doctor Wait Times Soar 30% in Major U.S. Cities," *Forbes*, March 19, 2017, https://www.forbes.com/sites/brucejapsen/2017/03/19/doctor-wait-times-soar-amid-trumpcare-debate/#7ac0753b2e74.

18. myDNAge網站上提供了一些鼓勵，它的標語是「你無法改變基因，但可以透過表觀遺傳學改變基因的行為」。你要做的就是將自己的體液（血液或尿液）寄給他們，他們便會測量DNA的表觀遺傳修飾數據，藉此確定你的生理年齡。"Reveal Your Biological Age Through Epigenetics," myDNAge, 2017, https://www.mydnage.com/。TeloYears提供的服務則是根據端粒來追蹤你的細胞年齡，它在網站上告訴讀者，這是「DNA的帽蓋，有別於你的祖先，你可以以真正改變自己」。TeloYears, 2018, https://www.teloyears.com/home/.

19. M. W. Snyder, M. Kircher, A. J. Hill, et al., "Cell-free DNA Comprises an *in Vivo* Nucleosome Footprint That Informs Its Tissues-of-Origin," *Cell* 164, nos. 1–2 (January 14, 2016): 57–68, https://www.ncbi.nlm.nih.gov/pmc/articles/PMC4715266/.

20. "Global Automotive Level Sensor Market Analysis, Trends, Drivers, Challenges & Forecasts 2018–2022, with the Market Set to Grow at a CAGR of 4.13%— ResearchAndMarkets.com," Business Wire, May 2, 2018, https://www.businesswire.com/news/home/20180502005988/en/Global-Automotive-Level-Sensor-Market-Analysis-Trends.

21. 辛辛那提大學資深科學家漢肯菲爾德（Jason Heikenfeld）與其團隊與俄亥俄州美國空軍研究實驗室（US Air Force Research Laboratory）合作，以一種簡單的方式來追蹤飛行員對飲食、壓力、傷害、藥物和疾病等事物的反應。他們研發出一款貼片，既可刺激和監測汗水，又可將數據發送到智慧型手機。J. Heikenfeld, "Sweat Sensors Will Change How Wearables Track Your Health," *IEEE Spectrum*, October 22, 2014, https://spectrum.ieee.org/biomedical/diagnostics/sweat-sensors-will-change-how-wearables-track-your-health.

22. Owlstone已在英國開始進行肺癌的臨床試驗，檢測數百名患者的早期體徵。據其網站指出：「目前只有14.5%的人被診斷出患有可治療的早期肺癌。若我們能將此數字提高到25%，光在英國便可拯救一萬條生命。」D. Sfera, "Breath Test Detects Cancer Markers," Medium, August 2, 2018, https://medium.com/@TheRealDanSfera/breath-test-detects-cancer-markers-c57dcc86a583。該公司指出，隨著藥物治療日益進步，早期發現是比開發新藥更為強大的救命工具。"A Breathalyzer for Disease," Owlstone Medical, https://www.owlstonemedical.com/.

23. 其中兩個例子就是睡眠戒指Öura Ring（https://ouraring .com/）和智慧戒指Motiv Ring（https://mymotiv.com/）。

24. 「愈來愈多證據顯示，一連串的心理和生理狀況可使人說話含糊不清、聲音變得細長或說話鼻音更重。」R. Robbins, "The Sound of Your Voice May Diagnose Disease," *Scientific American*, June 30, 2016, https://www.scientificamerican.com/article/the-sound-of-your-voice-may-diagnose-disease/.

25. 研究人員將受試者按下電腦按鍵與鬆開按鍵所花費的時間轉換為帕金森氏症活動指數。L.

Giancardo, A. Sánchez-Ferro, T. Arroyo-Gallego, et al., "Computer Keyboard Interaction as an Indicator of Early Parkinson's Disease," *Nature Scientific Reports* 6 (October 5, 2016): 34468, https://www.nature.com/articles/srep34468.

26. 若想進一步瞭解即將問世的新科技，此著作非常值得一讀：E. Topol, *The Creative Destruction of Medicine: How the Digital Revolution Will Create Better Health Care,* Kindle edition (New York: Basic Books, 2011).

27. InsideTracker 隸屬於麻州 Segterra 公司（http:// www.insidetracker.com/），我是 InsideTracker 的投資人，也是前董事會成員。我投資該公司，並擔任其顧問；同時，我也是專利發明者，此專利主要為根據目前已知隨年紀改變的生物標記來計算生理年齡。

28. 該款應用程式名為 Clue 月經週期追蹤及計算器。E. Avey, "'The Clue App Saved My Life': Early Detection Through Cycle Tracking," Clued In, September 24, 2017, https://medium.com/clued-in/the-clue-app-saved-my-life-early-detection-through-cycle-tracking-91732dd29d25.

29. 過去三十年來，每年世界各地都會出現新型傳染病。研究人員認為，鳥類和哺乳動物中可能感染人類的未知病毒數量總共介於六十三萬一千種至八十二萬七千種之間。雖然我們持續努力找出所有病毒：「但我們可能永遠無法預測下次蔓延的病毒為何；即便像茲卡這類早在 1947 年就發現的病毒，也可能突然發展成難以預料的流行病。」E. Yong, "The Next Plague Is Coming. Is America Ready?," *The Atlantic*, July–August 2018, https://www.theatlantic.com/magazine/archive/2018/07/when-the-next-plague-hits/561734/.

30. L. M. Mobula, M. MacDermott, C. Hoggart, et al., "Clinical Manifestations and Modes of Death Among Patients with Ebola Virus Disease, Monrovia, Liberia, 2014," *American Journal of Tropical Medicine and Hygiene* 98, no. 4 (April 2018): 1186–93, https://www.ncbi.nlm.nih.gov/pmc/articles/PMC5928808/.

31. 蓋茲在一篇社論中指出，我們應當將預防未來傳染病爆發的應變措施付諸實踐，包含在容易爆發流行病的國家建立公共衛生體系，模仿軍隊備戰方式，利用「細菌模擬演習與其他預備演習，讓我們更熟悉疾病的傳播方式，瞭解大眾應對恐慌的方式，以及如何因應如高速公路或通訊系統超載的情況」。B. Gates, "Bill Gates: A New Kind of Terrorism Could Wipe Out 30 Million People in Less than a Year—and We Are Not Prepared," Business Insider, February 18, 2017, http://www.businessinsider.com/bill-gates-op-ed-bio-terrorism-epidemic-world-threat-2017-2.

32. 2009 年一項法案通過後，企業才在立法強制之下，必須通知大眾及政府任何資料外洩的情況。自此之後，醫療服務提供者資料外洩的數量逐年攀升，自 2010 年一百五十起案例上升至七年後的兩百五十起。Consumer Reports, "Hackers Want Your Medical Records. Here's How to Keep Your Info from Them," *Washington Post*, December 17, 2018, https://www.washingtonpost.com/national/health-science/hackers-want-your-medical-records -heres-how-to-keep-your-info-from-them/2018/12/14/4a9c9ab4-fc9c-11e8-ad40 -cdfd0e0dd65a_story.html?utm_term=.ea4e14662e4a.

33. A. Sulleyman, "NHS Cyber Attack: Why Stolen Medical Information Is So Much More Valuable than Financial Data," *Independent*, May 12, 2017, https://www.independent.co.uk/life-style/gadgets-and-tech/news/nhs-cyber-attack-medical-data-records-stolen-why-so-valuable-to-sell-financial-a7733171.html.

34. S. S. Dominy, C. Lynch, F. Ermini, et al., "*Porphyromonas gingivalis* in Alzheimer's Disease Brains: Evidence for Disease Causation and Treatment with Small-Molecule Inhibitors," *Science Advances* 5, no. 1 (January 23, 2019), http://advances .sciencemag.org/content/advances/5/1/eaau3333.full.pdf.

35. 接下來幾年，因肺炎住院治療的老人人數下降，患者比例依舊持續遞減。「2009 年時，全國肺炎住院人數下降有超過半數可歸因於老人，而每年住院治療的八十五歲以上老人也減少了近七萬人。」"Infant Vaccine for Pneumonia Helps Protect Elderly," VUMC Reporter, July 11, 2013, http://news.vumc.org/2013/07/11/infant-vaccine-for-pneumonia-helps-protect-elderly/.

36. M. R. Moore, R. Link-Gelles, W. Schaffner, et al., "Impact of 13-Valent Pneumococcal Conjugate Vaccine Used in Children on Invasive Pneumococcal Disease in Children and Adults in the United States: Analysis of Multisite, Population-Based Surveillance," *Lancet Infectious Diseases* 15, no. 3 (March 2015): 301–09, https://www.ncbi.nlm.nih.gov/pmc/articles/PMC4876855/.

37. 若你有養寵物，牠也可以接種萊姆病疫苗。

38. 無國界醫生組織疫苗政策顧問愛爾德（Kate Elder）表示：「疫苗的『研發』模式七零八落。她說：「優先順序取決於資金來源……主要著重在已開發國家的疾病。」H. Collis, "Vaccines Need a New Business Model," *Politico*, April 27, 2016, https://www.politico.eu/article/special-report-vaccines-need-a-new-business-model/.

39. 「此分析資料主要來自伊凡斯（Ronald Evens）的研究。伊凡斯為塔夫茲大學藥物開發研究中心（CSDD）和塔夫茲大學醫學院的兼任研究教授，同時也是太平洋大學藥劑學與健康學院（Thomas J. Long School of Pharmacy and Health Sciences）兼任教授。他所使用的數據來源為企業報告、美國藥品研究和製造商協會（Pharmaceutical Research and Manufacturers of America）定期的生技報告、IMS 銷售數據以及美國食品藥物管理局和塔夫茲藥物開發研究中心的資料庫」。M. Powers, "Tufts: The Vaccine Pipeline Is Soaring and Global Sales Could Hit $40B by 2020," BioWorld, April 21, 2016, http://www.bioworld.com/content/tufts-vaccine-pipeline-soaring-and-global-sales-could-hit-40b-2020.

40. 全球 90% 以上的瘧疾病例和死亡病例皆集中於非洲。"Malaria," World Health Organization, November 19, 2018, https://www.who.int/news-room/fact-sheets/detail/malaria.

41. "Ghana, Kenya and Malawi to Take Part in WHO Malaria Vaccine Pilot Programme," World Health Organization, Regional Office for Africa, April 24, 2017, http://www.afro.who.int/news/ghana-kenya-and-malawi-take-part-who-malaria-vaccine-pilot-programme.

42. 研究人員告訴《波士頓環球報》記者，伊波拉疫情爆發等危機凸顯出醫學研究和藥物開發的根本缺陷。除非引發公眾關注，否則研究人員和製藥公司「缺乏動力針對罕見疾病迅速開發疫苗和藥物」。Y. Abutaleb, "Speeding Up the Fight Against Ebola, Other Diseases," *Boston Globe*, August 22, 2014, https://www.bostonglobe.com/metro/2014/08/21/faster-development-vaccines-and-drugs-targeting-diseases-such-ebola-horizon/yrkrN56VgehrSzCtETPzzH/story.html.

43. 另一項同樣令人震驚的統計資料是，每天有二十人死於等待器官移植，然而，只要一名器官捐贈者就能拯救八條生命。"Transplant Trends," United Network for Organ Sharing, https://unos.org/data/.

44. 克勞奇指出，在湯姆克魯斯最近的不可能的任務系列電影《不可能的任務：全面瓦解》中，現年五十六歲的阿湯哥所飾演的角色伊森韓特（Ethan Hunt）似乎也承認，年歲漸長，限制也日益增多，例如：需要年輕同事幫他在漫長的打鬥中一同擊敗壞人，或看顧永遠年輕的女友。I. Crouch, "The Wilford Brimley Meme That Helps Measure Tom Cruise's Agelessness," "Rabbit Holes," *New Yorker*, August 11, 2018, https://www.newyorker.com/culture/rabbit-holes/the-wilford-brimley-meme-that-helps-measure-tom-cruises-agelessness.

第八章 未來事物的面貌

1. A. Jenkins, "Which 19th century physicist famously said that all that remained to be done in physics was compute effects to another decimal place?," Quora, June 26, 2016, https://www.quora.com/Which-19th-century-physicist-famously-said-that-all-that-remained-to-be-done-in-physics-was-compute-effects-to-another-decimal-place.

2. "*The Road Ahead* (Bill Gates book)," Wikipedia, https://en.wikipedia.org/wiki/The _Road_Ahead_(Bill_Gates_book)#cite_note-Weiss06-3.

3. 凱利為這句良言補充了一個重點:「唯有透過(這種方式),我們才曉得有益的事物為何。這或許也是『順其自然,隨遇而安』的另一種說法。」J. Altucher, "One Rule for Predicting What You Never Saw Coming . . . ," The Mission, July 15, 2016, https://medium.com/the-mission/kevin-kelly-one-rule-for-predicting-what-you-never-saw-coming-1e9e4eeae1da.

4. L. Gratton and A. Scott, *The 100 Year Life: Living and Working in an Age of Longev-ity* (London and New York: Bloomsbury Publishing, 2018).

5. 此用語源於神學家帕克(Theodore Parker),因為被金恩博士(Martin Luther King, Jr.)引用而著名,後來美國前總統歐巴馬也曾多次引用。

6. 當時的人口適度密集,人們開始對外表產生興趣,甚至會使用珠子和顏料來裝飾外觀。E. Trinkaus, "Late Pleistocene Adult Mortality Patterns and Modern Human Establishment," *Proceedings of the National Academy of Sciences of the United States of America* 108, no. 4 (January 25, 2011): 12267–71, https://www.ncbi.nlm.nih.gov/pubmed/21220336.

7. 據全球環境預警服務(Global Environmental Alert Service)機構的作家表示,四千年前,人類的數量少之又少;但從那時起,成長速度日益加快,在1960年代到達顛峰。2012年時,聯合國估計本世紀末全球人口將來到一百零一億。"One Planet, How Many People? A Review of Earth's Carrying Capacity," UNEP Global Environmental Alert Service, June 2012, https://na.unep.net/geas/archive/pdfs/geas_jun_12_carrying_capacity.pdf.

8. 皮尤研究中心的一項調查顯示,美國大眾也抱持著類似看法。調查發現有59%的人「對人口成長的影響持悲觀態度,認為這將成為一嚴重問題,因為世上沒有足夠的糧食和資源」。"Attitudes and Beliefs on Science and Technology Topics," Pew Research Center, Science & Society, January 29, 2015, http:// www.pewinternet.org/2015/01/29/chapter-3-attitudes-and-beliefs-on-science-and-technology-topics/#population-growth-and-natural-resources-23-point-gap.

9. M. Blythe, "Professor Frank Fenner, Microbiologist and Virologist," Australian Academy of Science, 1992 and 1993, https://www.science.org.au/learning/general-audience/history/interviews-australian-scientists/professor-frank-fenner.

10. 芬納將人類命運對比復活節島居民的命運。復活節島居民在1600年代時,因砍伐自己賴以為生的森林而蒙受大量滅絕的災難。糧食來源減少、內戰以及外國船員帶來的暴力和疾病,使當地人口在1872年時驟降至一百一十一人。芬納向一位澳洲記者透露,儘管復活節島此後人數逐漸回升,但他並不認為人類未來擁有同樣大的機會。他說:「隨著全球人口繼續增加至七十、八十或九十億,將有層出不窮的戰事爭奪糧食。」「當今世代的子孫將面臨更為艱難的世界。」C. Jones,

"Frank Fenner Sees No Hope for Humans," *Australian*, June 16, 2010, https://www.theaustralian.com.au/higher-education/frank-fenner-sees-no-hope-for-humans/news-story/8d77f0806a8a3591d47013f7d75699b9?nk=099645834c69c221f8ecf836d72b8e4b-1520269044.

11. 舒曼（Michael Schuman）在一篇關於馬爾薩斯預測時間的文章中寫道：「儘管我們在過去六十年來經濟以驚人的速度蓬勃發展，每天仍有九億兩千五百萬人挨餓。」「過去三年來，我們兩度面臨了糧食價格不穩且上漲所招致的動盪，致使數千萬人陷入了貧窮。時至今日，價格已接近史上最高記錄。」M. Schuman, "Was Malthus Right?," *Time*, July 15, 2011, http://business.time.com/2011/07/15/was-malthus-right/.

12. P. R. Ehrlich, *The Population Bomb* (New York: Ballantine Books, 1968), 1.

13. 出處同注釋3。

14. 部分統計數據簡直難以置信。全球人口不僅每年增加八千三百萬，而且「過去五十年裡，我們消耗的資源比之前所有人類加起來更多」。S. Dovers, "Population and Environment: A Global Challenge," Australian Academy of Science, August 7, 2015, https://population.un.org/wpp/dataquery/

15. "Municipal Solid Waste," Environmental Protection Agency, March 29, 2016, https://archive.epa.gov/epawaste/nonhaz/municipal/web/html/.

16. 據《衛報》關於日常用品碳足跡的專欄，若你一年使用兩百次烘衣機，將產生近半噸的二氧化碳。M. Berners-Lee and D. Clark, "What's the Carbon Footprint of . . . a Load of Laundry?," *Guardian*, November 25, 2010, https://www.theguardian.com/environment/green-living-blog/2010/nov/25/carbon-footprint-load-laundry.

17. 據麻省理工學院學生估計：「無論你住在紙箱還是豪宅，無論你靠自耕蔬菜維生還是狼吞虎嚥進口牛排，無論你是搭噴射機旅遊各地的富豪還是長時間久坐的退休人員，住在美國的人排放到大氣的溫室氣體都是全球平均水準的兩倍。」Massachusetts Institute of Technology, "Carbon Footprint of Best Conserving Americans Is Still Double Global Average," Science Daily, https://www.sciencedaily.com/releases/2008/04/080428120658.htm.

18. 根據非營利性組織全球足跡網絡（https://www.footprintnetwork.org/），盧森堡、卡達、澳洲和加拿大的居民消費和浪費的程度平均更高。

19. "Country Overshoot Days," Earth Overshoot Day, https://www.overshootday.org/about-earth-overshoot-day/country-overshoot-days/.

20. 耶魯經濟學家諾德豪斯（William D. Nordhaus）認為，雖然2°C難以達成，但2.5°C也許有機會，不過這得仰賴極端的全球政策措施才能實現。W. D. Nordhaus, "Protections and Uncertainties about Climate Change in an Era of Minimal Climate Policies," Cowles Foundation for Research in Economics, Yale University, December 2016, https://cowles.yale.edu/sites/default/files/files/pub/d20/d2057.pdf.

21. 賓州大學教授迪特利（David Titley）提出了一個強而有力的比喻來說明全球逐步升溫超過2°C限制的情況。將2°的目標視為卡車從山坡下行駛速三十英里的標誌；然後，超過2度之後每增加一小度或整度都會加快下坡卡車的速度，災難發生的機率因而不斷升高。D. Titley, "Why Is Climate Change's 2 Degrees Celsius of Warming Limit So Important?," The Conversation, August 23, 2017, https://theconversation.com/why-is-climate-changes-2-degrees-celsius-of-warming-limit-so-important-82058.

22. 大堡礁不僅是世上最令人讚歎且獨特的生態系，對澳洲旅遊業的發展也至關重要，每年大堡礁遊客帶來的收入高達四十五億美元，並為七萬人提供工作。B. Kahn, "Bleaching Hits 93 Percent of the Great Barrier Reef," *Scientific American*, April 20, 2016, https://www.scientificamerican.com/article/bleaching-hits-93-percent-of-the-great-barrier-reef/.

23. 據珊瑚科學家推斷，除非全球升溫控制在 1.5℃ 以下，否則面積相當於義大利的大堡礁珊瑚礁將無法存活。N. Hasham, "Australian Governments Concede Great Barrier Reef Headed for 'Collapse,'" *Sydney Morning Herald*, July 20, 2018, https://www.smh.com.au/politics/federal/australian-governments-concede-great-barrier-reef-headed-for-collapse-20180720-p4zsof.html.

24. 科學家推測，本世紀末前，海平面可能會上升零點五至一點四公尺。海平面上升五公尺將會淹沒三百二十萬平方公里的海岸線，衝擊六點七億人口。暖化水域對格陵蘭島和南極冰層的影響也會加快全球海平面上升的速度。"Study Says 1 Billion Threatened by Sea Level Rise," Worldwatch Institute, January 27, 2019, http://www.worldwatch.org/node/5056.

25. 世界衛生組織將 2030 年至 2050 年之間每年因氣候變遷增加的二十五萬例死亡預估細分為以下項目：因過熱而死亡的老年人（三點八萬）；腹瀉（四點八萬）；瘧疾（六萬）；兒童營養不良（九點五萬）。"Climate Change and Health," World Health Organization, February 1, 2018, http://www.who.int/mediacentre/factsheets/fs266/en/.

26. Max Planck's *Wissenschaftliche Selbstbiographie* was translated from German by Frank Gaynor and published as *A Scientific Autobiography* in 1949 by Greenwood Press Publishers, Westport, Connecticut.

27. 昂德指出，英國脫歐就是很好的例證。雖然只有四分之一的年輕人投票贊成離開歐盟，但贊成脫歐的六十五歲以上老人卻高達十分之六。H. Onder, "The Age Factor and Rising Nationalism," Brookings, July 18, 2016, https://www.brookings.edu/blog/future-development/2016/07/18/the-age-factor-and-rising-nationalism/.

28. 據聯合國說法「最老」的八十歲以上老人，整體人數增加速率比六十歲以上老人還快。2015 年，全球共有一點二五億八十歲以上的老人；到 2050 年，預計將接近四點五億。Department of Economic and Social Affairs, Population Division, *World Population Ageing 2015* (New York: United Nations, 2015), http://www.un.org/en/development/desa/population/publications/pdf/ageing/WPA2015 _Report.pdf.

29. "Strom Thurmond's Voting Records," Vote Smart, https://votesmart.org/candidate/key-votes/53344/strom-thurmond.

30. 加州大學洛杉磯分校和哥倫比亞大學法學院教授克蘭蕭（Kimberlé Williams Crenshaw）在《國家》（*Nation*）雜誌上發表了一篇識見敏銳的文章，她在當中特別提出了塞蒙德一些令人憎惡的雙重標準。她寫道：「對於多數性別種族主義評論家而言，這就是典型的教科書範例：白人僥倖逃脫了性犯罪，但若換成是非裔美國人，便可能會被判處死刑。」事實確實如此，1942 年，當時的塞蒙德法官「根據性侵受害者宣稱的指認，便將一名黑人送上了電椅，如今已知此類證詞極度不可靠」。K. W. Crenshaw, "Was Strom a Rapist?," *Nation*, February 26, 2004, https://www.thenation.com/article/was-strom-rapist/.

31. 貧窮的年長者唯一的其他選擇是家人、朋友，或救濟院。B. Veghte, "Social Security, Past, Present and Future," National Academy of Social Insurance, August 13, 2015, https://www.nasi.org/discuss/2015/08/social-security%E2%80%99s-past-present-future.

32. 1940年，年齡到達六十五歲的男性平均可再多活十二點七年；1990年時，此平均值已攀升至十五點三年。同時間，女性平均壽命（假設她們也活到六十五歲的話）增加了將近五年，也就是可額外再活十九點六年。"Life Expectancy for Social Security," Social Security, https://www.ssa.gov/history/lifeexpect.html.

33. 2015年時，約有8％的老年人生活水準位於貧窮線以下。"Per Capita Social Security Expenditures and the Elderly Poverty Rate, 1959–2015," The State of Working America, September 26, 2014, http://www.stateofworkingamerica.org/chart/swa-poverty-figure-7r-capita-social-security/.

34. "Actuarial Life Table," Social Security, 2015, https://www.ssa.gov/oact/STATS/table 4c6.html.

35. 薩菲爾（William Safire）在2007年時為《紐約時報》追溯這句話的來歷，結果，此話出自美國前眾議院議長歐尼爾（Tip O'Neill）的首席助理歐唐納（Kirk O'Donnell）。W. Safire, "Third Rail," *New York Times*, February 18, 2007, http://www.nytimes.com/2007/02/18/magazine/18wwlnsafire.t.html.

36. "Social Security Beneficiary Statistics," Social Security, https://www.ssa.gov/oact/STATS/OASDIbenies.html.

37. "Quick Facts: United States," United States Census Bureau, https://www.census.gov/quickfacts/fact/table/US/PST045217.

38. 哈佛大學政治學教授安索拉比謝爾（Stephen Ansolabehere）表示，年長選民對初選的影響尤其明顯。他說：「老年人在初選時更常去投票。」「而且，由於初選投票率往往較低，所以，這也表示，老年族群的影響力更為重大。」D. Bunis, "The Immense Power of the Older Voter," *AARP Bulletin*, April 30, 2018, https://www.aarp.org/politics-society/government-elections/info-2018/power-role-older-voters.

39. 《華盛頓郵報》記者柯迪（Edward Cody）寫道，讓歐陸首都空無一人的漫長暑假、提早退休和全面性的醫療保險，在歐洲似乎已成為過去。「新的現實世界裡，工人被迫接受凍結薪資、減少工時、延遲退休，和削減醫療照護福利」。E. Cody, "Europeans Shift Long-Held View That Social Benefits Are Untouchable," *Washington Post*, April 24, 2011, https://www.washingtonpost.com/world/europeans-shift-long-held-view-that-social -benefits-are-untouchable/2011/02/09/AFLdYzdE_story.html?utm_term=.bcf29d628eea.

40. 據公共衛生研究人員指出，貧富族群之間的平均壽命之所以有如此巨大的落差，部分原因在於富人和受過良好教育的人生活方式改變，已不再吸菸。S. Tavernise, "Disparity in Life Spans of the Rich and the Poor Is Growing," *New York Times*, February 12, 2016, https://www.nytimes.com/2016/02/13/health/disparity-in-life-spans-of-the-rich-and-the-poor-is-growing.html.

41. Joint Committee on Taxation, U.S. Congress, "History, Present Law, and Analysis of the Federal Wealth Transfer Tax System," JCX-52-15, March 16, 2015, https://www.jct.gov/publications.html?func=startdown&id=4744.

42. "SOI Tax Stats—Historical Table 17," IRS, August 21, 2018, https://www.irs.gov/statistics/soi-tax-stats-historical-table-17.

43. 拖著馬車的馬在街上隨處排便，屍體在擁擠不堪的墳地腐爛，垃圾堆積在街道上。L. Jackson, *Dirty Old London: The Victorian Fight Against Filth* (New Haven, CT: Yale University Press, 2015).

44. W. Luckin, "The Final Catastrophe—Cholera in London, 1886," *Medical History* 21, no. 1 (January 1977): 32–42, https://www.ncbi.nlm.nih.gov/pmc/articles/PMC1081893/?page=5.

45. 《史密森尼》（*Smithsonian*）雜誌作者漢沃克（Brian Handwerk）寫道，威爾斯強調世界毀滅可能

源自原子分裂以及未來可攜式毀滅性武器的威脅。「威爾斯也清楚預見了核武擴散的危險，以及當各國有能力『確保相互毀滅』和非國家行為者或恐怖分子陷入爭鬥時可能出現的末日情境。」B. Handwerk, "The Many Futuristic Predictions of H. G. Wells That Came True," Smithsonian.com, September 21, 2016, https://www.smithsonianmag.com/arts-culture/many-futuristic-predictions-hg-wells-came-true-180960546/.

46. 根據作家暨電影史學家克拉克（Mark Clark）的說法，威爾斯的科幻經典《未來事物的面貌》和隨後於1936年改編的電影《未來世界》（Things to Come）（克拉克聲稱作者參與了該片的創意過程），都是他「真切地試圖拯救世界」的嘗試。其中的故事關於一個因戰亂而顛沛流離的世界，唯有「飛行員」（Airmen）才能帶來救贖。「他們是一群科學家和工程師，避世隱居，在科學上取得了莫大進展，並準備帶領人類走向更光明的未來，唯一條件就是要服從他們的仁慈統治」。M. Clark, "Common Thread: Wells and Roddenberry," Onstage and Backstage, July 29, 2013, https://onstageandbackstage.wordpress.com/tag/gene-roddenberry/.

47. 克拉克指出，羅登貝瑞的作品呼應了威爾斯以烏托邦為主題的小說。出處同上。

48. 正如威爾斯在其著作中一再指出，這是人類唯二的兩個選擇。

49. A. van Leeuwenhoek, "Letters 43–69," Digitale Bibliotheek oor de Nederlandse, April 25, 1679, http://www.dbnl.org/tekst/leeu027alle03_01/leeu027alle03_01_0002.php#b0043.

50. 長久以來，我們一直未能平衡產品服務的科技發展與人口成長對環境的衝擊。"One Planet, How Many People?"'

51. Edward O. Wilson, *The Future of Life* (2002; repr., New York: Vintage Books), 33. 在《紐約客》雜誌2002年3月4日的一篇評論中：「著名的演化生物學家威爾森表示，即便在資訊時代，人類繁榮發展的程度仍須奠基於豐富多樣的自然世界，任何生態系統擁有的物種愈多，就會愈穩定且生產力更高。」

52. 關於土地的承載力，澳洲可說是爭辯最為激烈的國家。荷蘭人或許是首先發現未知的南方大陸（Terra Australis）的歐洲人，但卻是英國人在1788年開始永久殖民適宜人居的東南沿海地帶。在英國因犯首度踏上雪梨海灘，以及當地大多數原住民被槍枝和天花驅趕或殲滅過後的一百年，英國人對澳洲的未來滿懷樂觀。這其來有自，當時澳洲殖民地正蓬勃發展，雖然有點不合英國人的口味，但澳洲大陸正好與美國差不多大小。1888年，《旁觀者》（*Spectator*）上有一篇報導，口吻彷彿一位驕傲的母親在談論自己孩子的未來，只是略帶了一絲絲種族歧視、性別歧視和對美國人的鄙視：
「澳洲在1988年大有可能成為聯邦共和國，將有五千萬名英語人士居住此地，多為來自同種族的美利堅合眾國美國人，澳洲將發展出與眾不同且獨樹一幟的特質……我們認為，澳洲人擁有宜人且更溫暖的氣候，沒有清教徒的傳統，一開始就擁有財富……將使他們成為更溫和但不軟弱的人，更喜愛奢華，也更適合欣賞藝術……美國人整體性格中充斥的不滿將不復見，澳洲人就算沒有更快樂，至少個性也會比較放鬆。典型的澳洲人將擁有陽光爽朗的性格。」"Topics of the Day: The Next Centenary of Australia," *Spectator* 61 (January 28, 1888): 112–13.
關於上述預測，有兩點完全正確，一是澳洲男性確實個性陽光爽朗，而且此地清教主義的確較不明顯，但在數字方面的預估卻失了準。1888年後，澳洲人口成長的速度不到預期的一半，絕大部分是由於缺少耕地。2018年時，澳洲人口僅有兩千五百萬人。但是，大多數澳洲人不贊同謝利登（Sheridan），就算喝了幾杯啤酒後也是如此。大家認為澳洲已人滿為患，土地已經接近承載的極限。早在美國反移民風潮顯現之前，過去三十年來，限制移民的言論早已主導了澳洲的公共對話、脫口秀和政治活動。許多人對不斷上漲的居住成本和通勤時間深感憤懣；而有些人單純

就是種族歧視之人；其他則是些專門造謠生事者。川納（Ted Trainer）可説是澳洲的埃利希（Paul Ehrlich），他窮盡畢生事業主張人類消費及資源運用都已到達難以永續的程度。我之所以如此清楚，是因為 1988 年時我在大學修過他的課。根據透納的説法，汽油在 2000 年代前就會用罄，而我們現在應該都處於挨餓狀態。川納版的烏托邦就是他另類的生活方式，他那距離雪梨南邊一小時車程、凌亂不堪的教育農場，名為 Pigface Point。我在那裡度過了一天。為了拯救世界，我們得生活在三英畝的農場，使用太陽能烤箱烹煮自家種的雞蛋，乘坐著生鏽、烏煙瘴氣的老車通勤一小時上下班去教授綠色生活的知識。我們確實面臨許多有待解決的重大問題，其中最嚴重的威脅便是氣候變遷。然而，與川納的教導相反，科技並非我們的敵人；在人類歷史的一隅，科技最終拯救了我們。對大多數人而言，我們的日常生活正不斷改善，而且將持續進步，正如 1840 年的倫敦和 1900 年的紐約一樣。如今，北美、歐洲和澳大拉西亞（Australasia）的各大城市擁有史上最多的人口，但每人對環境的影響力正迅速減低，有別於我在 1980 年代受教時所學到的未來世界，現在的城市愈變愈乾淨。我們仰賴的能源正從石油轉向天然氣，再到太陽能和電力。過去前往曼谷時，我常感到呼吸窘迫；現在在曼谷，經常能看見藍天。1995 年，我初抵波士頓時，港口噴濺的水説不定會讓你進醫院或甚至進墳墓；現在，大眾可以無憂無慮地在當中游泳。

53. E. C. Ellis, "Overpopulation Is Not the Problem," *New York Times*, September 13, 2013, https://www.nytimes.com/2013/09/14/opinion/overpopulation-is-not-the-problem.html.

54. "World Population Projections," Worldometers, http://www.worldometers.info/world-population/world-population-projections/.

55. 同 上 和 Population Division, Department of Economic and Social Affairs, United Nations Secretariat, "2017 Revision of World Population Prospects," https://popu lation.un.org/wpp/.

56. 蓋茲的論點相當簡單：改善孩子的健康，讓他們不會早逝的話，這些家庭就會選擇少生小孩。B. Gates, "Does Saving More Lives Lead to Overpopulation?," YouTube, February 13, 2018, https:// www.youtube.com/watch?v=obRG-2jurz0.

57. 其他國家為丹麥、芬蘭、挪威、英國、德國和法國。M. Roser, "Share of the Population Who Think the World Is Getting Better," Our World in Data, https://ourworldindata.org/wp-content/uploads/2016/12/Optimistic-about-the-future-2.png.

58. 英國《衛報》詢問：「若有的話，你覺得現今年輕人未來的生活在多大程度上將比父母的世代過得更好或更糟？」雖然受訪的中國人普遍對年輕世代的未來表示樂觀，但英國只有 20%的人認為年輕人未來會過得更好，而其中有 54%的人認為他們會過得更糟。此項調查進行時，英國正面臨租金、房價、大學學費上漲等問題，加上薪資水準急遽下降，進而帶動了財政緊縮政策。S. Malik, "Adults in Developing Nations More Optimistic than Those in Rich Countries," *Guardian*, April 14, 2014, https://www.theguardian.com/politics/2014/apr/14/developing-nations-more-optimistic-richer-countries-survey.

59. 開發中國家的兒童死亡率可能依舊很高，但死亡人數也正持續下降。「用數據看世界」（Our World in Data）的羅瑟（Max Roser）指出，撒哈拉以南非洲的兒童死亡率在過去五十年內持續下降；1960 年代時，兒童死亡率為四分之一，現在減少至十分之一。M. Roser, "Child Mortality," Our World in Data, https://ourworldindata.org/child-mortality.

60. Steven Pinker, *Enlightenment Now: The Case for Reason, Science, Humanism, and Progress* (New York: Viking, 2018), 51.

61. 她的許多魅力、天賦和才能中，帶有一絲黑色幽默與自嘲的機智。湯普森去世前不久，參加了一場為女性主管舉辦的午餐餐會，在會上提及自己最後一次參加的馬拉松比賽，她說：「雖然我跑在最前頭，而且還是我的分齡組別裡的唯一一位參賽者，但還好並未受到太多關注。」R. Sandomir, "Harriette Thompson, Marathon Runner into Her 90s, Dies at 94," *New York Times*, October 19, 2017, https://www.nytimes.com/2017/10/19/obituaries/harriette-thompson-dead-ran-marathons-in-her-90s.html.

62. "Old Age: Personal Crisis, U.S. Problem," *Life*, July 13, 1959, pp. 14–25.

63. 年長的失業勞工為此種歧視付出了相當嚴苛的代價。美國退休人員協會（AARP）作家里德（Nathaniel Reade）列出了一些統計數據：「據皮尤研究中心的調查，2012年，五十五歲以上失業勞工有44%失業一年以上。而且，雖然年長勞工總體失業率較低，但對他們而言，長期找工作是件難以忍受的事。」許多人被迫使用社會保險，危及他們的福利與退休後的財務安全。N. Reade, "The Surprising Truth About Older Workers," *AARP The Magazine*, September 2015, https://www.aarp.org/work/job-hunting/info-07-2013/older-workers-more-valuable.html.

64. 出處為澳洲格里菲斯大學商學教授卡米納尼（Fabrizio Carmignani）的研究。F. Carmignani, "Does Government Spending on Education Promote Economic Growth?," The Conversation, June 2, 2016, https://theconversation.com/does-government-spending-on-education-promote-economic-growth-60229.

65. M. Avendano, M. M. Glymour, J. Banks, and J. P. Mackenbach, "Health Disadvantage in US Adults Aged 50 to 74 Years: A Comparison of the Health of Rich and Poor Americans with That of Europeans," *American Journal of Public Health* 99, no. 3 (March 2009): 540–48, https://www.ncbi.nlm.nih.gov/pubmed/19150903.

66. 所有歐洲國家中，英國將擁有最老的工作人口，英國政府已宣布預計在2046年時將退休年齡推遲至六十九歲。"Retirement in Europe," Wikipedia, https://en.wikipedia.org/wiki/Retirement_in_Europe.

67. "Impact of Automation," *Life*, July 19, 1963, 68–88.

68. A. Swift, "Most U.S. Employed Adults Plan to Work Past Retirement Age," Gallup, May 8, 2017, http://news.gallup.com/poll/210044/employed-adults-plan-work-past-retirement-age.aspx?g_source=Economy&g_medium=lead&g_campaign=tiles.

69. 根據蓋洛普的民調，只有25%的受訪者表示他們將在退休後完全停止工作，受訪者中有63%計劃於退休後繼續從事兼職工作。同上。

70. 2014年，麻州的專利授權量為全國排名第五，授予美國國內發明家的專利數量在十年內成長了81.3%。E. Jensen-Roberts, "When It Comes to Patents, Massachusetts Is a Big Player," *Boston Globe*, August 9, 2015, https://www.bostonglobe.com/magazine/2015/08/08/when-comes-patents-massachusetts-big-player/3AmNfmSE8xWzzNbUnDzvPK/story.html.

71. D. Goldman, "The Economic Promise of Delayed Aging," *Cold Spring Harbor Perspectives in Medicine* 6, no. 2 (December 18, 2015): a025072, http://perspectivesinmedicine.cshlp.org/content/6/2/a025072.full.

72. 作者認為「此種進步可能帶來的社會、經濟和健康益處」或許也是一種「和平紅利」，有助於各國擺脫貧窮：「可視為是『長壽紅利』，我們應當積極追求此種進步，做為二十一世紀促進健康和預防疾病的新方法。」S. J. Olshansky, D. Perry, R. A. Miller, and R. N. Butler, "Pursuing the Longevity Dividend: Scientific Goals for an Aging World," *Annals of the New York Academy of Sciences* 114 (October 2017): 11–13, https://www.ncbi.nlm.nih.gov/pubmed/17986572.

73. 儘管以全球人口來說，0.1％的人聽來算不上多，但仍有七百八十萬名全職研究人員。"Facts and Figures: Human Resources," UNESCO, https://en.unesco.org/node/252277.

74. 如果這個實驗聽來有點耳熟，可能是因為它的靈感來自於1964年紐約市皇后區的吉諾維斯（Kitty Genovese）謀殺案。她求救的尖叫聲傳到了三十八位鄰居耳裡，但無人試圖幫助她。I. Shenker, "Test of Samaritan Parable: Who Helps the Helpless?," *New York Times*, April 10, 1971, https://www.nytimes.com/1971/04/10/archives/test-of-samaritan-parable-who-helps-the-helpless.html.

75. 塞內卡為西元前5年至西元65年的哲學家，寫作內容涉及生命的短暫、生活的藝術和道德與理性的重要性。Seneca, *On the Shortness of Life: Life Is Long if You Know How to Use It*, trans. G.D.N. Costa, Penguin Books Great Ideas (New York: Penguin Books, 2004).

第九章 前行之路

1. J. M. Spaight, *Aircraft in War* (London: Macmillan, 1914), 3.

2. 這是克拉克後來著名的「三大定律」之一，每則定律本身都極負盛名。另外兩大定律為「發掘可能極限的唯一方法就是冒險超越極限，挑戰不可能」（The only way of discovering the limits of the possible is to venture a little way past them into the impossible）和「所有十足先進的科技與魔法並無二致」（Any sufficiently advanced technology is indistinguishable from magic）。A. C. Clarke, "Hazards of Prophecy: The Failure of Imagination," in *Profiles of the Future: An Inquiry into the Limits of the Possible* (New York: Orion, 1962), 14, 21, 36

3. L. Gratton and A. Scott, *The 100 Year Life: Living and Working in an Age of Longevity* (London and New York: Bloomsbury Publishing, 2018).

4. 「以撒共活了一百八十歲。以撒年紀老邁，日子滿足，氣絕而死，歸到他列祖（原文作本民）那裡。他兩個兒子以掃、雅各把他埋葬了。」創世記35:28，英王欽定本。

5. 此項目最初由財政部一名辦事員贊助，每月從每位商務船員的工資收取二十分美元，以支付費用給合約醫院。"A Short History of the National Institutes of Health," Office of NIH History, https://history.nih.gov/exhibits/history/index.html.

6. 此數據來自巴克老化研究所。同時，該機構還指出：「若不看學術領域的研究，轉而聚焦民間企業在商業化應用研究的投資，贊助比例就會出現巨幅變化。總體而言，製藥公司每年的研發支出超過美國國家衛生研究院兩百億美元以上。」"Who funds basic aging research in the US?," Fight Aging!, March 25, 2015, https://www.fightaging.org/archives/2015/03/who-funds-basic-aging-research-in-the-us/.

7. 作者強調，全球隨著老年人口增加，所面對的迫在眉睫的危機。據其估計，2050年時，六十歲以上人口將超過二十億，為上個世紀的五倍，其中十五億人將來自開發中國家。L. Fontana, B. K. Kennedy, V. D. Longo, et al., "Medical Research: Treat Ageing," *Nature* 511, no. 750 (July 23, 2014): 405–7, July 24, 2014, https://www.nature.com/news/medical-research-treat-age ing-1.15585.

8. "Estimates of Funding for Various Research, Condition, and Disease Categories (RCDC)," National Institutes of Health, May 18, 2018, https://report.nih.gov/categorical_spending.aspx.

9. R. Brookmeyer, D. A. Evans, L. Hebert, et al., "National Estimates of the Prevalence of Alzheimer's Disease in the United States," *Alzheimer's & Dementia* 7, no. 1 (Janu-ary 2011): 61–73, https://www.ncbi.nlm.nih.gov/pmc/

articles/PMC3052294/.

10. 美國人每年平均花在咖啡上的費用為一千一百美元。"2017 Money matters report," Acorns, 2017, https://sqy7rm.media.zestyio.com/Acorns2017_MoneyMatters Report.pdf.

11. "Actuarial Life Table," Social Security, 2015, https://www.ssa.gov/OACT/STATS/table4c6.html.

12. 海佛列克接受《鸚鵡螺》（*Nautilus*）的希佩雷維茲（Jordana Cepelewicz）專訪，在內容包羅萬象的訪問中，他回顧了自己的一生並指出，投資於老化研究的資金並未著重在他認為應該研究的領域。他說，老化研究多半聚焦於長壽的決定因素或與年齡相關的疾病。「過去十多年來，美國國家老化研究所的預算中只有不到3％用於研究老化的基本生物原理。」J. Cepelewicz, "Ingenious: Leonard Hayflick," *Nautilus*, November 24, 2016, http://nautil.us/issue/42/fakes/ingenious-leonard-hayflick.

13. 電影《千鈞一髮》講述的是由優生學驅動的未來社會，這個社會可事先選擇兒童的遺傳基因，以確保他們擁有最棒的遺傳特質。電影中，一位父親詢問遺傳學家：「我們在思索是否該留點空間讓小孩有機會自由發展？」；遺傳學家答道：「你肯定想為孩子提供一個最好的開始。相信我，人類早已有夠多的缺陷，你的孩子無需再有任何額外的負擔了。」A. Nicols, director, *Gattaca*, 1997.

14. 作者計算得出：「從1970年到2000年，平均壽命增加每年為國家財富增加了約三點二兆美元，其中光是心臟病治療的進展，就貢獻了半數收益。」若能治癒癌症，將可帶來價值約五十兆美元的利益。K. M. Murphy and R. H. Topel, "The Value of Health and Longevity," *Journal of Political Economy* 114, no. 5 (October 2006): 871–904, https://ucema.edu.ar/u/je49/capital_humano/Murphy_Topel_JPE.pdf.

15. D. Goldman, B. Shang, J. Bhattacharya, and A. M. Garber, "Consequences of Health Trends and Medical Innovation for the Future Elderly," *Health Affairs* 24, suppl. 2 (February 2005): W5R5–17, https://www.researchgate.net/publication/7578563_Consequences_Of_Health_Trends_And_Medical_Innovation_For_The_Future_Elderly.

16. 關於這個主題的好書，我推薦閱讀布萊森（Bill Bryson）的著作，《請問這裡是美國嗎？》（1999）和《澳洲烤焦了》（2000）是我個人最喜歡的兩本書。

17. 美國政治家經常使用的一句話，來自耶穌的登山寶訓（Sermon on the Mount）裡的鹽和光的比喻（Parable of Salt and Light）。在馬太福音5:14中，耶穌對聽眾說：「你們是世上的光。城造在山上，是不能隱藏的」。

18. 此點顯然衝擊了勞動力。韋德（Matt Wade）在《雪梨晨驅報》（*Sydney Morning Herald*）上寫道，壽命延長的趨勢「是促進澳洲老年人勞動參與率穩定上升的因素，尤以女性為主」。「現在約有五分之一的澳洲勞工年齡超過五十五歲；在1980和1990年代，此占比還不到十分之一」。M. Wade, "Trend for Australians to Live Longer Reshapes Economy," *Sydney Morning Herald*, August 12, 2018, https://www.smh.com.au/business/the-economy/trend-for-australians-to-live-longer-reshapes-economy-20180810-p4zwuv.html?btis.

19. 「全民健保」（Medicare for all）所指為何？據美國全國廣播公司財經頻道（CNBC）的文章指出，路透社將其定義為「所有美國人都加入由公共資助、私人提供服務的體系，且涵蓋所有必備的醫療服務」。同時，美國公民的醫療費用不斷上升。在布朗博（Yoni Blumberg）為《CNBC Make It》撰寫的報導中，凱撒家庭基金會（Kaiser Family Foundation）表示：「在美國占絕大多數、由雇主補助的醫療保險方案，2006年年度自付額（deductible）平均為三百零三美元，2017年時已增加為一千五百零五美元。」Y. Blumberg, "70％ of Americans Now Support Medicare-for-All—Here's How

Single-Payer Could Affect You," CNBC Make It, August 28, 2018, https://www.cnbc.com/2018/08/28/most-americans-now-support-medicare-for-all-and-free-college-tuition.html.

20. "Australians Living Longer but Life Expectancy Dips in US and UK," *Guardian*, August 16, 2018, https://www.theguardian.com/society/2018/aug/16/australians-living-longer-but-life-expectancy-dips-in-us-and-uk.

21. 桑德斯（Bernie Sanders）參議員寫道，居住在最高收入城鎮的美國人壽命，比住在最貧困城鎮的人平均多了二十年，而這至少有一部分是因為他所說的「優質醫療服務資源整體嚴重分配不均的緣故。」B. Sanders, "Most Americans Want Universal Healthcare. What Are We Waiting For?" *Guardian*, August 14, 2017, https://www.theguardian.com/commentisfree/2017/aug/14/healthcare-a-human-right-bernie-sanders-single-payer-system.

22. 事實上，由世界衛生組織提供的患者因子（Patient Factor）清單裡，列出了全球名列前茅的醫療體系，依序為：（1）法國；（2）義大利；（3）聖馬利諾（San Marino）；（4）安道爾（Andorra）；（5）馬爾他（Malta）。"World Health Organization's Ranking of the World's Health Systems," The Patient Factor, http://thepatientfactor.com/canadian-health-care-information/world-health-organizations-ranking-of-the-worlds-health-systems/.

23. "My father says that America has the best healthcare system in the world. What can I say to prove him wrong?," Quora, https://www.quora.com/My-father-says-that-America-has-the-best-healthcare-system-in-the-world-What-can-I-say-to-prove-him-wrong.

24. N. Hanauer, "The Pitchforks Are Coming . . . For Us Plutocrats," *Politico*, July/August 2014, https://www.politico.com/magazine/story/2014/06/the-pitchforks-are-coming-for-us-plutocrats-108014.

25. See *International Journal of Astrobiology*, https://www.cambridge.org/core/journals/international-journal-of-astrobiology.

26. P. Dayal, C. Cockell, K. Rice, and A. Mazumdar, "The Quest for Cradles of Life: Using the Fundamental Metallicity Relation to Hunt for the Most Habitable Type of Galaxy," *Astrophysical Journal Letters*, July 15, 2015, https://arxiv.org/abs/1507.04346.

27. "List of Nearest Terrestrial Exoplanet Candidates," Wikipedia, https://en.wikipedia.org/wiki/List_of_nearest_terrestrial_exoplanet_candidates.

28. George Monbiot, "Cutting Consumption Is More Important Than Limiting Population," "George Monbiot's Blog," *Guardian*, February 25, 2009, https://www.theguardian.com/environment/georgemonbiot/2009/feb/25/population-emissions-monbiot.

29. S. Pinker, *Enlightenment Now: The Case for Reason, Science, Humanism, and Progress* (New York: Penguin Random House, 2018), 333.

30. 一名建商告訴CNBC記者歐利克（Diana Olick），年輕人不願搬離屋主裝修成「度假風格」的出租公寓，主因在於他們買不起具有類似設施的公寓。歐利克發現，美國年輕人「似乎偏好小而美且簡單的生活」，並稱此新趨勢為微型住宅（tiny-house），特色在於運用科技為小空間配置「機能強大的便利設施」。D. Olick, "Why Houses in America Are Getting Smaller," CNBC, August 23, 2016, https://www.cnbc.com/2016/08/23/why-houses-in-america-are-getting-smaller.html.

31. 一家市值兩百億美元的紐約新創公司名為WeWork，致力於提供共享的工作環境，並配備豐富便

利的設施。在《紐約時報》的吉爾斯（David Gelles）撰寫關於 WeWork 的報導時，這家當時成立八年的公司「已經打造出全球網絡，建立了兩百一十二個共享工作空間」，而且當時他們還正在建造位於紐約東河（East River）十五層樓高的 72 號碼頭（Dock 72）。新大樓除了擁有寬敞的辦公空間以外：「將有一個果汁吧、一個真正的酒吧、一個有拳擊室的健身房、一座室外籃球場，還可飽覽曼哈頓全景；此外，也將有餐廳進駐，甚至可能會有乾洗服務和理髮店」。D. Gelles, "The WeWork Manifesto: First, Office Space. Next, the World," *New York Times,* February 17, 2018, https://www.nytimes.com/2018/02/17/business/the-wework-manifesto-first -office-space-next-the-world.html.

32. 還有，不要忘了我們用來生產從未食用的農作物和肉類的水。2013 年時，據估計用於糧食生產的水在 2050 年時將達到每年十至十三兆立方米，是目前地球人口消耗的淡水的三點五倍。J. von Radowitz, "Half of the World's Food 'Is Just Thrown Away,'" *Independent,* January 10, 2013, https://www.independent.co.uk/environment/green-living/half-of-the-worlds-food-is-just-thrown-away-8445261.html.

33. Carl R. Woese Institute for Genomic Biology, University of Illinois at Urbana-Champaign, "Scientists Engineer Shortcut for Photosynthetic Glitch, Boost Crop Growth 40 %," Science Daily, January 3, 2019, https://www.sciencedaily.com/releases/2019/01/190103142306.htm.

34. P. Mirocha, and A. Mirocha, "What the Ancestors Ate," Edible Baja Arizona, September/October 2015, http://ediblebajaarizona.com/what-the-ancestors-ate.

35. J. Wenz, "The Mother of All Apples Is Disappearing," *Discover,* June 8, 2017, http://blogs.discovermagazine.com/crux/2017/06/08/original-wild-apple-going -extinct/#.W_3i8ZNKjOQ.

36. 根據聯合國兒童基金會 2017 年末的一份報告：「維生素 A 不足是導致可預防的兒童視力喪失的主因，且會增加如腹瀉等兒童常見疾病致死的風險。」據其指出，維生素 A 經證明「可將總死亡率降低 12％至 24％，因此是降低兒童死亡率重要的輔導計劃。」"Vitamin A Deficiency," UNICEF, February 2019, https://data.unicef.org/topic/nutrition/vitamin-a-deficiency/.

37. 位於伊利諾州埃文斯頓（Evanston）的西北大學研究者馬拉芬尼（Luciano Marraffini）和桑泰莫（Erik Sontheimer）率先證明了 CRISPR 保護細菌不受外源 DNA 影響的方式，即利用會直接鎖定 DNA 的干擾機制。他們寫道：「從實用的觀點上來看，指引 DNA 從事針對特定位置的 DNA 序列進行專一性可處理的破壞……此種功能或許相當實用，尤其是如果此機制可在其原生細菌或古細菌之外的環境發揮作用的話，更是大有用處。」L. A. Marraffini and E. J. Sontheimer, "CRISPR Interference Limits Horizontal Gene Transfer in Staphylococci by Targeting DNA," *Science* 322, no. 5909 (December 19, 2008): 1843–45, https://www.ncbi.nlm.nih.gov/pmc/articles/PMC2695655/; see also J. Cohen, "How the Battle Lines over CRISPR Were Drawn," *Science,* February 17, 2017, https://www.sciencemag.org/news/2017/02/how-battle-lines-over-crispr-were-drawn.

38. M. R. O'Connell, B. L. Oakes, S. H. Sternberg, et al., "Programmable RNA Recognition and Cleavage by CRISPR/Cas9," *Nature* 516, no. 7530 (December 11, 2014): 263–66, https://www.ncbi.nlm.nih.gov/pubmed/25274302.

39. L. Cong, F. A. Ran, D. Cox, et al., "Multiplex Genome Engineering Using CRISPR/Cas Systems," *Science* 339, no. 6121 (February 15, 2013): 819–23, https://www.ncbi.nlm.nih.gov/pubmed/23287718.

40. Court of Justice of the European Union, "Organisms Obtained by Mutagenesis Are GMOs and Are, in Principle, Subject to the Obligations Laid Down by the GMO Directive," July 25, 2018, https://curia.europa.eu/jcms/upload/docs/application/pdf/2018-07/cp180111en.pdf.

41. "Secretary Perdue Statement on ECJ Ruling on Genome Editing," U.S. Department of Agriculture, July 27, 2018, https://www.usda.gov/media/press-releases/2018/07/27/secretary-perdue-statement-ecj-ruling-genome-editing.

42. LED很小，大小不超過一小粒胡椒，且混合了原色LED，即紅色、綠色和藍色，藉此產生白光。 "LED Lighting," Energy Saver, https://www.energy.gov/energysaver/save-electricity-and-fuel/lighting-choices-save-you-money/led-lighting.

43. 西蒙（Matt Simon）在《連線》雜誌中寫道，洛杉磯在2016年透過改善大眾運輸系統和投資太陽能，成功減少了11％的碳排量（相當於街上少了七十三萬七千輛汽車），同時創造了「三萬個新的綠色就業機會（green job）」。M. Simon, "Emissions Have Already Peaked in 27 Cities—and Keep Falling," *Wired*, September 13, 2018, https://www.wired.com/story/emissions-have-already-peaked-in-27-cities-and-keep-falling/.

44. 根據蓋洛克（Stephanie Garlock）在網路媒體Citylab的一篇報導，波士頓水污染的根源是「污水排水管與原本該將乾淨雨水輸送至河裡的管道之間的連接出現問題」。暴雨侵襲時：「水管裡的污水和其他東西都會流經老舊的排水管，直接流入查爾斯河及其支流」。污水處理系統經過翻修，污染問題幾乎消失殆盡。S. Garlock, "After 50 Years, Boston's Charles River Just Became Swimmable Again," Citylab, July 19, 2013, https://www.citylab.com/life/2013/07/after-50-years-bostons-charles-river-just-became-swimmable-again/6216/.

45. 該農場斥資兩億澳元建造，採用太陽光電系統，由二點三萬面鏡板組成，可將太陽熱能反射至太陽能發電塔。農場的番茄並非使用土壤栽種，而是生長於「以椰殼提供豐富養分的水溶液中」。E. Bryce, "These Farms Use Sun and Seawater to Grow Crops in the Arid Australian Desert," *Wired*, February 14, 2017, https://www.wired.co.uk/article/sundrop-farms-australian-desert. See also Sundrop Farms, http://www.sundropfarms.com.

46. 華頓的書信，1880年12月6日，https://giving.wharton.upenn.edu/wharton-fund/letter-joseph-wharton/.

47. P. Sopher, "Where the Five-Day Workweek Came From," *Atlantic*, August 21, 2014, https://www.theatlantic.com/business/archive/2014/08/where-the-five-day-workweek-came-from/378870/.

結語 我是這樣抗老的

1. E. Pesheva, "Rewinding the Clock," Harvard Medical School, March 22, 2018, https://hms.harvard.edu/news/rewinding-clock; see also A. Das, G. X. Huang, M. S. Bonkowski, et al., "Impairment of an Endothelial NAD$^+$-H$_2$S Signaling Network Is a Reversible Cause of Vascular Aging," *Cell* 173, no. 1 (March 2018): 74–89, https://www.sciencedirect.com/science/article/pii/S0092867418301521.

2. J. Li, M. S. Bonkowski, S. Moniot, et al., "A conserved NAD$^+$ Binding Pocket That Regulates Protein-Protein Interactions During Aging," *Science* 355, no. 6331 (March 24, 2017): 1312–17, https://www.ncbi.nlm.nih.gov/pmc/articles/PMC5 456119/.

3. President's Council on Bioethics, *Beyond Therapy: Biotechnology and the Pursuit of Happiness* (New York: HarperCollins, 2003), 190.

4. 同上，192。

5. 同上，200。

6. "ICD-11 for Mortality and Morbidity Statistics: MG2A Old Age," World Health Organization, December 2018, https://icd.who.int/browse11/l-m/en#/http:// id.who.int/icd/entity/835503193.

7. Bravo Probiotic Yogurt, https://www.bravo-probiotic-yogurt.com/.

8. Y. Guan, S.-R. Wang, X.-Z. Huang, et al., "Nicotinamide Mononucleotide, an NAD$^+$ Precursor, Rescues Age-Associated Susceptibility to AKI in a Sirtuin 1–Dependent Manner," *Journal of the American Society of Nephrology* 28, no. 8 (August 2017): 2337–52, https://jasn.asnjournals.org/content/28/8/2337; see also S. Wakino, K. Hasegawa, and H. Itoh, "Sirtuin and Metabolic Kidney Disease," *Kidney International* 88, no. 4 (June 17, 2015): 691–98, https://www.ncbi.nlm.nih.gov/pmc/articles/PMC4593995/.

國家圖書館出版品預行編目(CIP)資料

可不可以不變老?：喚醒長壽基因的科學革命 / 辛克萊
(David A. Sinclair), 拉普蘭提(Matthew D. LaPlante)著；張
嘉倫譯. -- 第一版. -- 臺北市：遠見天下文化, 2020.06
　　面；　公分. --(科學文化；194)
譯自：Lifespan : why we age and why we don't have to

ISBN 978-986-5535-24-7(精裝)

1.長生法 2.健康法

411.18　　　　　　　　　　　　　　　　　　109008156

科學文化 BCS194

可不可以不變老？
喚醒長壽基因的科學革命
Lifespan:
Why We Age and Why We Don't Have To

作者 —— 辛克萊（David A. Sinclair）、拉普蘭提（Matthew D. LaPlante）
譯者 —— 張嘉倫
審訂者 —— 周成功
科學叢書策劃群 —— 林和、牟中原、李國偉、周成功

總編輯 —— 吳佩穎
編輯顧問 —— 林榮崧
特約編輯 —— 林韋萱
封面暨版型設計 —— 江儀玲
校對 —— 呂佳真

出版者 —— 遠見天下文化出版股份有限公司
創辦人 —— 高希均、王力行
遠見・天下文化 事業群榮譽董事長 —— 高希均
遠見・天下文化 事業群董事長 —— 王力行
天下文化社長 —— 林天來
國際事務開發部兼版權中心總監 —— 潘欣
法律顧問 —— 理律法律事務所陳長文律師
著作權顧問 —— 魏啟翔律師
社址 —— 台北市 104 松江路 93 巷 1 號 2 樓
讀者服務專線 —— (02) 2662-0012 | 傳真 —— (02) 2662-0007；2662-0009
電子信箱 —— cwpc@cwgv.com.tw
郵政劃撥 —— 1326703-6 號　遠見天下文化出版股份有限公司

電腦排版 —— 立全電腦印前排版有限公司
製版廠 —— 東豪印刷事業有限公司
印刷廠 —— 柏晧彩色印刷有限公司
裝訂廠 —— 精益裝訂股份有限公司
出版登記 —— 局版台業字第 2517 號
總經銷 —— 大和書報圖書股份有限公司 | 電話／(02)8990-2588
初版日期 —— 2020 年 6 月 30 日第一版第 1 次印行
　　　　　　2024 年 1 月 12 日第一版第 14 次印行

定價 —— NT700 元
ISBN —— 978-986-5535-24-7
書號 —— BCS194
天下文化官網 —— bookzone.cwgv.com.tw

天下文化
BELIEVE IN READING